Buchart

Nutrazeutika – Heilende Nahrungsmittel, Kräuter und Gewürze

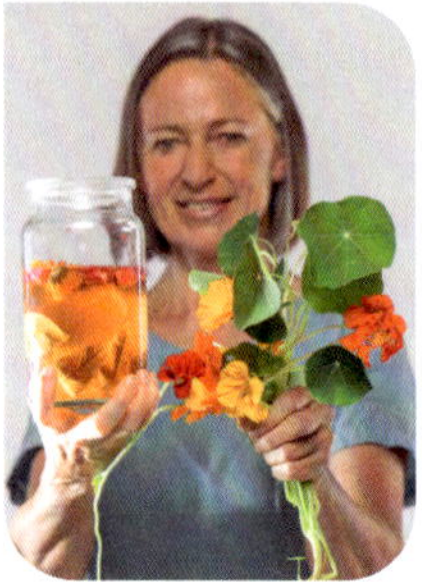

Dr. rer.nat. Karin Buchart beschäftigt sich von Jugend an mit dem alten Heilwissen und den Heilpflanzen ihrer Pinzgauer Heimat, Österreich. Durch ihr Studium der Ernährungswissenschaften kam der Aspekt der heilenden Nahrungsmittel hinzu. Auf ihrer Arbeit basiert das Konzept der Traditionellen Europäischen Heilkunde. Auch ist sie Gründungsmitglied des Europäischen Institutes für Angewandte Pflanzenheilkunde in Wien. Sie bietet Seminare zu Nutrazeutika an und ist Lehrbeauftragte der Universität Salzburg.

Ihr unglaublicher Wissensschatz macht sie auch international zu einer gefragten Expertin im Bereich Traditionelle Heilpflanzen und Ernährung. Sie hat bereits mehrere erfolgreiche Bücher veröffentlicht und schreibt mehrere Kolumnen. Karin Buchart ist verheiratet, Mutter zweier erwachsener Töchter und lebt im Salzburger Land.
www.buchart.at
www.nutrazeutika.at

Dr. Karin Buchart

Nutrazeutika

Heilende Nahrungsmittel, Kräuter und Gewürze

Pflanzliche Hausmittel gezielt einsetzen: Immunsystem, Darm, Haut, Atemwege, Harnwege

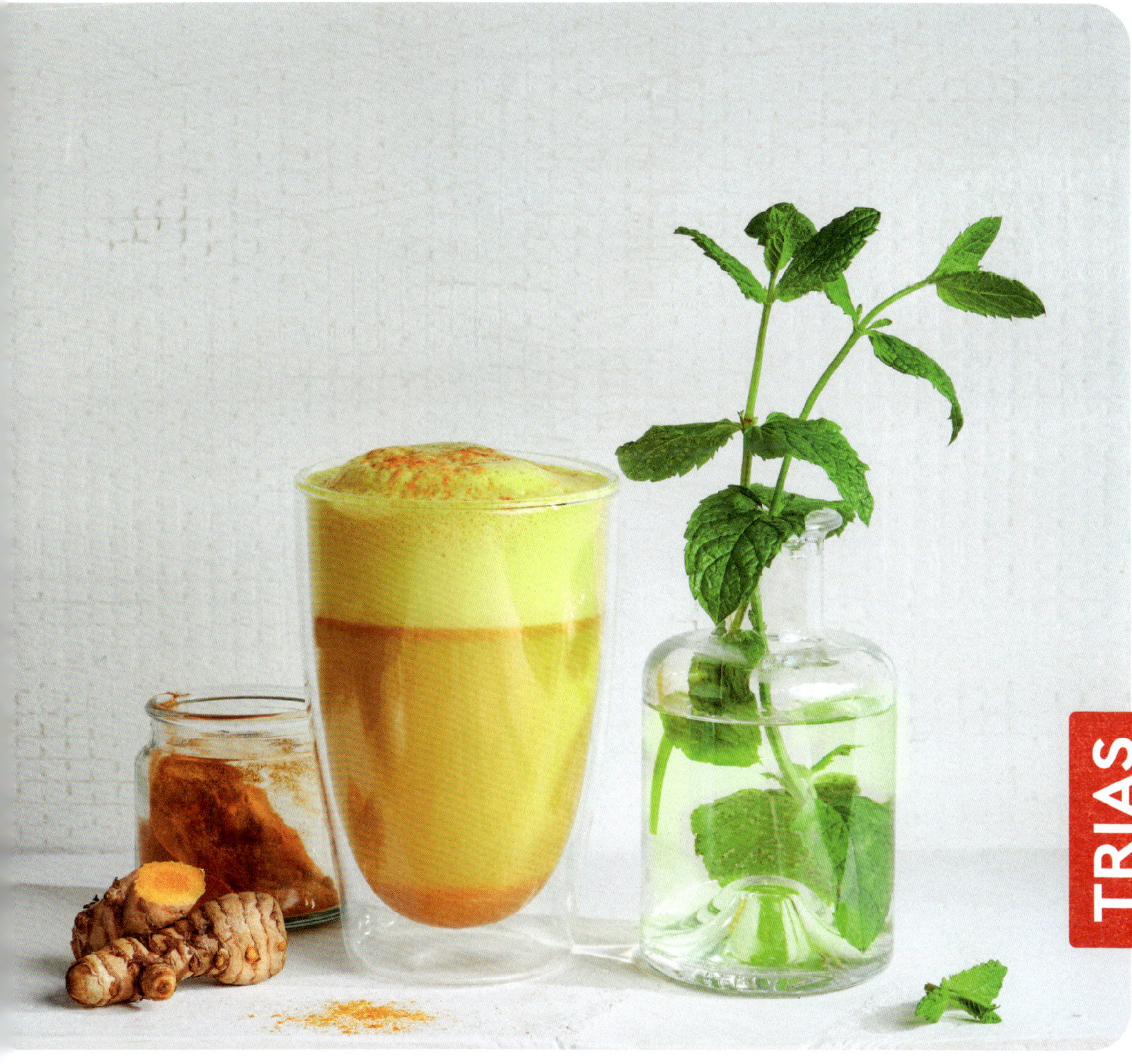

TRIAS

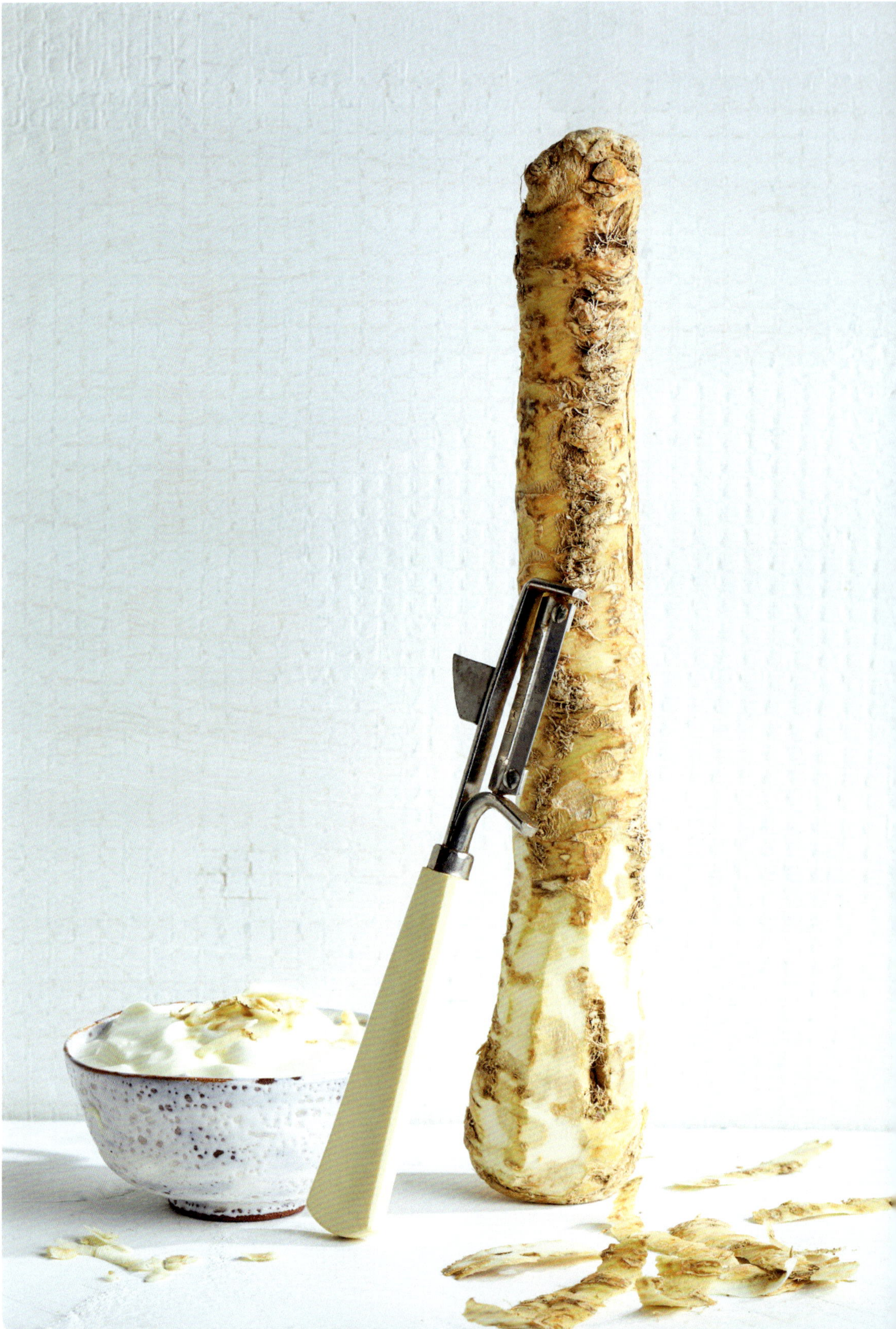

Liebe Leserin, lieber Leser,

schon seit meinen jungen Jahren begleiten mich die Themen Ernährung und Heilkunde, deren Verflechtung intensiv ist, denn lange Zeit in der Geschichte waren Kochen und Heilen untrennbar verbunden. Ist es nicht ein schöner Gedanke, das pharmazeutische Potenzial von Nahrungsmitteln selbst zu Hause zu nutzen?

Die Wirkungen pflanzlicher Lebensmittel sind für mich ein unendliches, spannendes Gebiet, in das ich mich so gern vertiefe. Als ich bereits 40 Jahre alt war, habe ich mich entschlossen, in einer Doktorarbeit traditionelle mitteleuropäische Heilpflanzen noch einmal strukturiert zu erforschen. Ich habe dazu das Erfahrungswissen von Salzburgerinnen und Salzburgern erhoben und es mit pharmazeutischen Monografien von Arzneipflanzen verglichen. Die Schnittfläche von Tradition und Wissenschaft, so vermutete ich, sei eine gute Basis für zeitgemäße Anwendungen. Diese Arbeit hat viel Beachtung gefunden, dennoch hatte ich das Gefühl, dass das Thema noch nicht ausreichend aufbereitet ist.

Deshalb habe ich einen weiteren Versuch unternommen und die Heilwirkung der Pflanzen zuerst von der ernährungswissenschaftlichen Seite bearbeitet. Ich habe nach Nahrungsmitteln gesucht, die ein Potenzial für pharmazeutische Wirkungen haben, und bin fündig geworden: 22 alltagsübliche Zutaten aus dem Lebensmittelgeschäft, vom regionalen Produzenten oder aus dem eigenen Garten, die in definierten Zubereitungen und Dosierungen Wirkungen auf Körper und Geist entfalten, bilden nun die Basis. So sind die hier beschriebenen Nutrazeutika entstanden.

Die Zubereitungen hängen davon ab, welche Pflanzenwirkstoffe aktiviert, aufgenommen und für den Körper verfügbar gemacht werden sollen. Dabei habe ich stets versucht, die Dinge auf den einfachsten Nenner zu bringen: die physiologischen Abläufe einfach zu beschreiben, die Zubereitungen praktikabel zu gestalten und am Alltag der Menschen anzuknüpfen. Und das Anknüpfen am Alltag bringt bei dieser Herangehensweise wieder das Erfahrungswissen mit ins Boot. Jene gewachsenen Zubereitungsweisen, die wir von Hausmitteln und aus der Volksmedizin kennen und die gleichzeitig in der Lage sind, Pflanzenwirkstoffe nach ernährungswissenschaftlichen Kriterien bioverfügbar zu machen, habe ich recherchiert, ausprobiert und beschrieben.

Insgesamt war es für mich ein langer beruflicher Prozess. Nach vielen Jahren der Vertiefung in ernährungswissenschaftliche Betrachtungen von pflanzlichen Nahrungsmitteln ist am Ende ein einfaches Konzept entstanden. Die Ergebnisse sind, so hoffe ich, gut anwendbare Zubereitungen, die vorsorglich wirken oder Gesundheitsprobleme in unserem Alltag spürbar lindern. Die Freude bereiten, weil sie das Gefühl geben, sich selbst und seinen Lieben helfen zu können. Die den Selbstwert heben, weil sie so einfach zugänglich sind. Die als erfüllend empfunden werden, weil sie eine Verbindung zu pflanzlichen Nahrungsmitteln aufbauen und ein Gefühl für den Kreislauf des Lebens entstehen lassen. Nutrazeutika erwecken Vertrauen und Überzeugung gleichermaßen und auf dieser Basis können sie ihre Wirkung entfalten.

Ich wünsche Ihnen viel Freude beim Ausprobieren, Entdecken und Anwenden Ihrer persönlichen Nutrazeutika.

Ihre Karin Buchart
Im Herbst 2022

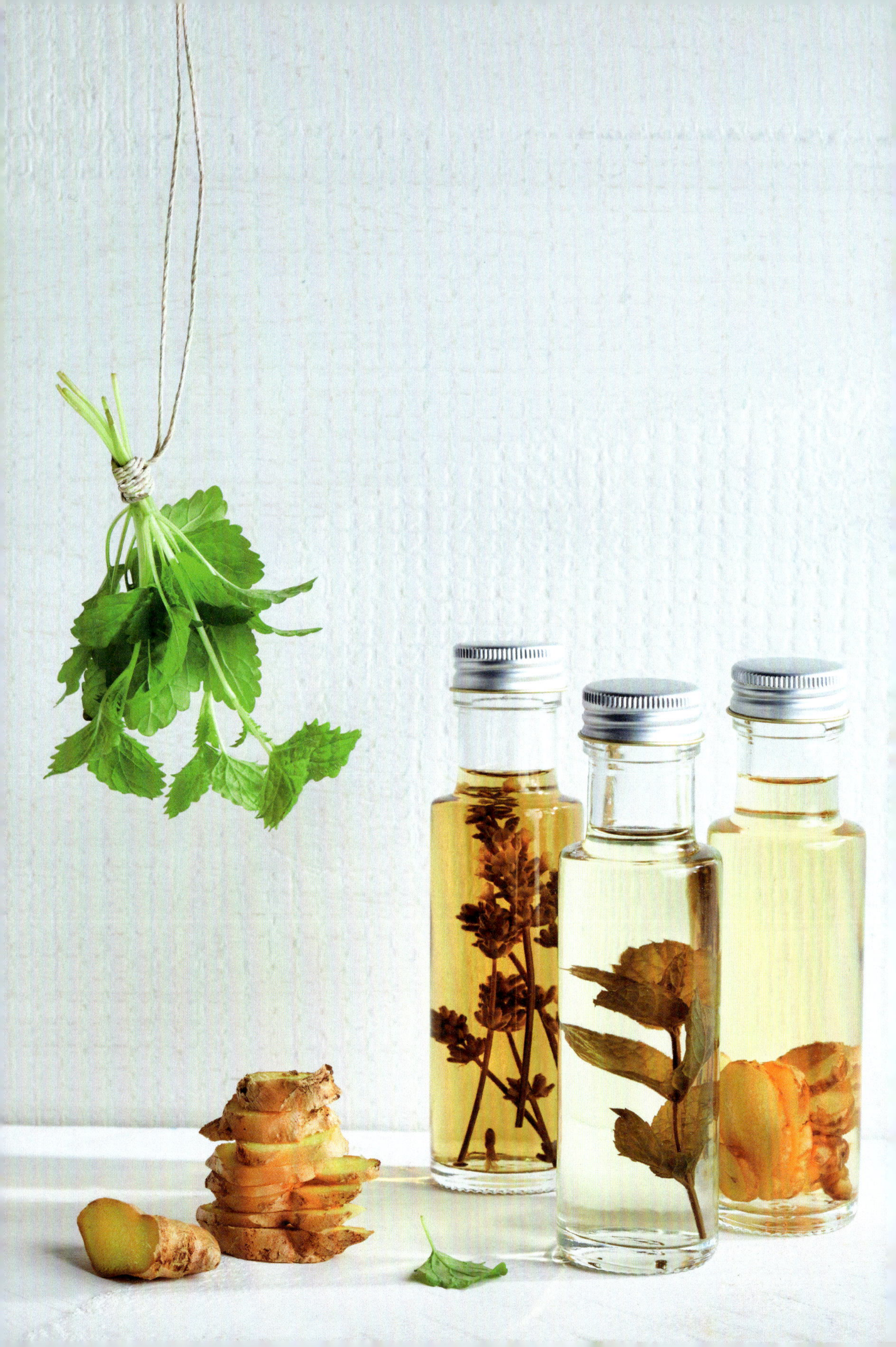

Nutrazeutika kennen lernen und nutzen

In pflanzlichen Lebensmitteln steckt ein großes Potenzial, unserer Gesundheit zu dienen und Beschwerden gezielt zu lindern. Das zu nutzen, kann sehr befriedigend sein.

Eine kleine Einführung

Nahrungsmittel und Pharmazeutika begleiten unseren Alltag. Nahrungsmittel wecken die Lust am guten Essen, Pharmazeutika erinnern an schwere Zeiten von Krankheit und Schmerzen.

Bis in das 19. Jahrhundert war Essen und Heilen ganz eng verknüpft. In den Kochbüchern standen auch noch Hausmittel gegen gängige Krankheiten und in Heilkundebüchern waren gesunderhaltende Rezepte ein Thema. Die Schnittfläche dieser Welten bilden Nahrungsmittel, die tatsächlich eine gesundheitsfördernde oder therapeutische Wirkung entfalten können.

In diesem Buch lernen Sie solche Lebensmittel kennen, aus denen Sie Nutrazeutika in einfacher und alltagstauglicher Weise selbst zubereitet und im Alltag gezielt anwenden können. Es geht um die Qualität der pflanzlichen Zutaten und um die Freisetzung der Pflanzenwirkstoffe, damit unser Körper sie verwerten kann. Das gelingt durch Kochen oder Ausziehen mit Wasser, Alkohol, Essig oder Fetten. Salz und Honig verbessern die Bioverfügbarkeit der Wirkstoffe noch zusätzlich.

Die Pflanzenkraft nutzen

Viele Pflanzenwirkstoffe können wir sehen, riechen, schmecken oder fühlen. Wir können sinnlich viel mehr wahrnehmen, als wir uns selbst zutrauen. Innerhalb von Bruchteilen von Sekunden erkennt unser Gehirn, ob die Düfte gut sind und ob die Farbe angenehm und harmonisch ist. Das geht viel schneller als jede Laboranalyse. Zubereiten und Anwenden von Pflanzenwirkstoffen aus Nahrungsmitteln führen Essen und Spüren wieder zusammen. Die Wirkungen werden dann einem bestimmten Körpergefühl zugeordnet und das überzeugt uns, sie wiederholt anzuwenden.

Die Auswahl an Nahrungsmitteln, die für Nutrazeutika verwendet werden, ist in diesem Buch auf 22 begrenzt. Eine zu große Auswahl macht uns manchmal entscheidungsunfähig und führt oft dazu, gar keine zu treffen. Wir denken, es hätte eventuell eine bessere Wahl gegeben, und das belastet. Und gerade in Zeiten von Krankheit raubt die Entscheidung vielleicht zu viel Energie. Deshalb reichen 2–3 Varianten aus, um das geeignete Nutrazeutikum zu finden.

Das fertig zubereitete Nutrazeutikum löst schon beim Anblick ein angenehmes Gefühl aus: Der dampfende Tee oder der Portweinauszug in der schönen Medizinflasche stärken unsere Gesundheit und unseren Selbstwert, noch bevor sie angewendet werden. Es entsteht das Gefühl der Freiheit und der Unabhängigkeit durch das Selbstmachen. Auch eine Ahnung von Kontinuität kann entstehen, weil es wohltuend ist, altbewährte Rezepturen in zeitgemäßer Version weiterzuführen.

Schon die Zubereitung ist ein Erlebnis

Nutrazeutika werden zu Hause in der eigenen Küche zubereitet und zu Hause angewendet. Auch wenn die Rezepturen der Pflanzenarzneien denkbar einfach sind, müssen wir uns mit Zutaten und Zubereitungen ein wenig auseinandersetzen. Und wir kommen gar nicht darum herum, eine gewisse Beziehung zu den natürlichen Pflanzen aufzubauen. Wundervolle Erlebnisse begleiten diese Erfahrungen und mehr und mehr verstehen wir, warum der Rettich scharf, der Brennnesselsirup rosarot und die Karottensuppe so samtig im Mund ist.

Nutrazeutika sind ein Thema, das alle Menschen anspricht. Diese stehen nicht als käufliche Produkte im Laden, die neue Umsätze generieren. Sie bieten einen Wissensschatz, der Erfahrungswissen und Ernährungswissenschaft zusammenführt. Das theoretische Hintergrundwissen wird in der Küche mit Schneidbrett, Schraubglas, Teekanne und Tinkturenflasche in die Praxis umgesetzt. Das fertige Nutrazeutikum haben Sie von eigener Hand gemacht und wenden es bei sich selbst oder Ihren Lieben an. Immer in der Überzeugung, der Gesundheit zuliebe Gutes zu tun.

Wer Nutrazeutika verwendet, stärkt die Achtsamkeit für Körper und Geist. Es entstehen feine Antennen, die uns viel früher spüren lassen, wenn etwas beginnt, aus dem Ruder zu laufen. Die Zeitspanne zwischen den ersten Symptomen und dem Einsatz der Küchenarznei kann sehr kurz sein.

Den eigenen Sinnen vertrauen

Nutrazeutika enthalten keine standardisierten Wirkstoffe. Doch wir sind auch als Menschen nicht standardisiert. Unsere Sinne sind jedoch ein außerordentlich gutes Messwerkzeug, wenn es um das Gesundbleiben geht. Wir riechen, schmecken und fühlen, was und wie viel es braucht, um sich wohlzufühlen. Wenn Nutrazeutika therapeutisch eingesetzt werden, reicht das Gespür nicht mehr aus, dann gelten die empfohlenen Dosierungen. Das Ziel sind die Wirkungen, nicht standardisierte Inhaltsstoffe.

In den Nutrazeutika spielen demnach Geschmack, Gusto und Abneigung eine Rolle. Berücksichtigen Sie Ihre Vorlieben für Zutaten und Zubereitungen. Oft stellen Nutrazeutika auch wunderbare Zutaten in der Küche dar, wenn etwa der Fenchel-Sauerhonig die Sauce abrundet oder die Ingwer-Paste den Eintopf verfeinert. So schlüpfen die Nutrazeutika in unser alltägliches Essen und wirken innerhalb der Mahlzeiten.

Was sind Nutrazeutika?

Nutrazeutika sind pflanzliche Arzneimittel, die einfach und eigenständig aus haushaltsüblichen Nahrungsmitteln zubereitet werden können.

Die Zutaten sind bekannte Heilkräuter wie Salbei, Thymian oder Kamille, Gewürze wie Fenchel oder Wacholderbeeren und pflanzliche Lebensmittel wie Karotten oder Leinsamen. Solche Lebensmittel werden vom deutschen Bundesamt für Verbraucherschutz und Lebensmittelsicherheit (BVL) als Funktionsarzneimittel beschrieben. Es sind Lebensmittel, die in bestimmten Zubereitungen und Dosierungen eine pharmakologische Wirkung entfalten. Sie beeinflussen körperliche Funktionen, um die Gesundheit zu erhalten oder wieder herzustellen. Der genaue Wortlaut dafür steht im Arzneimittelgesetz §2 Absatz 1 AMG unter Punkt 2a und die Anwendungen in den Stofflisten des BVL.

Dahinter steckt die Botschaft, dass es tatsächlich alltägliche Lebensmittel gibt, aus denen wir selbst zu Hause eine Pflanzenarznei zubereiten können. Das mag ein wenig verwundern, weil wir den Nahrungsmitteln solch heilsame Kräfte und uns selbst die Zubereitung kaum zutrauen. Doch sogar der Gesetzgeber bestätigt die möglichen pharmakologischen Wirkungen der Lebensmittel, die als Funktionsarzneimittel gelten.

Wie wirken Nutrazeutika?

Nutrazeutika wirken auf solider Basis, die naturwissenschaftlich bestätigt wurde. Es sind die Pflanzenwirkstoffe (S. 16), die physiologische Vorgänge beeinflussen oder verändern. Ergänzt werden die Effekte durch die Einflüsse des pH-Wertes wie etwa in Essigauszügen oder fermentierten Zubereitungen, durch die Hitze beim Kochen oder durch einen bestimmten Salz- oder Zuckergehalt, der wiederum Wasser und Lebensbedingungen für die Mikroben verändert. Auch Rezeptoren, die durch Pflanzeninhaltsstoffe aktiviert werden, können gehemmt oder stimuliert werden. Enzyme, die Reaktionen im Körper starten können, werden angeregt oder ausgeschalten. Die Einflüsse kommen gleichzeitig aus verschiedenen Richtungen und sind ein ziemlich komplexes Geschehen.

Der Nachweis der Wirksamkeit

Die wirkungsbestimmenden Zutaten der Nutrazeutika sind entweder Zutaten von bereits zugelassenen Arzneimitteln (Apfel, Kurkuma, Kapuzinerkresse) oder Lebensmittel mit Indikationsempfehlungen offizieller

Hausmittel und Nutrazeutika

In diesem Buch geht es nicht um gerade neu entdeckte Pflanzen oder gehyptes Superfood aus fernen Ländern, sondern uns wohl bekannte Heilkräuter, Gewürze und pflanzliche Lebensmittel. Den Salbeitee bei Halsschmerzen, die Karottensuppe bei Verdauungsproblemen, den geriebenen Apfel als schonende Kost kennen wir alle als bewährte Hausmittel. Und in diesem Sinne geht es hier natürlich um Hausmittel. Dennoch benutze ich den Begriff nur selten, sondern spreche lieber exakter von Nutrazeutika, weil diese sich eben durch ihre wissenschaftlich nachgewiesene Wirkung von den Hausmitteln abheben. Bei allen 22 Nutrazeutika mit ihren unterschiedlichen Zubereitungen und Darreichungsformen können Sie sicher sein, dass die Wirksamkeit der enthaltenen Pflanzenwirkstoffe nachgewiesen wurde.

Fachgesellschaften (Karottensuppe bei Durchfall) oder jene Lebensmittel, die als Funktionsarzneimittel eingestuft werden (alle anderen, die in diesem Buch vorgestellt werden).

Das Anliegen des Gesetzgebers in Deutschland ist die Abgrenzung von Lebensmitteln und Arzneistoffen. Dafür wurden Monografien des ehemaligen Bundesgesundheitsamtes (Kommission E), der Europäischen Arzneimittelagentur (EMA, HMPC), der European Scientific Cooperative on Phytotherapy (ESCOP), der Weltgesundheitsorganisation (WHO) oder aus bestehenden Arzneimittelzulassungen herangezogen. Bei dieser umfangreichen Bearbeitung kam eine Schnittfläche zwischen Lebensmitteln und Arzneimitteln zum Vorschein. Es sind dies Lebensmittel, die nicht uneingeschränkt gegessen werden dürfen, weil sie pharmakologische Wirkungen zeigen. Jedoch genau diese pharmakologischen Wirkungen können wir nutzen. Als Belege einer pharmakologischen Wirkung wurden gerichtlich anerkannte Quellen wie Monografien, Arzneimittelzulassungen oder Einstufungen zuständiger Behörden herangezogen.

Was sind keine Nutrazeutika?

Inzwischen ist eine ganze Reihe von Lebensmitteln mit speziellen Effekten auf dem Markt, die für Konsumenten etwas unübersichtlich geworden ist.

Phytopharmaka: Nutrazeutika sind keine Phytopharmaka. Diese brauchen eine Arzneimittelzulassung, werden von Pharmafirmen hergestellt und können nur von Apotheken verkauft werden. Sie sind der Heilkunde zugeordnet und werden von Ärzten oder Heilpraktikern verordnet.

Functional Food: Nutrazeutika sind auch kein Functional Food. Unter Functional Food fallen entweder neuartige Lebensmittel, die vor 1997 noch nicht in nennenswertem Umfang verwendet wurden, gentechnisch veränderte oder angereicherte Lebensmittel, Nahrungsergänzungsmittel, diätetische Lebensmittel oder Lebensmittel für besondere medizinische Zwecke.

Nahrungsergänzungsmittel sind mit Mineralstoffen, Vitaminen oder anderen Inhaltsstoffen angereichert, um bestimmte physiologische Wirkungen zu erreichen. Sie werden dosierbar als Pulver, Flüssigkeit, Kapseln oder Tabletten angeboten.

Nutrazeutika nutzen Nutrazeutika haben vielfältige Auswirkungen auf uns, die wir tatsächlich erst spüren und erleben, wenn wir sie selbst zubereiten und anwenden. Das beginnt bereits, wenn wir der natürlichen Pflanze begegnen. Das silbrige Salbeiblatt, die erdige orange Karotte oder die Kapuzinerkresseblüte sprechen uns in einer ganz anderen Art und Weise an als eine Tablette. Ein angenehmes Gefühl der Selbstwirksamkeit entsteht bald. Wir fühlen uns handlungsfähig und kompetent, wenn wir unsere Tinktur selbst herstellen. Solche Bedingungen machen uns schon ein Stück gesünder, noch bevor wir das Nutrazeutikum überhaupt anwenden.

Der Zugang zu den Zutaten für Nutrazeutika ist denkbar einfach. Wer die Kräuter nicht selbst auf dem Balkon oder im Garten ziehen möchte / kann, der kauft sie im nächsten Lebensmittelgeschäft. Einfachheit statt Komplexität macht unseren Alltag leichter.

Wer sich mit Nutrazeutika befasst, lernt pflanzliche Lebensmittel in guten Qualitäten kennen. Sie rücken in den Mittelpunkt. Pflanzliche Lebensmittel müssen gestärkt und vermehrt werden, um die Gesundheit zu fördern. Sie können bei der Essenszubereitung oder in Zusammenhang mit Hausmitteln auch einen kulturellen Kontext bekommen. Viele Mittelchen erinnern an die eigene Kindheit, schaffen Vertrauen und stärken die Überzeugung der Wirksamkeit. Diese Überzeugung hat manchmal sogar einen höheren Effekt als die Wirkung der Pflanzenwirkstoffe. Naturwissenschaftliche Pflanzenwirkstoff-Wirkung und psychologische Suggestiv-Wirkung zusammen sind fast unschlagbar!

Staat, Land, Bezirk oder Gemeinde wollen und sollen in allen Lebensbereichen nur das übernehmen, was Familien oder der bzw. die Einzelne nicht schaffen können. Staat und Gesellschaft übernehmen jene Aufgaben, die uns überfordern würden. Dieses Prinzip der Subsidiarität besagt sogar, dass sich Staat und Gesellschaft gar nicht einmischen dürfen in Bereiche, die wir selbst gut erledigen können. Nutrazeutika tragen durchaus dazu bei, schlummernde Fähigkeiten in uns zu wecken, um sich selbst und seinem Umfeld ein gutes Leben und heilsame Erfahrungen zu schenken.

Wie Sie Nutrazeutika selbst herstellen

»Handgemacht« und »handverlesen« sind Eigenschaften, die in unserer technisierten Welt an Bedeutung gewinnen. Der rote Apfel, den jemand vom Baum pflückt, und die dunkelgrüne Brennnesselspitze, die vorsichtig abgeschnitten wird, sehen gesund und energiegeladen aus. Mit den Händen arbeiten bringt handverlesene Qualität. Doch es ist nicht nur der hohe materielle Wert, der uns guttut. Wer selbst Hand anlegt, löst ein Gefühl aus, selbst gestalten und etwas bewirken zu können; ein Gefühl, das an sich schon gesundheitsfördernd wirkt. Selbstkompetenz befreit von Abhängigkeiten und stärkt die Überzeugung der Selbstwirksamkeit: Ich kann kleine gesundheitliche Probleme in jeder Situation selbst lösen. Entscheidend dabei ist die Weisheit, Grenzen und den Zeitpunkt zu erkennen, an dem professionelle medizinische Hilfe die Selbsthilfe ablösen muss.

Mengenangaben

Haushaltmaß	*Maß-einheiten*
1 gehäufter EL Frischpflanzenkraut	2–5 g
1 gehäufter EL getrocknetes Kraut, geschnitten	1–2 g
1 gehäufter TL getrocknetes Kraut, geschnitten	0,5–1 g
1 gehäufter EL getrocknete Samen oder Früchte	5–10 g
1 gehäufter TL getrocknete Samen oder Früchte	3–4 g
1 gehäufter EL getrocknete Wurzel	4–8 g
1 gehäufter TL getrocknete Wurzel	2–3 g
1 Prise Pulver	0,05 g
1 Msp. Pulver	0,1–0,5 g
1 TL Tinktur	3 g
1 Sprühstoß einer Sprühflasche	0,6 g
1 Likörglas	60 ml

EL = Esslöffel, TL = Teelöffel, Msp. = Messerspitze

Selbstmachen verleiht dem Werk Individualität. Der eigene sinnliche Zugang zeigt feinabgestimmt den Weg zur personifizierten Rezeptur. Das gilt nicht nur für jene Heilmittel, die selbst angewendet werden. Auch für uns nahestehende Menschen wird das Nutrazeutikum abgestimmt und beispielsweise das Hustenmittel mit Fenchel oder Anis zubereitet, je nach Vorliebe. Die individuelle Zusammensetzung und die Hinwendung sind unersetzlich.

Die Wirkung des Nutrazeutikums beginnt bei der ersten Begegnung mit der Pflanze. Das ist eine Begegnung mit dem natürlichen Lebensmittel, das duftet, schmeckt und sich in seiner ganz eigenen Art und Weise anfühlt. Ein breites Spektrum an Wahrnehmungen wirkt auf uns ein. Wir freunden uns mit dem Lebensmittel an, wenn wir seine sensorischen Eindrücke mögen. Das ist gleichzeitig die wichtige Vorrausetzung dafür, dass es später wirken kann. Die Intensität von Geruch und Geschmack des Nutrazeutikums wird wiederum recht individuell empfunden und kann auch darauf abgestimmt werden. Denn nur wenn sich unser Verdauungstrakt sinnlich darauf einstellt, funktioniert die Wirkung. All das fehlt bei Kapseln und Tabletten.

Welche Mengenangaben wir verwenden

Für Zubereitung und Anwendung sind küchenübliche Mengenangaben notwendig. Die Tabelle zu den Mengenangaben dient zur Orientierung. Löffelmaße von trockenen Zutaten bezeichnen hier jeweils einen gehäuften Esslöffel oder einen gehäuften Teelöffel, weil durch die Verwechselung von gestrichenen und gehäuften Löffelmaßen eine hohe Überdosierung erreicht werden würde.

Die Rezepte der Tinkturen arbeiten mit einem Viertelliter Branntwein, davon bleiben nach dem Abseihen 150–200 ml Tinktur übrig. Das entspricht ungefähr 50–60 TL Tinktur, also 2 Kuren über 3–4 Wochen.

Die Sprühflasche dosiert eine geringe Menge von weniger als 1 g pro Sprühstoß, der durch die feine Tröpfchenverteilung eine sehr effiziente Aufnahme erreicht.

Pflanzenwirkstoffe für Körper und Geist

Pflanzenwirkstoffe zeigen sich in vielfältigen Varianten. Jede Pflanze holt aus dem Boden ihre eigene Mischung an Bausteinen, aus denen sie ihre Pflanzenwirkstoffe anfertigt.

Das tut sie eigennützig, je nachdem, was sie für ihr Überleben am dringendsten braucht: um die Keimung anzuregen, Wärmebildung und Wachstum zu stärken, sich vor Infektionen und UV-Licht zu schützen, sich abzugrenzen, Feuchtigkeit zu halten oder abzuhalten, Insekten anzulocken oder Fraßfeinde abzuwehren. Und genau diese Wirkungen können auch wir uns zunutze machen. Dazu müssen wir die Pflanzenwirkstoffe in die Form bringen, die uns nützlich ist, und dafür gibt es jeweils passende Zubereitungen:

- das frische Lebensmittel
- ein Pulver aus dem getrockneten Lebensmittel
- den Presssaft
- Tee: heißer Aufguss, kalter Auszug und Abkochung
- alkoholische Auszüge: Tinktur, Likör und Medizinalwein
- Essigauszug und Sauerhonig
- Ölauszug
- Mischungen mit Salz
- Sirupe mit Honig

Einen Sonderfall stellen fermentierte Zubereitungen dar. Die Mikroorganismen, die in diesen Lebensmitteln arbeiten, zerlegen oder verändern die Pflanzenwirkstoffe. Oft gelangen diese in eine besser aufnehmbare Form. Gleichzeitig scheiden Milchsäurebakterien Säuren aus und machen ihr Umfeld leicht sauer. Sie bereiten sich selbst ein Wohlfühlklima und vermehren sich. Gleichzeitig scheiden sie Bacteriocine aus. Das sind Substanzen, die das Wachstum von anderen Mikroben hemmen. Solche Bacteriocine können so effizient wirken, dass sie auch als Biokonservierungsmittel verwendet werden.

Das Spektrum an Pflanzenwirkstoffen in Lebensmitteln ist fast unüberschaubar, obwohl wir durchschnittlich weniger als 2 g pro Tag davon essen. Hier werden für jedes Lebensmittel jeweils die wichtigsten genauer betrachtet und charakterisiert. Sie zeigen sich in großer Vielfalt an Variationen, so wirken verwandte Lebensmittel oft in die gleiche Richtung und dennoch leicht unterschiedlich. Wenn wir diese Pflanzenwirkstoffe

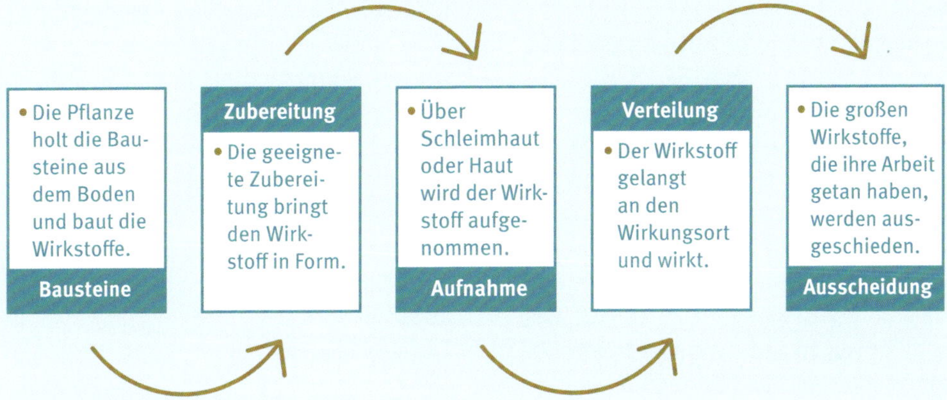

Vom Boden bis zur physiologischen Wirkung im Körper

riechen, spüren oder sehen, dürfen wir auch mit Überzeugung die Wirkung erwarten! Das Gebiet der Pflanzenwirkstoffe ist noch ein weites Forschungsfeld, in dem es noch nicht einmal eine einheitliche Bezeichnung dafür gibt: Sekundäre Pflanzenstoffe, Phytochemicals, Phytonutrients oder Phytoprotectants sind ebenfalls Bezeichnungen für die Pflanzenwirkstoffe.

Prickelnde Scharfstoffe und aromatische ätherische Öle

Scharfe Senföle aus Kapuzinerkresse, Meerrettich und Schwarzem Rettich und Lauchöle aus Knoblauch und Zwiebel wirken auf der Schleimhaut, sobald wir auf das frische, rohe Lebensmittel beißen. Sie zählen nicht zu den flüchtigen ätherischen Ölen, weil sie in den Lebensmitteln in gebundener Form gespeichert werden. Zuerst müssen Enzyme freigesetzt werden, um den Kohlenhydratrest abzuspalten und somit die glykosidische Bindung zu lösen. Die freien Senföle

Scharfstoffe und ätherische Öle wirken im ganzen Körper

Wie gut und schnell Scharfstoffe und ätherische Öle den gesamten Körper durchdringen können, zeigt ein kleines verblüffendes Experiment: Wer eine halbierte Knoblauchzehe oder Lavendelöl auf die Fußsohlen reibt, schmeckt innerhalb weniger Minuten das Aroma im Mund.

und Lauchöle reizen dann einen Gesichtsnerv (Trigeminusnerv) und erzeugen eine Wahrnehmung, die genau genommen eine Schmerzempfindung ist.

Genauso abrupt wie Scharfstoffe werden ätherische Öle freigesetzt. Die Ölzellen der pflanzlichen Lebensmittel platzen, wenn wir daraufbeißen, und das flüchtige ätherische Öl entfaltet sein Aroma. Scharfstoffe und ätherische Öle sind fettlöslich; das hat den Vorteil, dass sie unsere Zellmembranen direkt durchdringen können. Die Aufnahme in den Körper ist also denkbar einfach, weil wir dafür keinen aktiven Transportmechanismus brauchen. Ihr Wirkungsort ist der gesamte Körper. Pflanzen, deren Wirkungen hauptsächlich auf ätherischen Ölen beruhen, werden Aromatika genannt. Dazu gehören Zutaten für Nutrazeutika wie Fenchel, Anis, Kümmel, Kamille, Lavendel, Pfefferminze, Rosmarin, Salbei und Thymian.

Wenn es heiter nach frischem Heu duftet, sind Cumarine im Spiel. Sie werden beim Trocknen von Gras aus ihrer Bindung befreit und verströmen diesen stimmungsaufhellenden Duft. Cumarine sind weit verbreitet; auch in Fenchel, Anis, Kamille und Lavendel sind sie zu finden. Aus den getrockneten Gewürzen und Kräutern ziehen wir sie mit einem eher niedrigprozentigen Alkohol oder mit Öl aus. Durch ihre Fettlöslichkeit können sie gut resorbiert werden und ihre entkrampfende, entzündungshemmende und lymphabflussfördernde Wirkung entfalten.

Rote und blaue Flavonoide

Flavonoide färben die Pflanzen in unterschiedliche Rot-, Blau oder Hellgelbtönen und sie sitzen in den Randschichten von Lebensmitteln. Apfel- und Zwiebelschalen sind sehr reich an hellbraunem Quercetin, Cranberrys enthalten rote Anthocyane und Kamillenblüten gelbes Apigenin. Grünes Chlorophyll überlagert die Flavonoidfärbung oft. So sind etwa Anthocyane in den frischen Brennnesselblättern nicht sichtbar. Ein wässriger Brennnesselauszug mit Säurezusatz, der die Flavonoide löst und das Chlorophyll unberührt lässt, wie im Brennnesselsirup (S. 58), kann durchaus eine rosarote Überraschung bringen. Wenn das Chlorophyll im Herbst in den Blättern abgebaut wird, zeigt sich die bunte Welt der Flavonoide in der Natur.

Die Färbungen hängen mit Säuren und Basen zusammen. Im sauren Bereich bei einem pH-Wert unter 7 gehen die Farbtöne in Richtung Hellrot und Rosarot, im basischen Bereich bei einem pH-Wert oberhalb von 7 in Richtung Violett und Blau. Etwas saurer Zitronensaft oder basisches Natron entscheidet also oft über das Erscheinungsbild der Flavonoide. Flavonoide sind zum großen Teil gut wasserlöslich und in den Lebensmitteln im Zellsaft gelagert. Oft ist es notwendig, das Lebensmittel gut und lange zu kochen, um die Pflanzenzellen aufplatzen zu lassen und die Flavonoide freizusetzen. So wurden auch traditionell violettrote Früchte wie Pflaumen, Kirschen oder Holunderbeeren stets so lange gekocht, bis sie eine ganz eigene Konsistenz bekommen hatten. Flavonoide sind schlagkräftige Antioxidanzien.

Orange Carotinoide

Bei Carotinoiden denken wir sofort an die Karotte und genau sie ist auch der Inbegriff der orangen Farbstoffe aus der Natur. Knallorange und kräftig gelb sind die

Farbtöne der Carotinoide. Im Unterschied zu den Flavonoiden sind sie fettlöslich. Öl zum Andünsten und Sauerrahm (Schmand) zum Verfeinern von Karottensuppe oder Süßkartoffeleintopf übernehmen hier die Einschleusung der Carotinoide. So gelangen diese gut in den Blutkreislauf und weiter in das Fettgewebe, die Leber und die Muskeln, wo sie ihre zellschützenden und immunstärkenden Wirkungen entfalten. Carotinoide sind allerdings unterschiedlich stabil. Die sauerstoffhaltigen Carotinoide Lutein, Zeaxanthin und ß-Cryptoxanthin, die zusammen die Gruppe der Xanthophylle bilden, sind recht empfindlich gegenüber Hitze. Somit sind frische und rohe Spinatblätter oder roher Wirsing wertvolle Quellen für Carotinoide zum Schutz des Gelben Flecks auf der Netzhaut des Auges, der sogenannten Makula. ß-Carotin dagegen, die Vorstufe von Vitamin A, wird nur aus gut durchgekochtem Gemüse freigesetzt. Rohkost liefert zwar eine Menge an ß-Carotin, das jedoch für unsere Verdauung nicht zugänglich ist.

Grünkraft Chlorophyll

Chlorophyll färbt die Natur grün. Interessant ist, dass die grüne Farbe der Pflanzen chemisch fast genau gleich aufgebaut ist wie der rote Blutfarbstoff in unserem Blut, das Hämoglobin. Nur das Atom in der Mitte des Moleküls unterscheidet sich: Im Chlorophyll ist es Magnesium und im Blut ist es Eisen. Chlorophyll ist ein großes Molekül, das seinen Wirkungsort im Magen-Darm-Trakt hat und nicht ins Blut aufgenommen werden kann. Es hat keinen Geschmack, obwohl die grüne Farbe sofort grüne und grasige Aromen suggeriert. Chlorophyll ist gut in Fett löslich. Es bleibt auch besser erhalten, wenn wir ein basisches Milieu erzeugen.

Geballte Grünkraft

Brennnessel 5–10 Sekunden in kochendes Wasser tauchen und anschließend mit kaltem Wasser abschrecken, abtropfen lassen, trocknen und fein mahlen. Durch das Blanchieren werden Enzyme in ihrer Arbeit gestoppt, das erhält die grüne Farbe besonders gut. Allerdings ist das Mikrobiom des Pulvers danach weniger vielfältig.

Dadurch wird Magnesium durch Kupfer ersetzt und Chlorophyll wird in Chlorophyllin umgebaut. Dieser Vorgang wird Umgrünen genannt und zeigt sich ganz deutlich, wenn eine Prise Natron die Erbsen beim Kochen schön grün hält. Chlorophyll schützt unsere Zellen. Aktuell gibt es sogar Hinweise, dass es Schädigungen der DNA wieder reparieren kann. Chlorophyll ist also ein viel zu wenig beachteter Pflanzenwirkstoff, obwohl schon Hildegard von Bingen die Viriditas, wie sie die Grünkraft der Natur nannte, als Voraussetzung jeglichen Lebens bezeichnet hat.

Schäumende Saponine

Saponine können die Oberflächenspannung auf der Schleimhaut herabsetzen. Sie wirken ähnlich einem Putzmittel. Saponine fördern die Ausscheidung von zähem Schleim bei Erkältungen und bringen die Verdauung in Gang. Sie fördern auch die Ausscheidung von Gallensäuren, das senkt den Cholesterinspiegel. Weil sie nur wenig resorbiert werden, gelangen sie zum Großteil in den Dickdarm. Dort machen sich die Darmbakterien über sie her und zerlegen sie in kleinere

Bruchstücke, die dann doch noch aufgenommen werden können. Gewürze wie Thymian, Fenchel oder Anis sind geeignete Saponinquellen, weil sie immer wieder ganz kleine Mengen in die Speisen bringen. Die Frühjahrskur mit saponinhaltigen Pflanzen wie Vogelmiere, Gänseblümchen und Schlüsselblume ist für den Frühjahrsputz des Darmes gedacht. Ein Zuviel an Saponinen hat den Nachteil, dass die Resorption von Nährstoffen und Pflanzenwirkstoffen beeinträchtigt wird. Saponine sind wasserlöslich und schaumbildend. Beim Kochen von Hülsenfrüchten zeigen sie ihre schäumenden Effekte und manchmal ist es notwendig, das Zuviel an Schaum abzuschöpfen.

Bitterstoffe, die beflügeln

Bitterstoffe setzen ihre Signale auf die Geschmacksrezeptoren im Mund und sofort beginnen die Verdauungssäfte zu fließen und es kommt Bewegung in Magen und Darm. Das ist deutlich spürbar, viele nennen die Bitterstoffe deshalb wärmend. Sie aktivieren und tonisieren, machen uns munter und betriebsam. Und das betrifft nicht nur den Körper, auch unser Geist wird beweglicher und hat wieder Lust auf Unternehmungen. Dabei wirken die Bitterstoffe reflektorisch, allein durch den bitteren Geschmack strahlt ihre Wirkung auf den ganzen Körper aus. Doch die Bitterrezeptoren sind nicht nur im Mund auf der Schleimhaut, auch die Haut und sogar die Atemwege spüren Bitteres. Wir können bitteren Aperitif riechen und Bitterstoffe auf den Fußsohlen regen ebenfalls den Kreislauf an.

Ganz unterschiedliche Pflanzenwirkstoffe können bitter sein: etwa Flavonoide, Saponine oder Gerbstoffe. Bitterstoffe sind also keine einheitliche Gruppe von Inhaltsstoffen, sondern vielfältig in ihrer Erscheinung. Die meisten sind wasserlöslich und viele sind auch hitzeempfindlich. Bitterstoffe sind in alkoholischen Zubereitungen als Aperitifs und Digestivs weltweit verankert. Das ist natürlich kein Zufall. Bitterstoffe stimmen uns gut auf eine Mahlzeit ein und helfen als Abschluss bei der Verdauung.

Wenn durch bittere Speisen und Getränke viel Speichel und Magensaft gebildet werden, zieht das breite Wirkungen nach sich. Die Verdauung beginnt im Mund bereits intensiver und der Magen wird sehr sauer und erreicht ganz niedrige pH-Werte von 1–1,5. Das erhöht wiederum die Freisetzung von anderen Pflanzenwirkstoffen und optimiert die Zerlegung von Eiweiß und anderen Nährstoffen. Unerwünschte Keime werden durch den konzentrierten Magensaft ausgeschaltet. Der stark saure Magensaft gelangt anschließend in den Zwölffingerdarm und bewirkt eine hohe Gallenausschüttung, um den Speisebrei leicht basisch zu machen. Stoffwechsel und Kreislauf werden gestärkt. Deshalb ist es keine Überraschung, dass der Volksmund sagt: »Bitteres ist für alles gut!“ Nur wenn der Magen angeschlagen und die Magenschleimhaut defekt ist oder bei Sodbrennen dürfen Bitterstoffe nicht genommen werden.

Abhärtende Gerbstoffe

Bitter- und Gerbstoffe stehen sich von ihrem chemischen Aufbau her recht nahe. So sind auch die beiden Empfindungen bitter und herb manchmal nicht leicht auseinanderzuhalten. Gerbstoffe lösen einen Reiz des Trigeminusnervs aus, den wir als herb, zusammenziehend und trocknend empfinden, es ist keine echte Geschmackswahrnehmung. Dieses eigenwillige Gefühl auf der Zunge entsteht tatsächlich durch die Gerbung der obersten Schleimhautzellen, die dabei absterben. Das macht die Schleimhaut oder auch die Haut nach Gerbstoffeinwirkung robuster. Es wird eine Art Betäubung erzeugt, Schmerzen werden gelindert und Juckreiz verschwindet. Es ist jedoch nur ein lokaler Effekt. Gerbstoffe wirken entlang des Magen-Darm-Traktes und werden nicht ins Blut aufgenommen. Den Mikroorganismen wird der Lebensraum entzogen und Entzündungsprozesse werden abgefangen.

Eine ganze Reihe von Eigenschaften der Gerbstoffe können wir therapeutisch nutzen. Ungünstige Auswirkungen sind die verminderte Geschmacksempfindung und die reduzierte Nährstoffaufnahme. Gerbstoffe sind in heißem Wasser, Alkohol und Essig gut löslich, in kaltem Wasser oder Fett kaum.

Einhüllende Schleimstoffe

Pflanzen bilden spezielle Kohlenhydratverbindungen, die gut Wasser binden und aufquellen können. So sichern sie sich das Wasser für Keimung und Wachstum. Diese Schleimstoffe werden nicht durch die Haut oder Schleimhaut resorbiert, sondern wirken an Ort und Stelle. Die Pflanzenschleime legen sich wie eine weiche Watteschicht auf die Magenwand- und Darmwand oder auf die Haut. Sie schirmen vor Reizstoffen ab, aber auch vor Nährstoffen und anderen Pflanzenwirkstoffen. Schleimstoffe wirken dadurch resorptionshemmend. Entzündete Haut oder entzündete Darmschleimhaut kann so in Ruhe abheilen. Pflanzenschleime wandern durch den gesamten Verdauungstrakt und werden erst im Dickdarm vom Mikrobiom abgebaut, deshalb kann ihnen eine präbiotische Wirkung zugeschrieben werden. Die quellenden Pektine aus Äpfeln oder Karotten fungieren als Nahrung und gute Energiequelle für die Darmbakterien.

Schleimstoffhaut

Um die Schleimstoffe spürbar zu machen, wird 1 TL Leinsamen mit 5 TL kaltem Wasser für einige Zeit stehen gelassen. Der Leinsamen bindet die 4–6fache Menge Wasser, in dem seine unverdaulichen Kohlenhydrate aufquellen. Diesen Leinsamenschleim können wir auf die Haut streichen. Der angetrocknete Leinsamenfilm macht die Haut unempfindlicher.

Die Kraft der Harze

Pflanzen bilden eine Mischung aus Harzsäuren und flüchtigen, duftenden Stoffen, um ihre Knospen zu schützen. Diese Harze gehen recht gründlich gegenüber Bakterien, Pilzen und Viren vor, sie wirken stark antimikrobiell. Damit empfehlen sich traditionelle Harzsalben für die Wundheilung. Doch nicht nur die desinfizierende Wirkung ist kräftig, Harze hemmen effizient Entzündungen. Einige Kräuter und Gewürze wie Wacholder, Rosmarin und Salbei bringen Harze in die Speisen. Traditionell finden wir auch harzige Speisen und Getränke wie den Zirbenschnaps aus den Alpen, den Römischen Würzwein (Conditum paradoxum) und den Masticha aus Griechenland mit Mastix oder die Lärchenharzbutter in Südtirol. Sie verwandeln winzige Mengen an Harzen in Köstlichkeiten, die nebenbei einen positiven Einfluss bei rheumatischen Erkrankungen haben.

In hochprozentigem Alkohol über 70 Vol.-% oder in Öl lösen sich die Harze gut. Ein Zuviel an Harzsäuren würde unserer Verdauung schaden, deshalb ist der sanfte Auszug in Wein oder verdünntem Branntwein hier sogar ein Vorteil. Ein leichtes harziges Aroma reicht völlig aus, um Wirkung mit Genuss zu verbinden

Pflanzenwirkstoffe in nutrazeutischen Nahrungsmitteln

Pflanzenwirkstoffe in Nahrungsmitteln	*geeignete nutrazeutische Zubereitungen*	*Wirkungsort*
ätherische Öle aus Anis, Fenchel, Ingwer, Kamille, Kümmel, Kurkuma, Lavendel, Pfefferminze, Rosmarin, Salbei, Thymian, Wacholderbeeren	• frisches, ganzes Nahrungsmittel • getrocknetes, ganzes Nahrungsmittel • alkoholischer Auszug • Essigauszug und Sauerhonig • Ölauszug • Sirup • Dampf • Duftkissen	• Ätherische Öle sind fettlöslich und gelangen gut und einfach durch die Haut oder Schleimhaut bis ins Blut und in den gesamten Körper.
Cumarine aus Anis, Fenchel, Kamillenblüten, Lavendelblüten und Karotten	• angetrocknete Nahrungsmittel • alkoholische Auszüge mit 30–50 Vol.-% • Ölauszug	• im ganzen Körper
Säuren aus Apfel, Cranberry, Ingwer, Schwarzem Rettich	• frisches, rohes Nahrungsmittel • Presssaft • kalter, wässriger Auszug • Essigauszug und Sauerhonig • Sirup	• lokal auf der Schleimhaut und auf der Haut
Scharfstoffe aus Ingwer, Knoblauch, Kapuzinerkresse, Meerrettich, Schwarzem Rettich, Zwiebel	• frisches, rohes Nahrungsmittel • frischer Presssaft • getrocknetes, ganzes Nahrungsmittel • alkoholischer Auszug • Essigauszug und Sauerhonig • Ölauszug • Sirup	• Lauchöle aus Zwiebelgewächsen und Senföle von Kreuzblütlern sind Scharfstoffe, die fettlöslich sind und schnell über die Schleimhaut oder Haut aufgenommen werden. • Senföle haben nach 2–3 Stunden ihren höchsten Wert im Blut, nach etwa 5 Stunden wirken sie in den Harnwegen.
Flavonoide aus Apfel, Brennnessel, Cranberry, Kamille, Lavendel, Salbei, Thymian, Zwiebel	• Presssaft • Tee, heißer Aufguss • alkoholischer Auszug • Essigauszug und Sauerhonig	• Flavonoide sind im Zellsaft der pflanzlichen Vakuolen gelöst; sie sind wasserlöslich.

Pflanzenwirkstoffe in Nahrungsmitteln	*geeignete nutrazeutische Zubereitungen*	*Wirkungsort*
Carotinoide wie Lutein und Zeaxanthin aus Brennnessel, Spinat, Mangold, Wirsing	• frische, rohe und grüne Nahrungsmittel • schonend getrocknetes Pulver • kalte alkoholische Auszüge • Essigauszug und Sauerhonig • kalter Ölauszug	• Lutein und Zeaxanthin sind hitzeempfindliche und fettlösliche Carotinoide. • Sie sind gut über Schleimhaut und Haut aufnehmbar. • Sie wirken in Blut, Fettgewebe, Makula, Leber und Muskeln.
Carotinoide wie ß-Carotin, α-Carotin und Lykopin	• gut gekochte orange Gemüse und Früchte • Suppen • alkoholische Auszüge • Essigauszug und Sauerhonig • warme Ölauszüge	• ß-Carotin, α-Carotin und Lykopin sind hitzestabile und fettlösliche Carotinoide. • Sie sind gut über Schleimhaut und Haut aufnehmbar. • Sie wirken in Blut, Fettgewebe, Leber und Muskeln.
Chlorophyll aus Brennnesseln, Grünkohl, Petersilie, Spinat und in kleinen Mengen aus allen grünen Pflanzen	• frische grüne Pflanzen • Pulver • Abkochungen mit Fett • Suppen	• Chlorophyll wirkt im Magen-Darm-Trakt und wird nicht ins Blut aufgenommen.
Saponine aus Anis, Cranberry, Fenchel, Kamille, Knoblauch, Pfefferminze, Rosmarin, Salbei, Thymian, Hülsenfrüchten	• frische Nahrungsmittel • Tee • Presssaft • alkoholische Auszüge mit 20–35 Vol.-%	• Saponine wirken auf der Schleimhaut von Magen und Darm; im Dickdarm werden sie zum Teil vom Mikrobiom zerlegt und noch aufgenommen (präbiotische Wirkung).
Bitterstoffe aus Fenchel, Ingwer, Kümmel, Kurkuma, Lavendel, Pfefferminze, Salbei, Wacholderbeeren	• frisches Nahrungsmittel • Pulver • Tee • alkoholische Auszüge • Essige und Sauerhonige • Honig und Sirupe	• Bitterstoffe reizen die Rezeptoren auf der Haut und auf der Schleimhaut und wirken dadurch im ganzen Körper anregend.
Gerbstoffe aus Salbei und Wacholderbeeren	• Tee, langer, heißer Aufguss • alkoholische Auszüge • Essigauszug und Sauerhonig	• Gerbstoffe wirken lokal auf der Haut oder auf der Schleimhaut des Verdauungstraktes.
Schleimstoffe aus Apfel, Karotten und Leinsamen	• kalter, wässriger Auszug • alkoholischer Auszug bis 30 Vol.-% Alkohol • Sirupe	• Schleimstoffe wirken lokal auf der Haut und auf der Schleimhaut des Verdauungstraktes.
Harze aus Rosmarin, Salbei, Wacholderbeeren und Honig	• alkoholischer Auszug • Ölauszug • Sirupe mit Honig	• Harze werden aus alkoholischem oder öligem Auszug gut aufgenommen.

So bereiten Sie Ihre Nutrazeutika zu

Nun lernen Sie die praktischen Techniken kennen, mit denen Sie die pflanzlichen Lebensmittel vorbereiten und verarbeiten, um die Inhaltsstoffe nutzbar zu machen.

Für nutrazeutische Zubereitungen brauchen wir nur Nahrungsmittel und ganz einfache Küchenutensilien. Von Vorteil ist ein kleiner Mörser, obwohl Fenchelsamen oder Wacholderbeeren natürlich auch mit dem Messer gequetscht werden können. Leere Schraubgläser sind ebenfalls leicht zu organisieren. Empfehlenswert ist ein Heft oder Buch, in dem Sie die ausprobierten Rezepte und Ihre Beobachtungen notieren. Die beste Mischung soll kein Geheimnis bleiben! Ebenfalls von Vorteil ist ein Platz zum Lagern der Nutrazeutika, damit Sie den Überblick behalten.

Frische Pflanze

Frische, rohe Lebensmittel sind die bestmögliche Verpackung vieler wertvoller Pflanzenwirkstoffe. Beim ersten Biss in das Blatt oder die Blüte reagieren die Inhaltsstoffe mit Luftsauerstoff. Es kommt zu Oxidationen, Enzyme beginnen zu arbeiten und die Pflanzenstoffe verändern sich. Scharfstoffe werden aus ihrer Gefangenschaft befreit und stechen uns in die Nase. Duftwolken wirken auf Körper und Geist und beeinflussen unser Denken und Handeln.

Frische, rohe Lebensmittel bringen aktive Enzyme mit. Sie sind aus Eiweißen aufgebaut und bei Küchentemperatur lebendig. Ab ungefähr 40 °C beginnt die Denaturierung von Eiweiß und damit auch die Inaktivierung von Enzymen. Diese bringen Stoffwechselvorgänge in Gang. Beispielsweise bauen Lipasen Fette ab, Proteasen spalten Eiweiße und Amylasen zerlegen Kohlenhydrate.

Pflanzenschleime aus frischen Lebensmitteln, die nicht vorher gequollen wurden, binden Wasser im Körper und bringen es zur Ausscheidung. Manche Carotinoide wie makulaschützendes Lutein und Zeaxanthin halten keine Hitze aus. Das Grün der Pflanze, das Chlorophyll, reagiert schnell mit Luftsauerstoff und verfärbt sich bräunlich. Alle diese Faktoren zusammen zeigen, dass

Überblick über die Zubereitungsarten der Nutrazeutika

Zubereitungsarten		Geeignete Lebensmittel
frische Pflanze	• frisches, rohes Nahrungsmittel	Apfel, Brennnessel, Fenchel, Ingwer, Kapuzinerkresse, Karotte, Knoblauch, Kümmel, Kurkuma, Meerrettich, Pfefferminze, Rosmarin, Salbei, Schwarzer Rettich, Thymian, Zwiebel
Trocknen und Dörren	• getrocknete ganze Pflanze • Pulver	Anis, Apfel, Brennnessel, Fenchel, Ingwer, Kapuzinerkresse, Kamille, Knoblauch, Kümmel, Kurkuma, Lavendel, Leinsamen, Pfefferminze, Rosmarin, Salbei, Thymian, Wacholderbeeren
Presssäfte	• Presssaft aus dem frischen, rohen Nahrungsmittel	Apfel, Cranberry, Ingwerwurzel, Karotte, Knoblauch, Schwarzer Rettich, Zwiebel
wässrige Auszüge	• Tee: heißer Aufguss • kurze oder lange Ziehzeit	Anis, Apfel, Brennnessel, Fenchel, Ingwer, Kamille, Kümmel, Kurkuma, Lavendel, Leinsamen, Pfefferminze, Rosmarin, Salbei, Thymian, Wacholderbeeren
	• Tee: Abkochung • Suppe	Brennnessel, Ingwer, Karotte, Kümmel, Kurkuma, Salbei, Wacholderbeeren, Zwiebel
	• Tee: Kaltauszug	Leinsamen
alkoholische Auszüge	• Tinktur	Anis, Brennnessel, Fenchel, Ingwer, Kamille, Kapuzinerkresse, Knoblauch, Kümmel, Kurkuma, Lavendel, Meerrettich, Pfefferminze, Rosmarin, Salbei, Thymian, Wacholderbeeren, Zwiebel
	• Likör	Anis, Fenchel, Ingwer, Kamille, Lavendel, Pfefferminze, Rosmarin, Salbei, Thymian, Wacholderbeeren
	• Wein	Anis, Fenchel, Ingwer, Kamille, Lavendel, Salbei, Wacholderbeeren
fermentierte Zubereitungen	• Essigauszug	Anis, Apfel, Fenchel, Ingwer, Kapuzinerkresse, Knoblauch, Kümmel, Kurkuma, Lavendel, Meerrettich, Pfefferminze, Rosmarin, Salbei, Thymian, Wacholderbeeren, Zwiebel
	• Sauerhonig	Anis, Apfel, Fenchel, Ingwer, Kapuzinerkresse, Knoblauch, Kümmel, Kurkuma, Lavendel, Meerrettich, Pfefferminze, Rosmarin, Salbei, Thymian, Wacholderbeeren, Zwiebel
Ölauszüge	• Öle • Fette	Anis, Fenchel, Ingwer, Kamille, Kapuzinerkresse, Knoblauch, Kümmel, Kurkuma, Lavendel, Pfefferminze, Rosmarin, Wacholderbeeren, Zwiebel
Salz	• Salz	Ingwer, Kurkuma, Rosmarin, Salbei, Thymian
Sirupe	• Honig • Sirup mit Honig	Anis, Fenchel, Ingwer, Lavendel, Meerrettich, Salbei, Schwarzer Rettich, Thymian, Zwiebel

Nützliche Hilfsmittel und Gerätschaften

Trocknen Zum Trocknen an der Luft werden die frischen Kräuter auf ein Backblech, Leinentuch, Holzbrett oder Teller aufgelegt und mit einem Tuch vor Licht geschützt. Oft reichen warme, durchlüftete Plätze in der Nähe von leichten Wärmequellen (wie etwa des Tiefkühlgerätes) aus, um eine sanfte Trocknung zu erreichen.

Zerkleinern und pulverisieren Frische Pflanzen werden ganz einfach zerpflückt, zerrissen, geraspelt oder mit einem Messer auf dem Holzschneidbrett gehackt. Ein Mörser aus Stein oder Keramik oder eine Küchenmaschine hilft, frische und getrocknete Pflanzenteile zu zerdrücken, zu mörsern oder zu pulverisieren.

Ausziehen Auszüge mit Essig, Salz oder Fermentationsprozessen können die Deckel von Schraubgläsern angreifen, wenn diese eine Kunststoffbeschichtung haben. Hier sind weiße Drahtbügelgläser oder Gläser mit Glasdeckel, Gummi und Klammern besonders geeignet.

Abseihen Die Ansätze werden durch feine Siebe abgeseiht. Papierfilter wie etwa Milchfilter oder Teefilter eignen sich besonders gut, um feinere Pflanzenteile abzutrennen. Trichter aus Edelstahl, Glas oder Keramik bieten sich an, um die Ansätze in verschiedene Fläschchen zu füllen.

Beschriften und lagern Die fertigen Zubereitungen werden mit dem Namen des Auszuges und mit dem Datum der Herstellung beschriftet. Beim Lagern der fertigen Zubereitungen werden Licht, Hitze und Sauerstoff möglichst ausgeschlossen. Dabei helfen dunkle Gläser, die ganz voll sind und gut verschlossen werden.

Messen und umrühren Eine Waage für grammgenaues Abwiegen, Messbecher und Kochlöffel oder Glasstab erleichtern die Zubereitung, sind aber nicht unbedingt notwendig. Gemessen wird oft mit den jeweils gleichen Ess- und Teelöffeln.

der grüne Salat mit scharfen Kapuzinerkresseblättern und Zwiebeln und orangen Karottenraspeln in frischer und roher Form Pflanzenwirkstoffe liefert, die aus keiner gekochten Speise zu bekommen sind. Andere Inhaltsstoffe wiederum wie etwa ß-Carotin oder viele Flavonoide werden erst durch das Garen für uns brauchbar. Frischpflanzen als Lebensmittel sind auf Dauer ein unersetzlicher Teil des Essens. Für Nutrazeutika sind vor allem frische Lebensmittel mit ätherischen Ölen, Scharfstoffen, hitzeempfindlichen Carotinoiden und Chlorophyll geeignet. Denn exakt dieser unberührte und natürliche Zustand der Wirkstoffe von frischen Pflanzen kann in keiner Zubereitung wiederhergestellt werden.

Trocknen und Dörren

Getrocknete Lebensmittel kennen wir von Nudeln, Tomaten oder Kräutertee. Sie erhalten ihre wertvollen Inhaltsstoffe über längere Zeit gut und sie verbrauchen beim Lagern keine weiteren Energieressourcen. Trocknen ist auch eine der ältesten Methoden zur Haltbarmachung. Das Prinzip der Trocknung ist einfach. Den Lebensmitteln wird gerade so viel Feuchtigkeit entzogen,

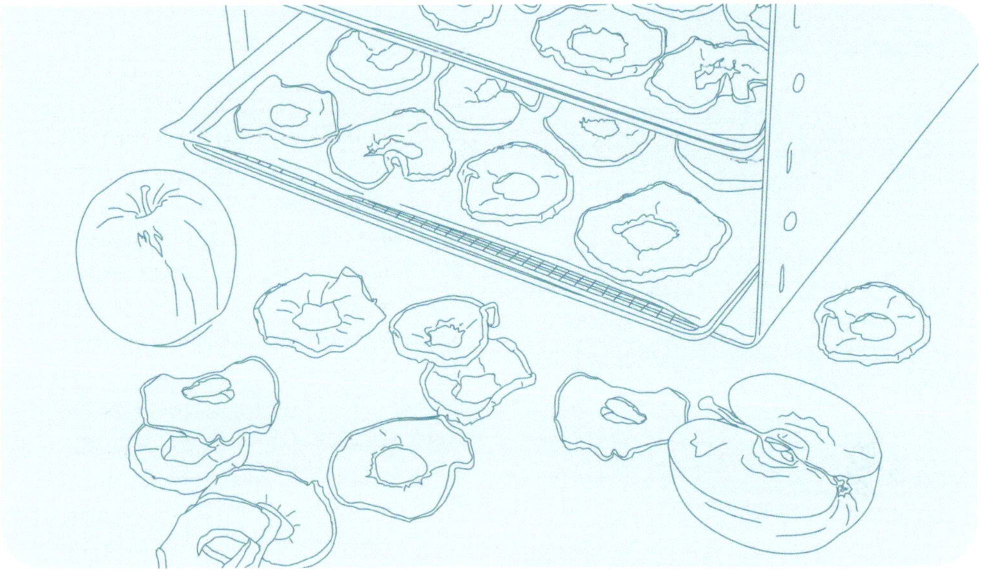

Ein Dörrgerät eignet sich besonders gut zum Trocknen von Obst.

dass sich Mikroorganismen nicht mehr vermehren können. Das funktioniert bei allen Lebensmitteln, die nicht zu viel Wasser oder Fett enthalten. »Trocknen« und »Dörren« wird meistens synonym verwendet. Dörren ist das Handwerk des Trocknens von Lebensmitteln und Trocknen wird meistens als eine sanftere Variante bei niedrigeren Temperaturen angesehen.

Für viele Lebensmittel liegt die beste Trocknungstemperatur zwischen 35 und 40 °C. Eine zu niedrige Temperatur trocknet die Pflanze zu langsam und es kann zu unerwünschten Oxidationsreaktionen kommen. Wenn sich etwa die Salbeiblätter bräunlich oder gelb verfärben, ist das ein Zeichen dafür. Über 40 °C verliert das Lebensmittel an Lebendigkeit, weil Eiweiße von Enzymen und Mikroorganismen ihre native Form verlieren. Je dünner und kleiner Pflanzenteile sind, desto schneller trocknen sie. Um die Inhaltsstoffe gut zu erhalten, ist es jedoch besser, Blätter, Blüten und Samen ganz zu belassen.

Gemüse und Obst ist am Ende der Trocknung noch biegsam und es fühlt sich ledrig an. Manche Obstsorten sind sogar noch leicht klebrig (Kirschen, manche Beeren, Quitten). Beim Durchschneiden sollte die Farbe im Inneren gleichmäßig sein. Wenn die Mitte dunkler ist, deutet das meistens auf zu viel Restfeuchte hin. Kräuter dagegen sollen rascheltrocken sein. Stängel und Blatt-

Richttemperaturen zum Trocknen von Lebensmitteln

Lebensmittel	*Trocknungstemperatur in °C*
Kräuter	35–40
Gemüse und Obst als Rohkost	42

stiele knacken sogar beim Brechen, wenn sie gut getrocknet sind.

Aus technischer Sicht funktioniert das Trocknen von zarten Pflanzenteilen auch an der Luft ohne direktes Licht oder Sonne gut. Gemüse, Obst und robustere Kräuter- und Gewürzteile werden am besten in einem Dörrgerät getrocknet. Die gut getrockneten Lebensmittel lagern Sie dann in Glas, Keramik oder Edelstahl unter Luft- und Lichtabschluss, z. B. in einem braunen Schraubglas.

Bioverfügbarkeit

Nach der Ernte und während des Trocknens laufen erwünschte und unerwünschte Prozesse ab, die Nacherntephysiologie genannt werden. So werden zuvor gebundene Pflanzenwirkstoffe freigesetzt und andere verändert. Das ist auch der Fall, wenn beim Trocknen der typische Heugeruch entsteht. Das Cumarin, das in der Pflanze an Kohlenhydrate gebunden ist, wird frei und überrascht mit seinem heiteren Duft. Einige Enzyme, besonders Oxidasen, werden ebenfalls beim Trocknen aktiviert. Das kann Vor- und Nachteile bringen, die Lagerfähigkeit erhöhen oder den Verderb beschleunigen.

Insgesamt verändern sich Nährstoffe und Pflanzenwirkstoffe beim Trocknen nur gering. Fette, Eiweiße, Kohlenhydrate und Mineralstoffe bleiben intakt, Vitamine gehen teilweise verloren. Bei Vitamin C beobachtet man Verluste von bis zu 50%, der Vitamin-B-Komplex wird um 10–40% reduziert.

Scharfstoffe und ätherische Öle bleiben erhalten, solange die Pflanzenzellen nicht beschädigt werden. Ganze Kapuzinerkresseblätter und -blüten können also ihre Senföle und ganze Pfefferminzblätter ihre Düfte in trockener Form behalten. Farbstoffe, Bitterstoffe und Gerbstoffe verändern sich teilweise.

Rascheltrockene Kräuter können im Mörser zu Pulver verarbeitet werden. In der Praxis ist das ein mühseliges Unterfangen und mit ledrigen Früchten wie etwa Äpfeln funktioniert es gar nicht mehr. In der Küchenmaschine sind die Mengen oft zu klein, um von den Schneidmessern überhaupt erfasst zu werden. Eine gute Lösung für den eigenen Haushalt ist eine elektrische Kräutermühle, die in der Größe von Kaffeemühlen erhältlich sind und die nötige Feinheit des Pulvers für ein gutes Mundgefühl erreichen.

Faustregeln für getrocknete Lebensmittel

- Ganze Blätter und Blüten oder dünne Scheiben / Teile von Früchten und Wurzeln werden getrocknet.
- Die Zutaten sind frei von Pflanzenschutzmitteln und Konservierungsmitteln.
- Beginnen Sie möglichst bald nach der Ernte mit der Trocknung.
- Trocknen Sie die Nahrungsmittel auf Edelstahl, sauberen Tüchern, Keramik, Ton oder Holz.
- Die Trocknung findet unter wenig Lichteinfluss statt.
- Die Trocknungstemperatur liegt bei 35–42 °C.
- Lagern Sie die Nutrazeutika anschließend trocken, luft- und lichtgeschützt, z. B. in braunen Schraubgläsern.

Pflanzenwirkstoffe in getrockneten Lebensmitteln

Pflanzenwirkstoffe	*Stabilität und Veränderungen beim Trocknen*
ätherische Öle aus Anis, Fenchel, Ingwer, Kamille, Kümmel, Kurkuma, Lavendel, Pfefferminze, Rosmarin, Salbei, Thymian, Wacholderbeeren	• Je stärker der Zerkleinerungsgrad, desto mehr von den ätherischen Ölen entweicht. Ganze Blätter und Blüten erhalten ätherische Öle auch beim Trocknen.
Cumarine aus Anis, Fenchel, Kamillenblüten, Lavendelblüten und Karotten	• Erst beim Trocknen werden Cumarine aus ihrer glykosidischen Bindung befreit und beginnen zu duften.
Scharfstoffe aus Ingwer, Knoblauch, Kapuzinerkresse, Meerrettich, Schwarzem Rettich, Zwiebel	• Je stärker der Zerkleinerungsgrad, desto mehr von den Scharfstoffen entweicht. Ganze Blätter und Blüten erhalten Scharfstoffe auch beim Trocknen.
Flavonoide aus Apfel, Brennnessel, Cranberry, Kamille, Salbei, Thymian, Zwiebel	• Flavonoide bleiben gut erhalten. • Hohe Bioverfügbarkeit durch Kochen oder Kombination mit fermentierten Lebensmitteln (z. B. Joghurt, Essig)
sauerstoffhaltige Carotinoide (Xanthophylle) wie Lutein, Zeaxanthin, ß-Cryptoxanthin aus Brennnessel, Spinat, Mangold, Wirsing	• Je stärker der Zerkleinerungsgrad, desto stärker reagieren Lutein und Zeaxanthin mit Luftsauerstoff. • Sie sind hitzeempfindlich.
sauerstofffreie Carotinoide wie ß-Carotin, α-Carotin und Lykopin	• Sauerstofffreie Carotinoide bleiben beim Trocknen gut erhalten. • Hohe Bioverfügbarkeit wird erst durch Kochen oder Kombination mit fermentierten Lebensmitteln (z. B. Joghurt, Essig) erzielt.
Chlorophyll aus Brennnesseln, Grünkohl, Petersilie, Spinat und in kleinen Mengen aus allen grünen Pflanzen	• Unter Lichtschutz bleibt das Chlorophyll erhalten. Hohe Bioverfügbarkeit besteht in basischem Milieu (z. B. mit etwas Natron) und durch Zugabe von Fett.
Saponine aus Anis, Cranberry, Fenchel, Kamille, Knoblauch, Pfefferminze, Rosmarin, Salbei, Thymian, Hülsenfrüchte	• bleiben erhalten, auch im Pulver
Bitterstoffe aus Ingwer, Kümmel, Kurkuma, Pfefferminze, Salbei, Wacholderbeere	• bleiben gut erhalten, auch im Pulver
Gerbstoffe aus Salbei und Wacholderbeeren	• bleiben gut erhalten, auch im Pulver 10–15 Minuten mit heißem Wasser lösen
Schleimstoffe aus Apfel, Karotten und Leinsamen	• bleiben gut erhalten, auch im Pulver in kaltem Wasser quellen lassen
Harze aus Rosmarin, Salbei und Wacholderbeeren	• Die flüchtigen Bestandteile entweichen, die Harzsäuren bleiben erhalten. • Harze sind mit Öl, Alkohol oder Essig löslich.

Getrocknete Lebensmittel sind lebendige Lebensmittel, wenn sie nicht über 42 °C erhitzt, desinfiziert oder mit Pflanzenschutzmittel gespritzt wurden. So wird das gesunde Mikrobiom des Lebensmittels während der Trocknung sogar noch gestärkt. Die Mikroorganismen, die auf der Oberfläche des getrockneten Lebensmittels leben, erreichen im besten Fall ein stabiles Gleichgewicht und sichern die Haltbarkeit. Zusätzlich setzen sie Aromen aus dem Lebensmittel frei und verstärken den Geschmack. Erstaunliche Erkenntnisse wurden dazu in den letzten Jahren gewonnen. Pflanzliche Lebensmittel, die mit Pflanzenschutzmitteln behandelt wurden, haben ein stark beeinträchtigtes Mikrobiom. Beim Trocknen fehlen dann die positiven Effekte auf die Pflanzenwirkstoffe, weil die Arbeit der Mikroorganismen fehlt. Nutrazeutika mit Wirkung bestehen deshalb zu 100 % aus natürlichen Lebensmitteln und enthalten keine Konservierungsmittel (E 200–E 299), Hilfsstoffe, Spritzmittel oder andere Zusätze. Das den getrockneten Lebensmitteln häufig zugesetzte Sulfit verhindert unerwünschte Reaktionen, doch es zersetzt auch Vitamin B_1 im Nahrungsmittel. Die bessere Variante ist das leichte Ansäuern von Obst und Gemüse vor dem Trocknen, um die Mikrobenflora in eine günstige Richtung zu lenken.

Presssäfte

Der Presssaft ist der Pflanzensaft, der durch die mechanische Pressung aus dem Lebensmittel gewonnen wird. Er enthält keine Zusätze, höchstens Wasser. Im Pressrückstand, der meistens Trester genannt wird, bleiben Ballaststoffe und ein Großteil der Pflanzenwirkstoffe zurück. Das bringt Verluste an Nährstoffen und sekundären Pflanzenstoffen. Der Vorteil ist, dass die verbleibenden Inhaltsstoffe aus dem Frischpflanzenpresssaft besser aufgenommen werden können.

Presssäfte

Lebensmittel	*Presssaft als Nutrazeutikum*
Apfel	unerhitzter Frischpflanzenpresssaft und pasteurisierter Saft
Cranberry	pasteurisierter Saft
Ingwerwurzel	unerhitzter Frischpflanzenpresssaft
Karotte	unerhitzter Frischpflanzenpresssaft und pasteurisierter Saft
Knoblauch	unerhitzter Frischpflanzenpresssaft
Schwarzer Rettich	unerhitzter Frischpflanzenpresssaft
Zwiebel	unerhitzter Frischpflanzenpresssaft

Presssäfte können in der eigenen Küche zubereitet werden, auch wenn das einen gewissen Aufwand bedeutet. Das macht vor allem für unerhitzte Säfte mit schnell flüchtigen Pflanzenwirkstoffen Sinn. Für kleine Mengen Presssaft aus Ingwerwurzel oder Knoblauch eignet sich eine Knoblauchpresse und für Schwarzen Rettich oder Zwiebel eine Kartoffelpresse. Solche mechanischen Pressen können allerdings nur einen Bruchteil des Pflanzensaftes extrahieren. Entsafter, Geräte zur Entsaftung von Obst und Gemüse, gewinnen einfach und schnell eine gute Menge an frischem Karotten- oder Apfelsaft. Sogar aus Kräutern wie Brennnessel, Kapuzinerkresse, Pfefferminze, Salbei, Thymian oder Rosmarin kann Frischpflanzensaft gewonnen werden. Dafür werden

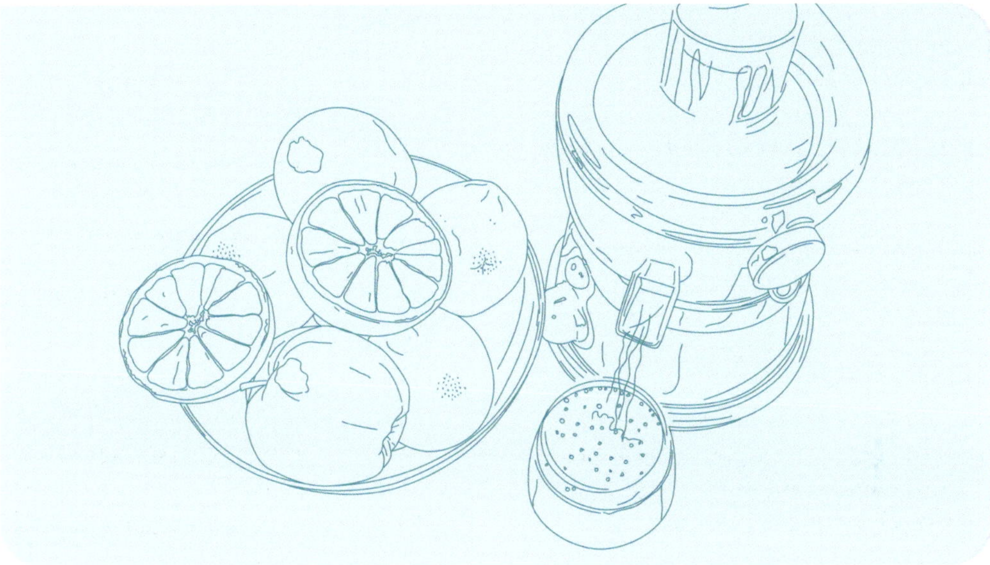

Mit einem Entsafter gelingen Presssäfte einfach und schnell.

2 Esslöffel dieser Pflanzen mit 5 Esslöffel Wasser gemixt und sofort getrunken. Eine Kur über einige Tage macht die Wirkungen dieser Heilpflanzen spürbar.

Bioverfügbarkeit

Frischpflanzenpresssäfte aus Schwarzem Rettich, Knoblauch, Zwiebel und Ingwer bringen Scharfstoffe in für den Körper gut verfügbarer Form. Diese Presssäfte werden unerhitzt verwendet, um die Scharfstoffe gut zu erhalten. Presssäfte aus Apfel oder Cranberry sind gute Lieferanten von hitzestabilen Flavonoiden und deshalb auch in pasteurisierter Form eine geeignete Variante. Karottensaft bietet als unerhitzter Frischsaft intaktes Lutein und Zeaxanthin, als pasteurisierter Saft α- und ß-Carotin. Der Frischpflanzenpresssaft enthält auch noch einen Teil der fettlöslichen ätherischen Öle.

Tee – mit Wasser ausgezogen

Tee verströmt eine versöhnliche Aussicht, sogleich denken wir an eine angenehme Pause und etwas Ruhe. Die Teestunde bringt immer ein kleines Ritual mit, das uns auf eine Auszeit im Alltag einstimmt. In der Heilkunde ist Tee jene Zubereitung, die jeweils von uns selbst übernommen wird.

Der Tee ist immer auch eine Portion Wasser, das die Pflanzenwirkstoffe löst. Gleichzeitig befreit heißes Wasser einige flüchtige Duftstoffe und setzt eine wohlriechende Wolke in den Raum. Und obwohl die meisten Aromen fettlöslich sind, bleibt ein Teil davon im Tee. Teepflanzen enthalten immer auch Lösungsvermittler.

Tee kann aus frischen oder getrockneten Pflanzen gemacht werden. Es ist vorteilhaft, wenn die Blätter, Blüten oder Samen erst kurz vor dem Aufgießen zerkleinert werden. Vieles von der Wolke aus flüchtigen Pflan-

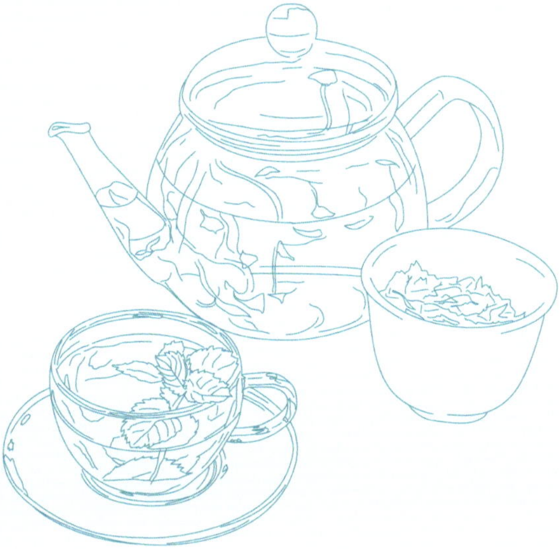

Genießen Sie die Teestunde als kleine Auszeit im Alltag.

zenwirkstoffen wird dann von der Nase oder vom Wasser eingefangen.

Tee als heißer Aufguss – Infus

Der heiße Teeaufguss wird von den Apothekern auch Infus genannt, er ist die häufigste Form der Kräuterteezubereitung. Hitze und Wasser holen überwiegend die wasserlöslichen und hitzestabilen Pflanzenwirkstoffe heraus. Doch sollten wir uns von einem Schwarz-Weiß-Denken verabschieden. Das breite Spektrum der Inhaltsstoffe in natürlichen Pflanzen schützt und emulgiert sich gegenseitig. Es wird also auch ein Teil der fettlöslichen und sogar der hitzeempfindlichen Bestandteile noch im Tee herumschwimmen. Am besten gelingt der Aufguss in einem Glas-, Email-, Keramik-, Porzellan- oder Tongefäß mit Deckel. Genießen Sie den heißen Aufguss, sowie die Ziehzeit abgeschlossen ist.

Ein kurzer Auszug von 2–3 Minuten holt ätherische Öle und Säuren aus den Pflanzen (Thymian, Minze, Rosmarin, Lavendel, Fenchel). Es sind die feinen und unaufdringlichen Aromen. Wenn die Teekräuter 10–15 Minuten ausgezogen werden, so lösen sich auch viele der Flavonoide. Geschmacklich treten nun die herben Gerbstoffe in den Vordergrund wie etwa im Salbeitee. Sie fühlen sich im Mund trocknend an.

Tee als kalter Auszug – Mazerat

Der Teeauszug mit kaltem Wasser setzt die zartesten Aromen in Szene. Es löst sich ein Teil der flüchtigen Bestandteile, Säuren und Mineralstoffe, wie etwa das Kalium aus der Brennnessel. Zudem haben bestimmte Kohlenhydrate Zeit zum Aufquellen und binden eine ganze Menge Wasser wie jene in geschroteten Leinsamen oder im Apfel. Vor dem Anwenden wird der kalte Auszug gern ein wenig angewärmt, jedoch nur auf Trinktemperatur. Hitzeempfindliche Pflanzenschleime bleiben erhalten.

Faustregeln für Tee

- Zerkleinern oder mörsern Sie frische oder getrocknete Pflanzenteile vor dem Aufgießen.
- Decken Sie den Teebecher oder die Teekanne während der Ziehzeit ab.
- Je kürzer die Ziehzeit, desto feiner die Aromen und desto mehr flüchtige, ätherische Öle sind enthalten.
- Je länger die Ziehzeit, desto herber und gerbstoffreicher wird der Tee.
- Je kälter der Aufguss, desto feiner sind die Aromen.
- Je heißer der Aufguss, desto herber und gerbstoffreicher wird der Tee.
- Verwenden Sie Teegeschirr aus Glas, Keramik, Porzellan, Email oder Ton, diese geben den Aromen Raum zum Entfalten.

Tee als Abkochung – Dekokt und Suppe

Einige Inhaltsstoffe sind so gut in den pflanzlichen Lebensmitteln verpackt, dass sie erst durch richtiges und manchmal längeres Kochen wieder frei werden. Im Mund wird es richtig gut spürbar, wenn die Pflanzenzellen durch das Kochen aufbrechen und sich die Pflanzenmasse in der Suppe sanft und weich anfühlt. In der lang gekochten Karottensuppe wird das recht deutlich. In einem Tee als Abkochung werden die ausgekochten Lebensmittel am Ende abgeseiht, in der Suppe essen wir sie meistens mit. Die Suppe liefert auch noch Salz und Mineralstoffe, die in guter Dosierung die Aufnahme der Pflanzenwirkstoffe erhöhen. Natrium aus dem Salz brauchen wir zum Einschleusen von Nähr- und Wirkstoffen. Die Abkochung ist gekühlt einige Tage haltbar.

Tinktur, Likör und Wein – mit Alkohol ausgezogen

Vor mehreren Millionen Jahren fand eine kleine, doch entscheidende physiologische Anpassungsreaktion unserer Verdauung statt. Weil unsere Vorfahren immer wieder angegorene Früchte gegessen haben, entwickelten sich Enzyme, die Alkohol abbauen können: die Alkoholdehydrogenasen. Fortan konnte Homo sapiens ein gewisses Maß an Alkohol vertragen!

Ein Auszug mit niedrigem Alkoholgehalt oder die tropfenweise Anwendung und damit die geringe Menge an Alkohol empfehlen sich für Nutrazeutika. In diesen Formen beeinträchtigt der konservierende Effekt von Alkohol das Mikrobiom nur wenig und wirkt sanft auf die Zusammensetzung der Darm-Mikroorganismen ein.

Das Verhältnis von Lebensmittel und alkoholischem Auszugsmittel liegt bei Zubereitungen in der eigenen Küche zwischen 1:5 und 1:50. Um den Auszug in Richtung bestimmter Pflanzenwirkstoffe zu lenken, kann der Alkoholgehalt angepasst werden. Für wasserlösliche Pflanzenwirkstoffe wie schäumende Saponine oder Schleimstoffe sind verdünnte klare Branntweine (Korn oder Wodka) mit einem Alkoholgehalt von 20–30 Vol.-% gut geeignet. Hier ist der Wasseranteil hoch genug, um sie zu lösen. Fette, Öle und reiner Alkohol holen vorrangig fettlösliche Pflanzenwirkstoffe wie etwa ätherische Öle, Scharfstoffe oder Harze aus den Lebensmitteln. Je höher der Alkoholgehalt, desto besser sind fettlösliche Wirkstoffe zu gewinnen.

Im Handel erhältliche Branntweine haben meistens einen Alkoholgehalt von

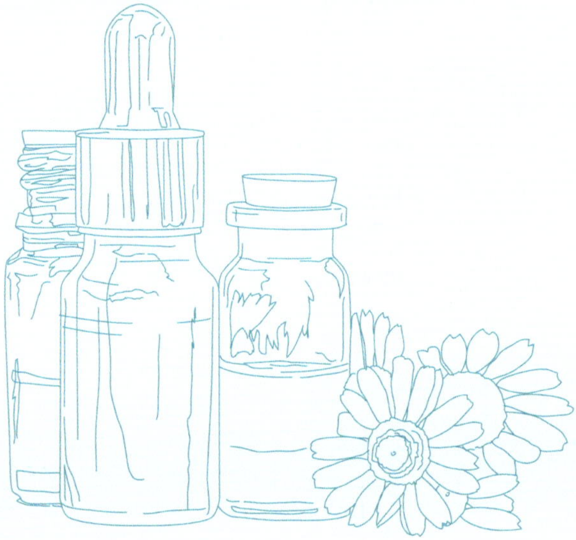

Füllen Sie Auszüge am besten in helle Fläschchen und lagern Sie diese dunkel.

Faustregeln für alkoholische Auszüge

- Frische Pflanzen verdünnen den Alkohol stärker als getrocknete.
- Sie können den Auszug bis zu einer Temperatur von 30 °C in die Sonne stellen, das fördert den Übergang der Wirkstoffe in den Alkohol.
- Nach dem Abseihen wird der Auszug in Flaschen dunkel gelagert.
- Einige Monate Lagerung verbessern das Aroma.
- Tinkturen sind stärker als Liköre und Medizinalweine.
- Nehmen Sie Tinkturen tropfenweise oder teelöffelweise ein.
- Tinkturen können auch mithilfe von Sprühflaschen angewendet werden.
- Nehmen Sie Liköre und Medizinalweine likörglasweise ein.
- Alkohol fördert die Aufnahme der Pflanzenwirkstoffe.

38–42 Vol.-%. Korn und Wodka mit rund 40 Vol.-% Alkohol eignen sich gut für Tinkturen, nach Verfügbarkeit können auch Obst- und andere klare Branntweine verwendet werden. Sie lösen ein großes Spektrum von Pflanzenwirkstoffen.

Bioverfügbarkeit

Ein wichtiger Aspekt von Nutrazeutika ist die Bioverfügbarkeit der Pflanzenwirkstoffe. Welche und wie viele effiziente sekundäre Pflanzenstoffe in einem Lebensmittel enthalten sind, ist die eine Seite. Entscheidend ist jedoch, wie viele davon im Körper am Wirkungsort ankommen.

Die Tinktur hat einige Vorzüge in Zubereitung und Anwendung. Sie ist sehr einfach herzustellen, hat eine lange Haltbarkeit, löst ein großes Spektrum von Pflanzenwirkstoffen und fördert die Bioverfügbarkeit

Tinkturen, Liköre und Medizinalweine als Nutrazeutika

Art des Auszuges	*Art und Auszugsmittel*	*Vol.-% Alkohol Bereiche*	*Vol.-% Alkohol meist verwendet*
Tinktur	Kaltauszug mit Korn oder Wodka	20–80	38–42
Likör	Kaltauszug mit Korn oder Wodka und Honig (oder anderer Süße)	20–80	20–25
Medizinalwein	Kaltauszug mit Rotwein, Weißwein, Portwein	12–22	18–22

der Pflanzenwirkstoffe im Körper. Von den unterschiedlichen alkoholischen Auszügen ist die Tinktur die gehaltvollste und deshalb schon in kleinen Tropfen- und Teelöffelmengen wirksam. Diese Form der Nutrazeutika ist zudem sehr alltagstauglich in der Anwendung. Kleine Tropf- oder Sprühflaschen sind leicht mitzunehmen und die Einnahme ist unkompliziert. Die Anwendung von Tinkturen aus Sprühflaschen hat zudem den Vorteil der feinen Verteilung der Tröpfchen, so werden die Pflanzenwirkstoffe besonders leicht über die Schleimhaut aufgenommen.

Der Likör ist die genussvollere Variante, zu der gleichzeitig auch ein Anwendungsritual passt. Das Gläschen Likör in angenehmer Atmosphäre und in Gesellschaft macht es zur kleinen Auszeit im Alltag. Die Konzentration der Pflanzenwirkstoffe im Likör ist geringer als in der Tinktur, ebenso der Alkoholgehalt. Der Likör ist mit Honig oder Zucker abgerundet. Die Süße erhöht nicht nur den Genusswert, sondern bringt den Einfachzucker Glukose (Traubenzucker) mit, der in der Volksmedizin als Medizinpferd gilt. Damit ist seine Stärke als Einschleuser gemeint, weil er die Aufnahme von Nährstoffen und Pflanzenwirkstoffen vom Darm ins Blut erleichtert.

Der Alkoholgehalt darf nicht zu hoch sein, um die Barriere aus Mikroben auf den Schleimhäuten nicht zu stören. Die Menge an Alkohol durch einige Tropfen oder 1–2 Teelöffel Tinktur oder einem Likörglas mit süßem Auszug ist gering. Dennoch ist die kurmäßige Anwendung über einen begrenzten Zeitraum wichtig. Nach einigen Wochen Pause können Sie die Kur wiederholen.

Alkoholkonzentrationen und Löslichkeit der Pflanzenwirkstoffe

Pflanzenwirkstoffe	*Alkoholkonzentration in Vol.-%*
Schleimstoffe	18–30
Saponine	20–35
Cumarine	30–50
Bitterstoffe	35–50
Scharfstoffe	35–50
Flavonoide	35–50
Gerbstoffe	35–65
ätherische Öle	50–70
Harze	ab 80

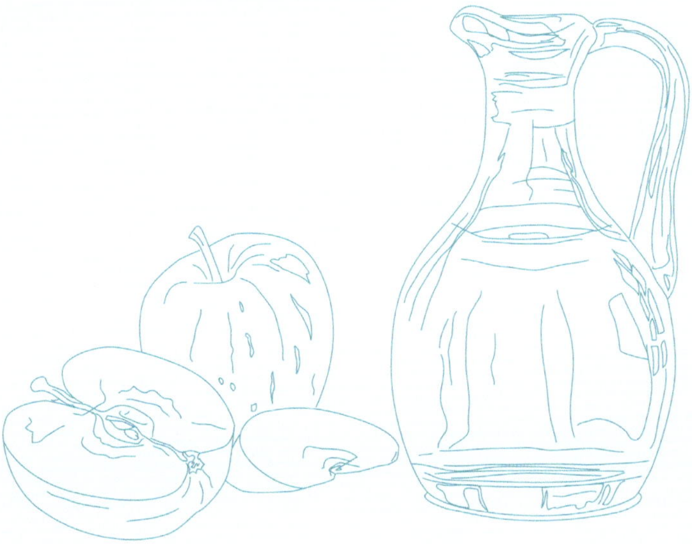

Apfelessig, natürlich vergoren, hat zahlreiche gesundheitsfördernde Wirkungen.

Weinauszüge für Nutrazeutika werden oft mit Portwein und bitteren Pflanzen gemacht. Der bittersüße Auszug regt Verdauung, Kreislauf, Stoffwechsel und Stimmung an und verbindet die Wirkungen in intelligenter Weise mit Genuss. Der höhere Zuckergehalt in solch schweren Weinen optimiert zusammen mit dem Alkohol die Aufnahme der Pflanzenwirkstoffe vom Darm in das Blut.

Essigauszüge und Sauerhonige

Die Lebendigkeit von gutem Gärungsessig sticht förmlich in die Nase. Essigsäure flüchtet ganz leicht und ist und ist gut riechbar. Bei ungefähr 70 °C verfliegt sie ganz. Essig meldet sich immer sofort, wenn er unverschlossen irgendwo steht. Er »raucht aus«.

Vor langer Zeit ist er wahrscheinlich durch Zufall entdeckt worden. Wenn etwa Früchte unter Luftabschluss vor sich hin gären, entsteht Alkohol. Daraus wiederum kann Essig entstehen, wenn Luft dazukommt. Der beste Essig ist Apfelessig mit der Aufschrift »reiner Gäressig«. Wenn er noch dazu unerhitzt ist, also nicht pasteurisiert, so ist er am lebendigsten. Unzählige Essigbakterien wohnen dort quietschlebendig auf einer gallertartigen Masse, der Essigmutter. Dieser schwabbelige Lappen schwimmt an der Oberfläche und besteht aus Zellulose, die von den Essigbakterien ausgeschieden wird, und den Essigbakterien selbst.

Warum gerade der Apfelessig in vielen Ländern ein Synonym für Gesundheit ist, erklärt sich mit seiner Vielfalt an Mikroben und dem hohen Gehalt an Pflanzenwirkstoffen. Antioxidative und gesundheitsfördernde Polyphenole aus den Äpfeln gelangen bis in den Essig. Das Ausgangsprodukt, der Apfelmost, hat nur einen geringen Alkoholgehalt von weniger als 10 %. Der konservierende

Effekt von Alkohol ist also gering und viele Mikroben können vom Most bis in den Apfelessig mitgenommen werden.

Das morgendliche Essigwasser und Essigwickel zur Fiebersenkung sind weit verbreitete und wirksame Hausmittel. Sie wirken nach den physikalischen Prinzipien des sauren pH-Wertes, der Haut- und Schleimhautflora belebt und dem kühlenden Effekt. Die nutrazeutischen Essigauszüge sind jeweils noch mit Pflanzenwirkstoffen verstärkt.

Bioverfügbarkeit

Apfelessig ist sauer, zu sauer, um ihn pur zu trinken. In Speisen und Getränken wird er verdünnt zu einer leichten, feinen Säure. So säuert er die Schleimhaut oder Haut leicht an und verbessert die Lebensbedingungen für die Mikroben. Diese empfangen die Essigsäure, die eine willkommene Energiequelle ist. Das stärkt sie und sie vermehren sich. Gleichzeitig helfen die physiologisch günstigen Mikroben bei der Einschleusung der Pflanzenwirkstoffe in den Körper mit.

Die heilenden Inhaltsstoffe aus den Kräutern und Gewürzen werden mit Hilfe des Essigs auch noch leichter aufgenommen. Essig nimmt, wie Alkohol, fettlösliche und wasserlösliche Pflanzenwirkstoffe auf. Das Spektrum ist groß und effizient. Apfelessig kann deshalb wie Honig als Medizinpferd bezeichnet werden.

Wird nun Apfelessig mit Honig gemischt, so arbeiten zwei fermentierte Lebensmittel zusammen für eine optimierte Verdauung. Auf der Zunge empfinden wir das Geschmackspaar Süß-Sauer als außerordentlich angenehm und lassen die Verdauungssäfte fließen. Ganz besonders dann, wenn auch noch eine Bitternote im Sauerhonig ist. Apfelessig ist ein lebendiges Nahrungsmittel. Er verändert sich ständig, gibt beim Öffnen seine Essigsäure ab und entwickelt sein Aroma weiter. Die Haltbarkeit des Essigauszuges begrenzt sich deshalb auf etwa 1 Jahr.

Faustregeln für Essigauszüge

- Beste Qualität: unerhitzter Apfelessig und reiner Gärungsessig. Während der Lagerung wird er milder und harmonischer.
- Es können frische oder getrocknete Pflanzen ausgezogen werden.
- Bereits nach 1–2 Wochen sind viele Pflanzenwirkstoffe in den Essig übergegangen.
- Der Essigauszug muss dicht verschlossen mit wenig Luftraum gelagert werden.
- Zur äußerlichen Anwendung verdünnen Sie einen Teil Essigauszug mit 5–10 Teilen Wasser.
- Zur innerlichen Anwendung verdünnen Sie einen Teil Essigauszug mit 10 Teilen Wasser.

Faustregeln für Sauerhonige

- Der Apfelessig kann bis auf etwa 30 °C erwärmt werden, um den Honig zu lösen.
- Geben Sie auf einen Teil Essig 2–3 Teile Honig.
- Sauerhonig ergibt verdünnt ein wohlschmeckendes Erfrischungsgetränk.
- Sauerhonig eignet sich gut zum Abrunden von Suppen, Eintöpfen, Marinaden und Saucen.

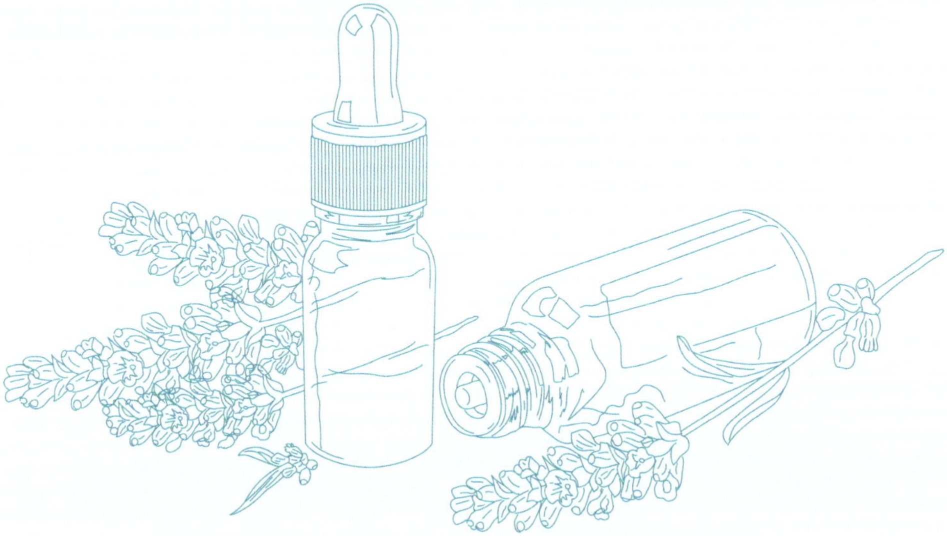

Lavendelöl entspannt und beruhigt.

Ölauszüge mit Fetten und Ölen

Auszüge mit Fetten und Ölen fühlen sich weich und geschmeidig an, auf der Haut und im Mund. Sie holen fettlösliche Pflanzenwirkstoffe aus Kräutern, Gewürzen und Nahrungsmitteln heraus, lösen sie und schleusen sie durch die Haut oder Schleimhaut in den Körper hinein. Es sind genau jene Pflanzenwirkstoffe, die in Wasser nicht oder kaum löslich sind. Alkohol steht zwischen den beiden Fronten. 40 Vol.-% Alkohol bedeuten, dass fettlösliche Bestandteile durch Alkohol und wasserlösliche durch den restlichen Wasseranteil gelöst werden.

Für Ölauszüge werden vorrangig Olivenöl oder Mandelöl verwendet. Diese Öle sind sogenannte nicht trocknende Öle, die auch an der Luft recht stabil sind und nicht gleich oxidieren. Ölauszüge aus Kamille, Lavendel, Rosmarin oder Kümmel werden auch gern äußerlich angewendet.

Für den kalten Ölauszug eignen sich getrocknete oder zumindest angetrocknete Zutaten, um nicht zu viel Wasser einzubringen und Schimmel zu vermeiden. Die Gefäße für den Ölauszug sind am besten aus Glas, Keramik, Porzellan oder Email. Der Ansatz, in dem alle Pflanzenteile gut mit Öl bedeckt sind, wird verschlossen 2–6 Wochen ausgezogen. Nach

Faustregeln für kalte Ölauszüge

- Olivenöl eignet sich für Ölauszüge gut.
- Die Zutaten sollen trocken und zerkleinert sein.
- Achten Sie darauf, dass die Zutaten gut mit Öl bedeckt sind.
- Der fertige Ölauszug ist dunkel und kühl am besten lagerbar.

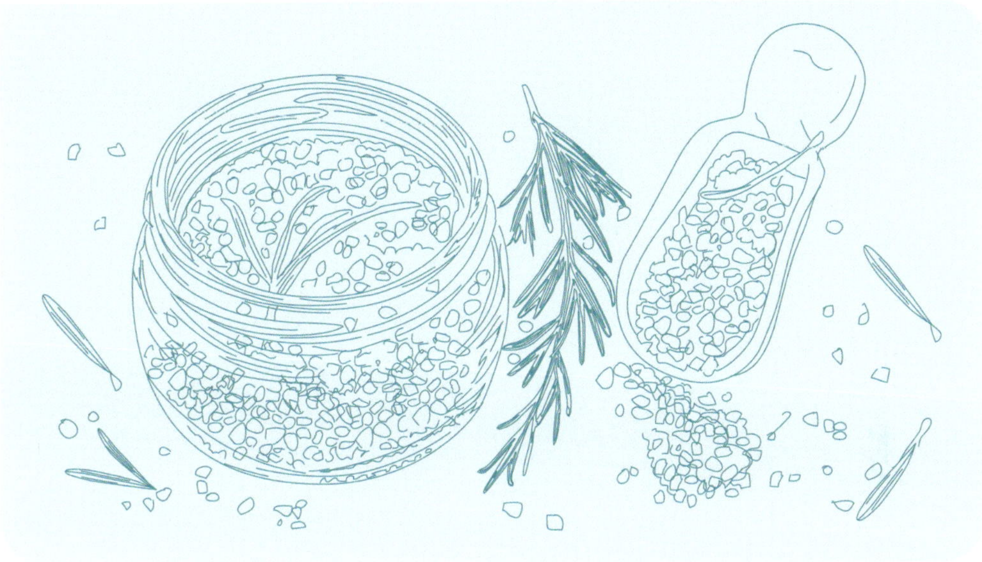

Mit der Lust auf »salzig« verlangt der Körper danach.

dem Abseihen verlangt der Ölauszug eine dunkle und kühle Lagerung. Die Haltbarkeit ist von den Zutaten abhängig und auf ½–¾ Jahr begrenzt. Warme und heiße Ölauszüge begleiten unseren Küchenalltag, wenn wir in Öl andünsten oder braten.

Bioverfügbarkeit

Flüssige Ölauszüge, die äußerlich verwendet werden, brauchen eine ganz kleine Menge an Wachs von ungefähr 2 %, z. B. Bienenwachs. Das flüssige Jojobaöl ist ebenfalls ein Wachs und lässt das Öl auch gut in die Haut einziehen. So entsteht beim Einschmieren kein öliger Film auf der Haut.

Salz

Salz setzt geschmackliche Kontraste und vertieft Aromen, es ist eine eigene Geschmacksrichtung. Salz mindert die Bitterkeit und verstärkt die Empfindung für Süß. Es ist lebensnotwendig und kann durch keine andere Zutat ersetzt werden, weil es für physiologische Abläufe im Körper gebraucht wird. Mit der Lust auf »salzig« als Geschmacksrichtung meldet sich der Körper sowieso und verlangt danach.

Für die Mischung mit Salz können Sie frische oder getrocknete Lebensmittel verwenden.

Wertvolles Salz in Nutrazeutika

- Verwenden Sie Steinsalz ohne Trennmittel, Jod- oder Fluor.
- Es sollte in feiner Körnung, aus der Salzmühle oder als gelöstes Salz (Sole) verwendet werden.
- Die physiologische, mikrobenfreundliche Salzkonzentration liegt bei 1–2 %.

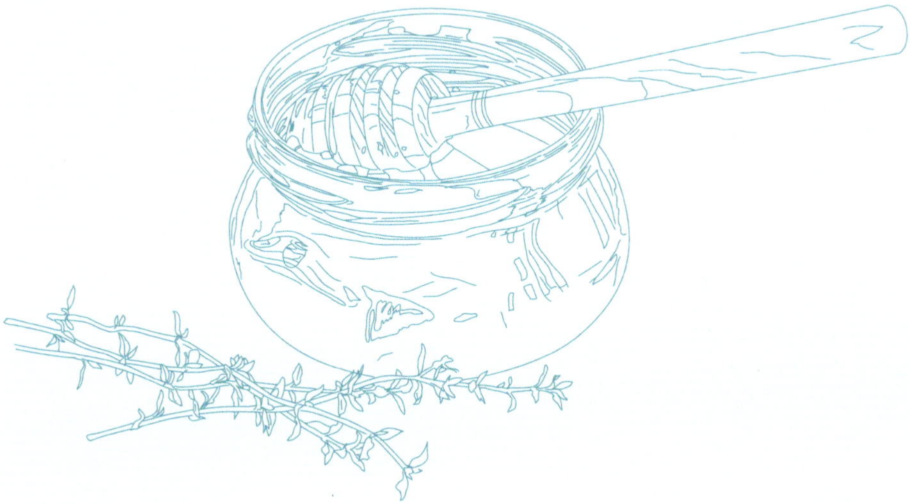

Honig hemmt Entzündungen.

Salz bindet den Pflanzensaft aus frischen Kräutern schnell und gut und konserviert damit das Aroma in bester Form.

Salz erhöht die Bioverfügbarkeit von Pflanzenwirkstoffen

Das kristalline Salz hat eine Gitterstruktur und besteht nur aus zwei Elementen: Natrium und Chlor. Wasser löst die Struktur auf, trennt die beiden Bestandteile voneinander und es entsteht Sole. In gelöster Form schmecken wir »salzig« noch schneller, es braucht dann nur ganz wenig Natrium. Auch die Körnung des Salzes spielt eine Rolle für die Geschmacksempfindung. Feines Salz schmeckt 2- bis 3-mal salziger als grobes. Wenn die Sole aufgekocht wird, trägt der salzige Dampf die Pflanzenwirkstoffe in geeigneter Form in Nase, Bronchien und Lunge. Dort hat er einen positiven Einfluss auf das Mikrobiom der Atemwege.

Im Darm helfen Natrium und Glukose dabei, die Natriumionenpumpen in Gang zu halten und Nährstoffe und Pflanzenwirkstoffe in den Körper hineinzu-transportieren. Zudem mischt sich Salz in die Lebensbedingungen der Mikroben ein. Eine geringe Salzkonzentration von ungefähr 1–2 % in Speisen oder Getränken mögen physiologische Milchsäurebakterien am liebsten. Wenn wir diese Bedingungen schaffen, vermehren sie sich gut und bleiben aktiv.

Salz bindet Wasser durch seinen Gehalt an Natrium. Der Gegenspieler ist Kalium, das die Entwässerung fördert. Die kaliumreiche Kartoffel lässt Verlangen nach Salz entstehen, um wieder einen Ausgleich zu schaffen.

Honig und Sirup

Natürliche Zucker, die aus den süßen Bausteinen Glukose oder Fruktose zusammengesetzt sind, haben eine desinfizierende Wirkung. Wenn es richtig süß wird, können die meisten Mikroorganismen nicht mehr überleben, es wird ihnen jegliches Wasser entzogen. Künstliche Süßstoffe (Acesulfam, Aspartam, Cyclamat, Saccharin) und Zuckeraustauschstoffe (Mannit, Sorbit, Isomalt, Xylit) haben diesen Effekt nicht.

Honig als Medizinpferd

Kaltgeschleuderter Honig enthält wertvolle Enzyme. Die Invertase sorgt für ein beständiges Nebeneinander von Glukose und Fruktose. Die beiden würden sich sonst zum Zweifachzucker Saccharose vereinen. Die freie Glukose ist ein wichtiger Resorptionsmitarbeiter, wenn es um die Aufnahme von Nährstoffen und Pflanzenwirkstoffen geht.

Die Biene speichelt Blütenpollen ein und würgt sie dann mitsamt der Glucoseoxidase aus ihrem Rachen wieder heraus. Dieses Enzym ist daran beteiligt, wenn im Honig das desinfizierende Wasserstoffperoxid gebildet wird und die dunklen Honigfarbstoffe gut aufgenommen werden. Die absolute Menge an diesen bräunlichgelben Polyphenolen ist gering und dennoch spielen sie durch die gute Bioverfügbarkeit eine antioxidative und entzündungshemmende Rolle im Körper.

Lactobazillen und Bifidobakterien wachsen besser, wenn sie Honig bekommen. Das hängt mit den besonderen Kohlenhydraten wie zum Beispiel Fructomaltose zusammen. Auch die Säuren, die Honig mitbringt, begünstigen die Lebensbedingungen der guten Darmflora. Sie bringen nicht nur den angenehmen süßsauren Geschmack. Sie säuern die Schleimhaut leicht an und das mögen die Mikroben des Mikrobioms.

Die Wirkung von Nutrazeutika, die als Hustenmittel zum Einsatz kommen, wird durch Honig verstärkt. Der Honig setzt einen Reiz in die Magenschleimhaut, der die Schleimlösung fördert. Auf den Blutzuckerspiegel wirkt er sich weniger stark aus als üblicher Haushaltszucker.

Honig

- Verwenden Sie regionalen, kaltgeschleuderten Honig.
- Der Honig kann mit gemahlenen oder feingeraspelten Kräutern, Gewürzen oder pflanzlichen Lebensmitteln angereichert werden.
- Der Honig dient uns zum Süßen von Sirupen.
- Im Sauerhonig sind Honig und Essig wirkkräftig vereint.

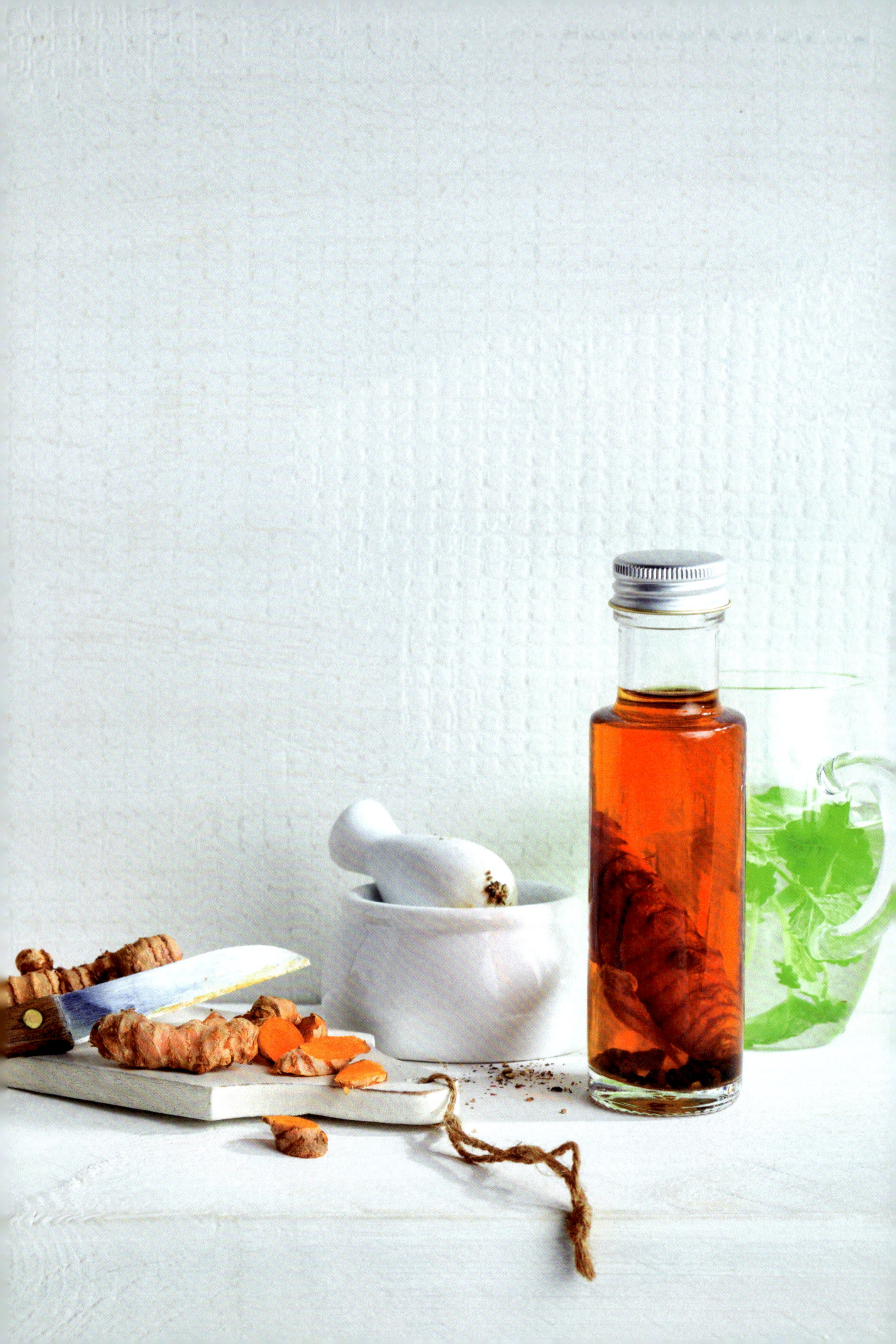

Die 22 besten Nutrazeutika

Jetzt stelle ich Ihnen die Lebensmittel im Einzelnen vor, was drinsteckt, wie und wann Sie das Nutrazeutikum nutzen und wie Sie es sich selbst herstellen können.

Anis

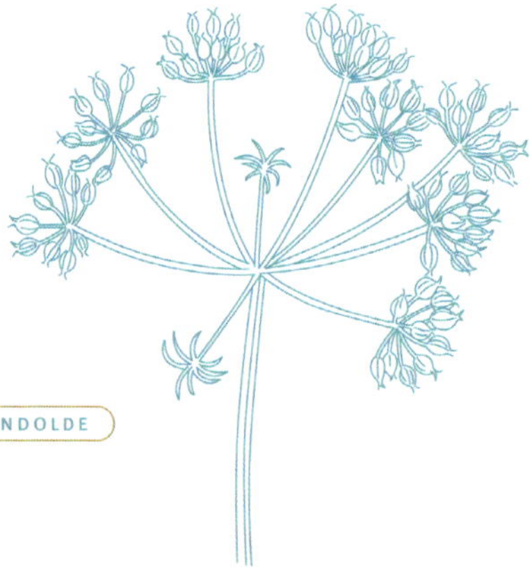

BLÜTENDOLDE

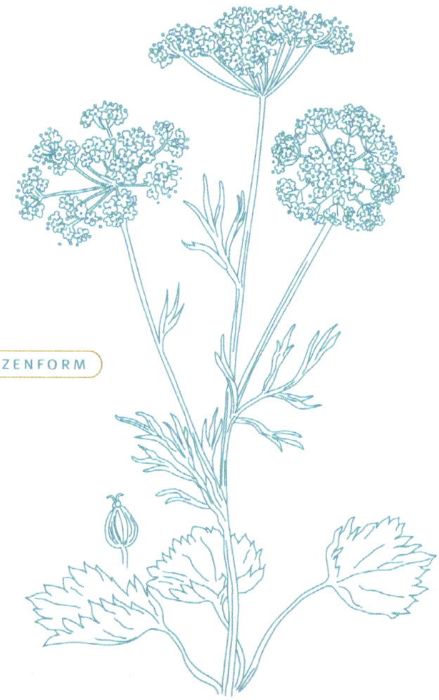

PFLANZENFORM

Pimpinella anisum Der Duft von Anis lässt uns in die Weihnachtszeit oder in den Urlaub reisen. Weißlich trüber Ouzo im heißen Sommer des Südens entfaltet das Anisaroma in genussvoller Weise.

Wirksame Inhaltsstoffe Die ätherischen Öle prägen den Anis, vor allem Anethol und Anisaldehyd. Doch auch aufheiternde Cumarine und Flavonoide bringt er in einem harmonisch abgestimmten Spektrum mit.

Zubereitungen Frisch gequetschte Körner vom Anis setzen die Aromen am besten frei und sie können gleich im Tee oder mit Alkohol eingefangen werden. Bei Husten und Halsweh kommt auch noch Honig ins Spiel.

Indikationen Anis löst den zähen Schleim und beruhigt die Verdauung. Er verleiht das Gefühl, dass die Säfte wieder fließen und harmonische Erleichterung eintritt, sogar nach schweren Mahlzeiten.

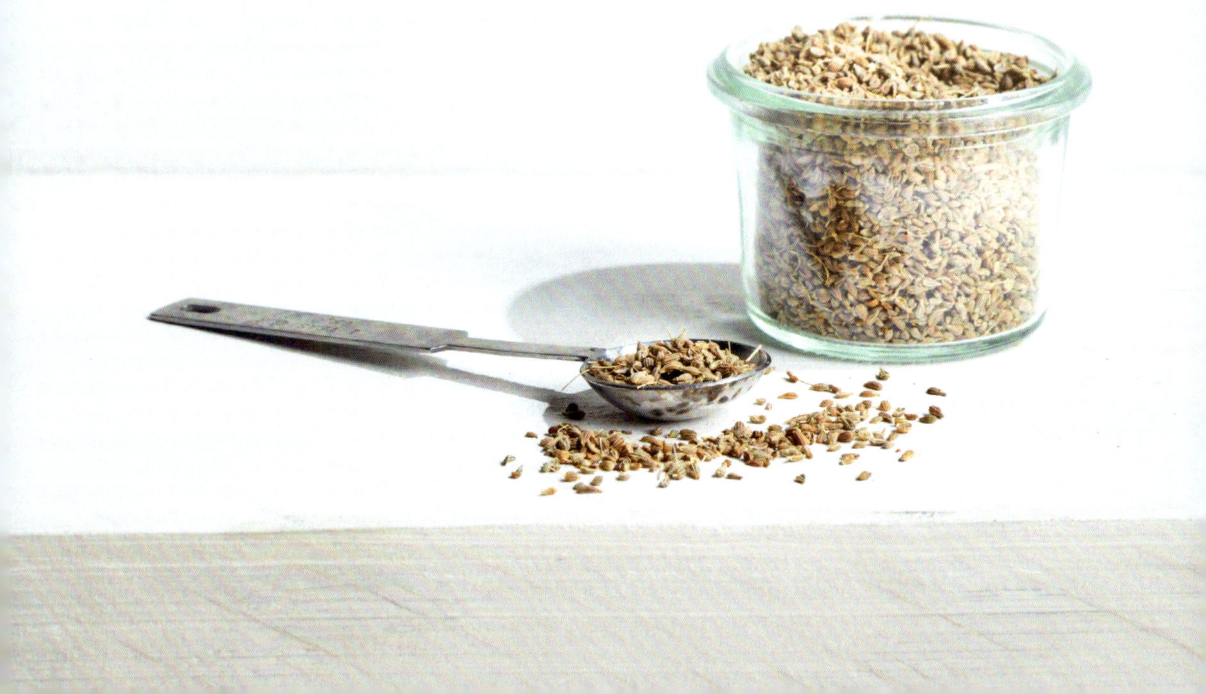

Anis: Das steckt drin

Für Nutrazeutika verwenden wir die ganzen Früchte von Anis, sie werden landläufig als Anissamen bezeichnet. Beim Draufbeißen oder Zerdrücken werden unvermittelt ätherische Öle frei und eine intensive Duftwolke steigt in die Nase. Eine kleine Tee-Verkostung von einem Aufguss aus frisch gemörserten Aniskörnern im Vergleich zu Anis im Teebeutel ist überzeugend: Die Fülle an Aromen aus den Körnern wirkt angenehm in der Nase, sogar schon vor dem Aufguss.

Anis als Aromatikum ist ein Gewürz mit wertvollen ätherischen Ölen. Die wichtigste Komponente ist das Anethol, das den weißen Schleier in den Anisschnaps bringt. In hochprozentigem Alkohol ist es gut löslich; wenn es auf unter 45 Vol.-% verdünnt wird, klumpt das Anethol zusammen und die charakteristische weiße Trübung im Schnapsglas entsteht.

Anis ist als Doldenblütler eng verwandt mit Fenchel und Kümmel. Alle drei haben ähnliche Wirkungen und werden gern auch in Mischungen verwendet. Leicht angewärmt, setzt Anis blumige, aromatische und leicht bittere Duftnoten frei. Das Rösten der Körner intensiviert vor allem Anethol, den wichtigsten Aromastoff von Anis.

Sternanis wird genauso verwendet wie Anis, obwohl die Pflanzen botanisch nicht verwandt sind. Ihre ätherischen Öle haben viel Ähnlichkeit, beiden enthalten überwiegend trans-Anethol, rund 1,5 % Linalool und 0,5–6 % Estragol.

Wie Sie Anis nutzen können

Anisfrüchte

Die getrockneten, zweiteiligen Spaltfrüchte von Anis sind das Lebensmittel für die nutrazeutischen Zubereitungen. Sie wachsen in der für Doldenblütler typischen weißen Blüte. Wenn die Stängel langsam ihre grüne Farbe verlieren, beginnt die Ernte. Die ganzen Aniskörner sind in guter Qualität im Handel als Gewürz oder Tee erhältlich und auch lagerfähig. Sie können pur gekaut werden, dadurch wird abrupt das intensive Aroma freigesetzt. Die ätherischen Öle wirken sofort im Mund und danach im ganzen Verdauungstrakt. Beim Beißen auf die Anisfrüchte gelangt die Aromawolke über den Rachen auch in die Nase, wo sie den Schleim löst. Anis regt die Flimmerhärchen an und macht dadurch die Atemwege frei. Dabei wirkt Anis kräftig, stärker als etwa Fenchel und schon in kleinen Mengen.

Einzelne ganze Anisfrüchte können als Digestif oder gegen Mundtrockenheit gekaut werden. Der Speichel beginnt zu fließen, manchmal hält das sogar mehrere Stunden an.

Anispulver

Sie können die Anisfrüchte im Mörser von Hand oder in einer Kräutermühle pulverisieren. Das Pulver ist gut dosierbar und vielseitig anwendbar. Bewahren Sie Anispulver unter Luft- und Lichtabschluss auf, z. B. in einem braunen Schraubglas. Wenn das Anispulver für grippale Infekte gedacht ist, kann es auch gleich mit Honig gemischt werden. Honig ist eine luftdichte Verpackung für das Pulver; das verlängert die Haltbarkeit.

Anistee

Aus den angequetschten Aniskörnern wird ein heißer Aufguss zubereitet. Der Wasser-

So wirken Nutrazeutika aus Anis

Nutrazeutika	Wirkungen	Pflanzenwirkstoffe
ganze Anisfrüchte	• schleimlösend • verdauungsfördernd	• ätherische Öle
Anispulver	• schleimlösend • verdauungsfördernd	• ätherische Öle
Anistee	• schleimlösend • befreit die Atemwege • verdauungsfördernd	• ätherische Öle • Flavonoide
Anis-Tinktur	• schleimlösend • verdauungsfördernd	• ätherische Öle • Flavonoide
Anis-Honig	• schleimlösend	• ätherische Öle • Honig-Inhaltsstoffe
Anis-Inhalation	• schleimlösend • befreit Atemwege	• ätherische Öle

dampf setzt sofort eine aromatische Wolke mit ätherischen Anisölen frei, die bereits wie eine kurze Inhalation über die Nase auf Bronchien und Lunge einwirkt. Während der Ziehzeit wird die Teekanne zugedeckt, um einen Teil der flüchtigen Pflanzenwirkstoffe festzuhalten. Ätherische Öle sind nicht wasserlöslich, dennoch bleibt ein kleiner Teil über Lösungsvermittler aus der Pflanze im Tee. Über den heißen Aufguss gelangen die ätherischen Öle von Anis sowohl über die Atemwege als auch über die Schleimhaut in den Körper.

Anis-Tinktur

Die aromatischen ätherischen Öle aus Anis sind allesamt gut in Alkohol löslich. In der Tinktur werden sie in haltbarer Form eingefangen.

Anis-Sirup (Anis-Honig)

Eine Mischung mit Zucker oder Honig macht die Pflanzenwirkstoffe aus Anis haltbar und bringt sie besonders für Atemwegserkrankungen in eine wirksame Form. Honig ist selbst auch noch entzündungshemmend und wirkt auf das Immunsystem ein, deshalb wird er für die Zubereitung von nutrazeutischen Sirupen empfohlen.

Anis-Inhalation

Eine Inhalation mit Anis hilft bei der Schleimlösung und macht den Kopf wieder frei. Sie erleichtert das Durchatmen in sanfter Art und Weise, ohne die Schleimhaut zu reizen. Die Inhalation kann mit Steinsalz oder Meersalz ergänzt werden.

Die Rezepte

Anisfrüchte

Die ganzen, getrockneten Aniskörner.

Zutaten
- einige ganze Aniskörner

Ergänzungen
- Kümmel, Fenchel

Anwenden
- einige Aniskörner nach den Mahlzeiten zur Verdauungsförderung kauen

Menge pro Tag
- einige Aniskörner nach Geschmack

Dauer der Anwendung
- als Daueranwendung geeignet

Anistee

Heißer Aufguss von ganzen, im Mörser angequetschten Anisfrüchten.

Zutaten
- 1 TL ganze Anisfrüchte
- ½ Liter Wasser

Ergänzungen
- Kümmel, Fenchel, Honig (bei Erkältungen und Husten)

Zubereiten
- Anisfrüchte zerstoßen
- mit kochendem Wasser übergießen
- zugedeckt 10–15 Minuten ziehen lassen
- abseihen

Anwenden
- nach Bedarf bei verschleimten Erkältungen
- vor oder nach den Mahlzeiten bei Verdauungsstörungen, Blähungen, Völlegefühl, Magen-Darm-Krämpfen

Menge pro Tag
- ½ Liter

Dauer der Anwendung
- nach Bedarf oder kurmäßig bis zu 4 Wochen

Anis-Tinktur

Alkoholischer Auszug aus ganzen, angequetschten Anisfrüchten.

Zutaten
- 6 TL Anisfrüchte
- ¼ Liter Korn oder Wodka 35–50 Vol.-%

Ergänzungen
- Kümmel, Fenchel

Zubereiten
- Anisfrüchte zerstoßen und in ein Schraubglas geben
- mit Alkohol übergießen und fest verschließen
- 14 Tage ziehen lassen, dazwischen schütteln
- abseihen und in dunkle Tropfflaschen füllen

Anwenden
- 1–2 TL Anis-Tinktur nach Bedarf
- bei verschleimten Erkältungen
- vor oder nach den Mahlzeiten bei Verdauungsstörungen, Blähungen, Völlegefühl
- zum Aktivieren der Verdauungssäfte und der Darmbewegungen
- bei Magen-Darm-Krämpfen

Menge pro Tag
- bis zu 3 TL

Dauer der Anwendung
- nach Bedarf oder kurmäßig bis zu 4 Wochen

Anis-Honig

Honig-Mischung mit Anispulver.

Zutaten
- 1 TL Anisfrüchte
- 50 g Honig

Zubereiten
- Anisfrüchte fein mahlen
- mit dem Honig mischen
- zum Mischen eventuell im Wasserbad leicht erwärmen

Anwenden
Mit einem Löffel umrühren und 1 Löffelspitze Anishonig nach Bedarf bei
- verschleimten Atemwegen
- grippalen Infekten
- Husten
- Bronchitis

Menge pro Tag
- 5 Löffelspitzen pro Tag

Dauer der Anwendung
- nach Bedarf bis zu 2 Wochen

Anis-Inhalation

Einatmen von heißem Wasserdampf mit den ätherischen Ölen aus Anis.

Zutaten

- 1 TL Anisfrüchte
- ¼ Liter Wasser

Ergänzungen

- Steinsalz, Thymian, Salbei, Zitronenmelisse, Kamille

Zubereiten

- Anisfrüchte zerstoßen und mit heißem Wasser übergießen.
- Der Inhalation kann 1 TL Steinsalz oder Meersalz zugesetzt werden.

Anwenden

- Mit dem Anis-Dampf inhalieren, sobald die Temperatur angenehm ist.
- Dazu den Dampf mit einem Handtuch zu Nase und Mund leiten.
- Bei verstopfter Nase, verschleimten Atemwegen, Erkältung, Druckgefühl in den Stirn- und Nebenhöhlen, Husten, Bronchitis.
- Danach ruhen.

Menge pro Tag

- 1- bis 3-mal pro Tag inhalieren

Dauer der Anwendung

- einige Tage in Abhängigkeit von den Beschwerden

Apfel

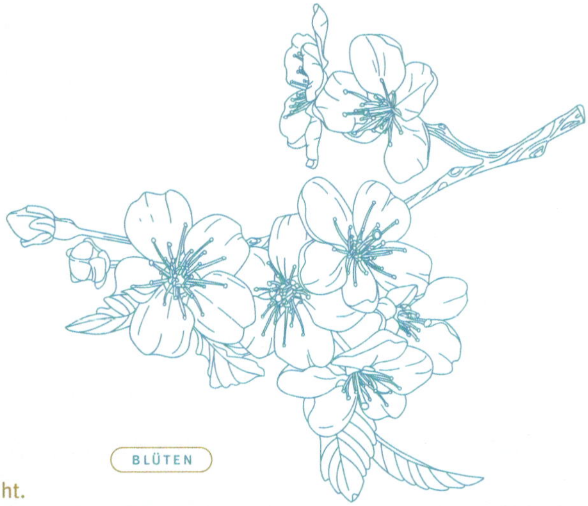

BLÜTEN

Malus domestica Der Apfel ist der Inbegriff von Obst, ist er doch die am meisten gegessene Frucht. Kein Wunder, seine Vielseitigkeit ist bemerkenswert, kulinarisch ebenso wie naturheilkundlich.

Wirksame Inhaltsstoffe Die inneren Werte des Apfels sind fruchtig und säuerlich. Dazu kommen eine Menge an Flavonoiden wie etwa das potente Antioxidans Quercetin. Seine Ballaststoffe machen uns satt und stärken das Mikrobiom.

Zubereitungen Es geht nichts über den frischen, knackigen Apfel. Beim Kochen oder Vergären gibt er weitere Pflanzenwirkstoffe frei und nach dem Schaben beruhigt er mild den Darm.

Indikationen Ein frischer, roher Apfel am Tag hält uns gesund! Bei Durchfall hilft uns die einfache und bekömmliche Anwendung des fein geraspelten Apfels und das Apfelmus gilt als bekömmliche Krankenkost.

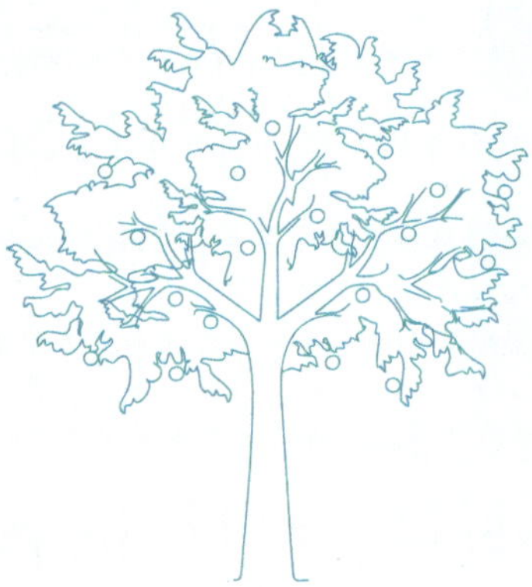

APFELBAUM, WUCHSFORM

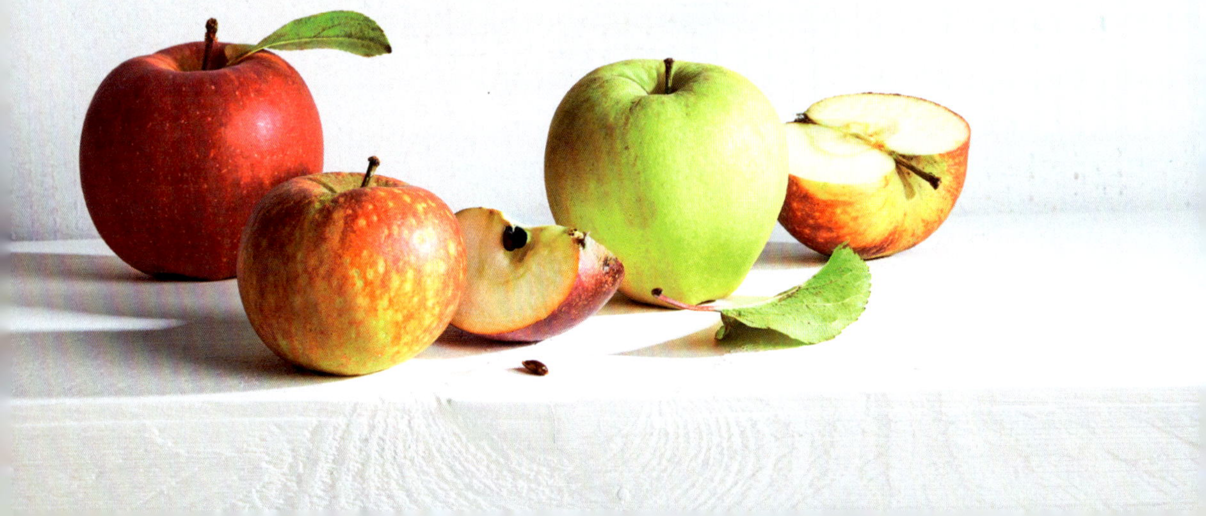

Apfel: Das steckt drin

Der Apfel schenkt uns Kraft und Energie, aktiviert die Verdauung und regt an oder beruhigt. Sogar in eine leicht verträgliche Krankenkost lässt er sich verwandeln. Äpfel sind geballt voll mit Vitaminen und Mineralstoffen. Doch das ist noch lange nicht alles. Die sekundären Pflanzenstoffe oder Pflanzenwirkstoffe liegen dicht unterhalb der Schale und machen die stark antioxidative und entzündungshemmende Wirkung dieser Frucht aus. Äpfel haben auch eine ganz spezielle Kohlenhydratzusammensetzung, die dafür sorgt, dass diese langsam ins Blut strömen und den Blutzucker sanft und ausdauernd anheben. Ein Teil davon, vor allem die Pektine, wird von unseren Enzymen nicht zerlegt und gelangt bis in den Dickdarm. Dabei binden die Pektine eine Menge Wasser, so ähnlich wie beim Gelieren der Konfitüre. Im Dickdarm ist das Pektin eine geeignete Energiequelle für die Darmbakterien. Wenn die Mikroben das Pektin verdauen, entstehen kurzkettige Fettsäuren wie Buttersäure, Essigsäure und Propionsäure. Diese säuern das Milieu dort leicht an und optimieren die Lebensbedingungen für die physiologisch guten Mikroorganismen. Sie vermehren sich und bilden eine dichte Darmschranke zwischen Außen- und Innenwelt des Körpers. Diese Vorgänge sind bei manchen Menschen allerdings als Bewegungen und Blähungen im Bauch spürbar.

Im Bereich der Schale bildet der Apfel eine ganz Menge an Polyphenolen. Polyphenole sind durch Rotwein als Gesundheitsförderer bekannt geworden. Eines davon, das Quercetin, schützt das Fruchtfleisch des Apfels vor Fressfeinden und vor UV-Strahlung. Auch in unserem Körper entfaltet Quercetin seine Kräfte, es schützt uns vor Oxidationsreaktionen und wirkt ausgleichend auf das Immunsystem. Sowohl bei schwachem als auch bei übermäßig arbeitendem Immunsystem bei Autoimmunerkrankungen hilft Quercetin.

Wie Sie Äpfel nutzen können

Der Apfel frisch vom Baum

Natürlich kommt der Apfel nicht immer direkt vom Baum. Ernte, Transport und Lagerung sind für einheimische Äpfel gut an seine Bedürfnisse angepasst, sodass der naturbelassene Apfel im Regal meistens keine Wünsche offenlässt. Der frische Apfel fordert unsere Verdauung wesentlich mehr heraus als ein gelagerter oder gar gekochter Apfel. Doch auch der frische Apfel kann bereits recht unterschiedliche Wirkungen entfalten. Der Biss in die knackige Frucht lässt sofort den Speichel fließen. Im Magen angekommen, verweilt er dort länger als geriebener Apfel oder sein Kompott. Das sättigt uns lang anhaltend und hält den Magen fit.

Der naturbelassene, ganze Apfel mit Fruchtfleisch, Schale und Kerngehäuse bringt eine unüberschaubare Vielfalt von Pflanzenwirkstoffen mit. Und zusätzlich auch noch ganz viele unterschiedliche Mikroorganismen, die im Darm für uns arbeiten. Deshalb am besten den Apfel mit Putz und Stängel essen!

Alte, gelagerte Äpfel gelten volksmedizinisch als bekömmlicher als frisch geerntete. Das Runzeligwerden des Apfels wurde als gutes Zeichen angesehen. Tatsächlich finden viele Veränderungen im Apfel statt, Pflanzenwirkstoffe werden ab- oder umgebaut und er wird leichter verdaulich. Dennoch geht mit der Lagerung auch einiges verloren: Über den Winter verlieren Äpfel oft die Hälfte an Flavonoiden und Vitamin C.

Apfel, fein geraspelt

Ein geschabter oder fein geraspelter, roher Apfel ist ein traditionelles Hausmittel gegen Durchfall und gegen Sodbrennen. Aus den zerplatzten Pflanzenzellen kommen Säuren mit Pektin in Berührung und die Wasserbindung beginnt. Apfelpektin wird von den Verdauungsenzymen nicht zerlegt und gelangt bis in den Dickdarm. Auf dem Weg dorthin bindet es Wasser und sogar bakterielle Giftstoffe. Im Dickdarm angekommen wird es zum Großteil von den Darmbakterien verzehrt, wobei kurzkettige Säuren wie Buttersäure, Propionsäure und Essigsäure entstehen. Das Milieu im Dickdarm wird dadurch etwas saurer, ganz zu Gunsten der erwünschten Milchsäurebakterien.

Apfel, getrocknet

Äpfel eignen sich gut zum Trocknen. Dazu werden die Apfelspalten oder -ringe mit verdünntem Essig oder Zitronensaft angesäuert, das bremst die Enzyme und damit die Oxidationsreaktionen. Diese leichte Säuerung hat auf dem Fruchtfleisch des Apfels den gleichen Effekt wie im Darm, sie fördert die gute Bakterienflora. Ein stabiles Mikrobiom bildet sich an der Oberfläche des trockenen Apfels. Somit sind die getrockneten Apfelringe in ihrer physiologischen Wirkung ähnlich den fermentierten Lebensmitteln wie Sauerkraut oder Wein. Die Mikroben auf den Äpfeln sind in den Wochen der Lagerung fleißig und knabbern an den großen Pflanzeninhaltstoffen wie Gerbstoffen und Bitterstoffen. Sie zerlegen diese zum Teil und setzen wundervolle Aromen frei. Das alles kann jedoch nur dann passieren, wenn der getrocknete Apfel nicht mit Konservierungsstoffen desinfiziert wurde.

Getrocknete Apfelspalten gelten in der Volksmedizin als nervenberuhigend und kräftigend, vor allem als Tee. Quellende Kohlenhydrate wie das Pektin und Pflanzenschleime hat man stets als kühlend und beruhigend bezeichnet. Tatsächlich verlangsamen solche Nahrungsbestandteile den Stoffwechsel und stärken die innere Ruhe. Im Alpenraum wurde der heiße Aufguss der getrockneten Apfelspalten als Speitelbrühe bezeichnet. Diese Art von Früchtetee ist ein angenehmes und wohltuendes Getränk, das sich gut mit weiteren Kräutern und Gewürzen kombinieren lässt.

Apfelsaft

Frisch gepresster Apfelsaft hat ein ganz eigenes ansprechendes Aroma. Er gilt als Beschleuniger der Verdauung. Seine kühlende Wirkung soll Entzündungen hemmen und Fieber senken. Doch der frische Saft ist meistens nicht verfügbar und im pasteurisierten sind diese Effekte bereits abgeschwächt. Der Entsafter ermöglicht Ihnen den frischen Presssaft zu Hause.

Apfelessig

Apfelessig hat sich weltweit als vielseitiges und wirksames Hausmittel einen Namen gemacht. Vor allem das morgendliche Essigwasser aus warmem Wasser, Apfelessig und Honig gilt als einer der besten Verdauungsförderer. Wir können Kräuter, Gewürze und Heilpflanzen mit Apfelessig in ähnlicher Art und Weise ausziehen wie mit Alkohol. Apfelessig ist ein starkes Auszugsmittel für Pflanzenwirkstoffe, weil die Essigsäure sehr rasant vorgeht. Offen an der Luft verflüchtigt sie sich schnell, das hat einen kühlenden Effekt. Der Apfelessig ist lebendig, wenn der Most zuvor nicht konserviert wurde und der Essig unerhitzt bleibt. In diesem Fall überlebt eine Vielzahl von Mikroorganismen, die auf das Mikrobiom von Haut und Schleimhaut einwirken. Der verdünnte Apfelessig erzeugt einen leicht sauren pH-Wert, der den Milchsäurebakterien entgegenkommt und ihnen gute Lebensbedingungen verschafft. Der Apfelessig gilt somit innerlich und äußerlich als Symbioselenker.

Apfelmus und -kompott

Gekochter Apfel ist äußerst gut bekömmlich, so wird das Apfelkompott auch kleinen Kindern, alten Menschen und Kranken gern serviert. Sogar Birkenpollenallergiker, die bei rohen Äpfeln Juckreiz und Schwellungen im Mund bekommen, vertragen die weichgekochten Äpfel. In das Apfelmus und -kompott passen wärmende Gewürze wie Zimt und Nelken. Gegen Husten bei Kindern wurde oft wilder Thymian (Quendel) mitgekocht. Apfelpektine quellen beim Kochen auf und erzeugen eine ganz eigene und im Mund spürbare Konsistenz. Flavonoide und Gerbstoffe werden zum Teil erst durch das Kochen für den Körper verfügbar.

Wirkungsverstärker und Kombinationen

Zimt, Nelken und Vanille sind traditionelle Gewürze im Apfelkompott und -kuchen. Diese Kombinationen wecken bei vielen Menschen positive Kindheitserinnerungen. Auch Rosinen, Orangen, Zitronen, Feigen und Ingwer harmonieren gut mit Äpfeln. Hibiskus verleiht dem Apfelschalentee eine wunderbare rote Farbe. Wer gern Schärfe dabeihaben möchte, könnte Chili nehmen, Wacholderbeeren bringen holzige und harzige Noten dazu. Eine präbiotische Ressource ist der Presskuchen, der bei der Apfelsaftherstellung anfällt. Ungefähr 40 % des getrockneten Apfeltresters sind Ballaststoffe, die vom Mund bis in den Dünndarm ziemlich unberührt bleiben, dafür aber von den Mikroben im Dickdarm verzehrt werden. Und für die ist das ein richtiges Festmahl!

So wirken Nutrazeutika aus Apfel

Nutrazeutika	*Wirkungen*	*Pflanzenwirkstoffe*
Apfel, roh, ganz	• aktiviert die Verdauungssäfte • aktiviert den Darm • antioxidativ	• Ballaststoffe • Säuren • Bitterstoffe
Apfel, roh, geschabt	• beruhigt die Verdauung • stopfend • präbiotisch	• Pektine
Apfel, roh, getrocknet Apfelpulver	• nährt das Darmmikrobiom • beruhigt und stärkt • antioxidativ	• Apfelmikrobiom • Pektine • Flavonoide • Gerbstoffe
Apfelschalen-Tee	• beruhigt die Verdauung	• Flavonoide • Pektine
Apfelsaft, unerhitzt	• beschleunigt die Verdauung • enthält teilweise intakte Apfelallergene	• Kalium • Magnesium
Apfelsaft, erhitzt	• beschleunigt die Verdauung ganz sanft • enthält kaum noch intakte Apfelallergene	• Kalium • Magnesium • Flavonoide
Apfelwein / Apfelmost, unkonserviert	• bringt eine hohe Mikrobenvielfalt • stärkt und stabilisiert das Darmmikrobiom	• Mikroben • Flavonoide • Gerbstoffe
Apfelessig, unerhitzt	• stärkt und stabilisiert das Darmmikrobiom • stärkt das Hautmikrobiom • lindert Juckreiz • reduziert übermäßiges Schwitzen	• Mikroben • Essigsäure
Apfelmus/-kompott	• liefert den Apfel in der bekömmlichsten Form • auch als Krankenkost geeignet	• gequollene Pektine • denaturierte Proteine und Allergene

Die Rezepte

Apfelpulver

Unerhitzter Apfel, getrocknet und pulverisiert, ohne Konservierungsmittel.

Zutaten
- getrockneter Apfel, Apfelpulver oder Apfeltrester

Zubereitung
- den Apfel hobeln
- bei 30–40 °C trocknen,
- in der Küchenmaschine pulverisieren

Anwenden
- 1 gehäuften TL Apfelpulver zur Stärkung von Verdauung und Immunsystem in Speisen oder Getränke einrühren und kurz quellen lassen.
- 1–5 TL Apfelpulver bei akutem, unspezifischem Durchfall mit wenig Wasser oder Tee einnehmen.

Menge pro Tag
- bis zu 8 TL

Dauer der Anwendung
- 1–3 Tage, solange der Durchfall dauert; bei anhaltendem Durchfall ärztlichen Rat einholen.

Apfelschalen-Tee

Heißer Aufguss aus Apfelschalen.

Zutaten
- Apfelschalen von 1 frischem Apfel oder 1 EL getrocknete Apfelschalen
- 1 Liter Wasser

Zubereiten
- Apfelschalen mit kochendem Wasser übergießen
- zugedeckt 10 Minuten ziehen lassen
- abseihen

Anwenden

Den Apfelschalentee am Nachmittag oder am Abend trinken
- zur Beruhigung der Verdauung
- zur Stärkung des Immunsystems
- zur Entzündungshemmung

Menge pro Tag
- bis zu 1 Liter

Dauer der Anwendung
- als Dauergetränk geeignet

Geschabter Apfel

Fein geraspelter, roher Apfel.

Zutaten
- 1 frischer Apfel

Zubereiten
- den Apfel vierteln
- mit der Schale ganz fein raspeln oder schaben
- einige Minuten quellen lassen

Anwenden
- Den geschabten Apfel bei akutem, unspezifischem Durchfall essen.

Menge pro Tag
- 1 Apfel

Dauer der Anwendung
- 1–3 Tage bei Durchfall; bei anhaltendem Durchfall ärztlichen Rat einholen.

Brennnessel

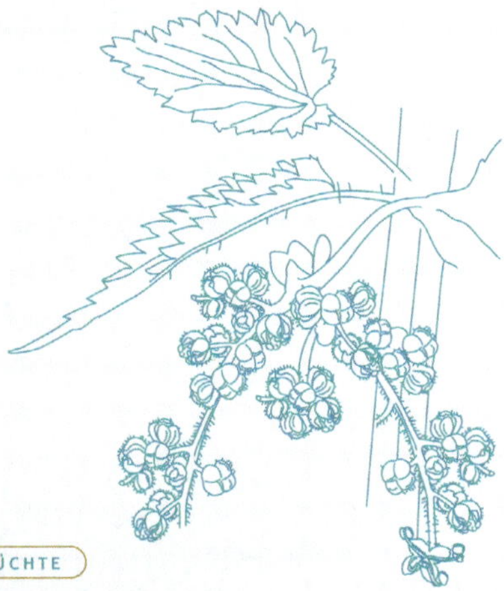

FRÜCHTE

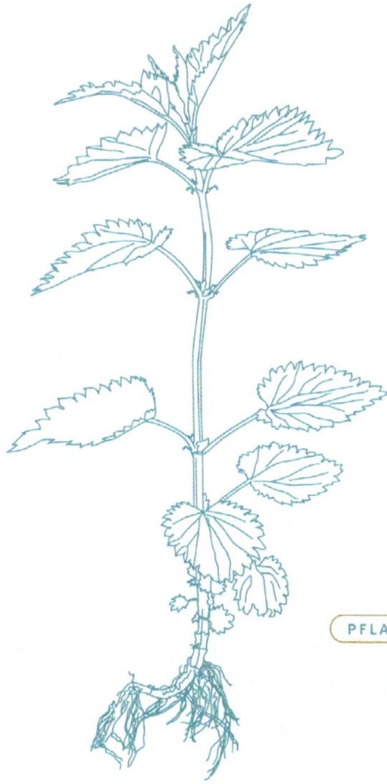

PFLANZENFORM

Urtica dioica Die Brennnessel versteht es, auf sich aufmerksam zu machen, dafür reicht eine kleine Berührung. Sie kann hervorragend mit Wasser umgehen, Entwässerung ist ihr Spezialgebiet.

Wirksame Inhaltsstoffe Kaum zu glauben, was die Brennnessel in sich verbirgt: grüne Chlorophylle, orange Carotinoide und rote Flavonoide, dazu Mineralstoffe, Gerbstoffe und sogar biogene Amine wie Histamin.

Zubereitungen Der Tee dient vorrangig zur Entwässerung. Auszüge, die auch fettlösliche Chlorophylle und Carotinoide herausholen, stärken das Immunsystem. Beinahe alle Zubereitungen sind entzündungshemmend.

Indikationen Die Brennnessel entwässert und spült durch, sie hilft bei Gicht und Rheuma, stärkt das Immunsystem und sie schützt unsere Zellen. Und sie führt uns sogar zur Ruhe.

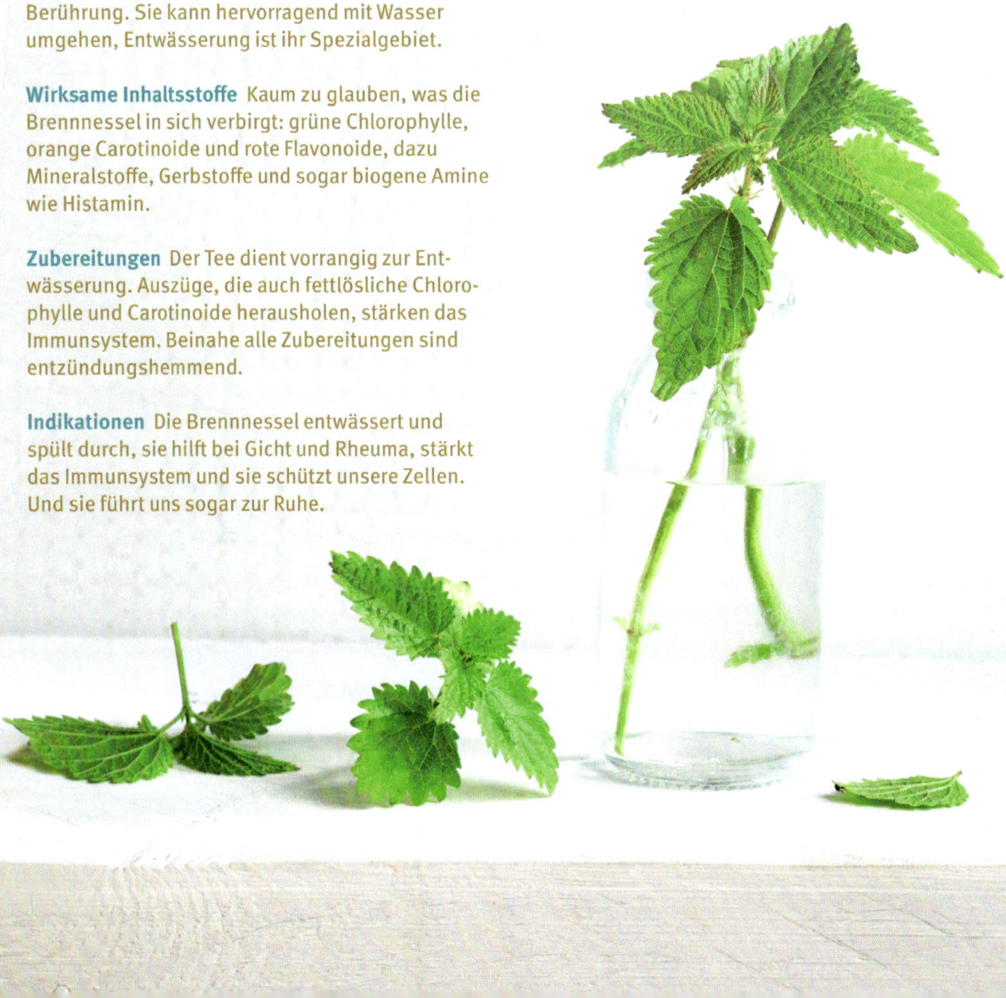

Brennnessel: Das steckt drin

Die Brennnessel holt eine geballte Ladung an Mineralstoffen und Spurenelementen aus dem Boden und stellt sie für uns bereit. Ihre Stärke ist dabei das Verhältnis einzelner Mineralstoffe zueinander. Es dominiert Kalium im Verhältnis zu Natrium, dadurch wird mehr Wasser ausgeschieden als gebunden. Die Brennnessel enthält ungefähr sechsmal so viel Kalium wie Natrium. Diese beiden Mineralstoffe balancieren das Wasser im Körper. Wenn Herz oder Nieren nicht gesund sind, muss mit Nutrazeutika aus Brennnessel aufgepasst werden. Die Eisenmenge ist zwar nicht so groß, wie sie manchmal beschrieben wurde, doch die Brennnessel sorgt mit ihrem Vitamin C für eine besonders gute Aufnahme von Eisen. Ihre Brennhaare, die wie gläserne Nadeln aussehen, verstärkt sie mit Silikaten, dadurch werden sie hart und spröde. Ihr Siliziumgehalt ist ziemlich hoch.

Die Grünkraft der Brennnessel ist ebenfalls herausragend. Sie enthält die höchste Menge an Chlorophyll aller Nahrungspflanzen in unseren Breiten. Mit 185 mg Chlorophyll a und 173 mg Chlorophyll b liegt sie an der Spitze vor Grünkohl, Petersilie und Spinat. Das Chlorophyll-Molekül ist ganz genau gleich aufgebaut wie das rote Hämoglobin in unserem Blut. Der einzige Unterschied ist das Zentralatom: im roten Blutfarbstoff sitzt Eisen in der Mitte, in der grünen Pflanzenfarbe Magnesium. Durch den hohen Gehalt an Chlorophyll, Eisen und Vitamin C begünstigt Brennnessel höchstwahrscheinlich die Blutbildung. Wissenschaftlich erwiesen hingegen ist die zellschützende Eigenschaft von Chlorophyll.

Der grüne Farbstoff überdeckt eine Menge Carotinoide, deren leuchtendes Orange deshalb nicht sichtbar ist. Was gar nicht vermutet wird in grünen Blättern, sind Eiweiße. Die Brennnessel enthält eine ganze Menge von einem wichtigen Eiweißbaustein, der Aminosäure L-Tryptophan, die als Schlafmittel bekannt geworden ist. 15–20 g Brennnesselpulver liefern bereits eine nennenswerte Menge davon.

Oft schauen wir zu sehr auf die Mengen der Inhaltsstoffe eines Lebensmittelns oder einer Pflanze, dabei können Spuren davon bereits große Wirkungen entfalten. Brennnesselblätter enthalten etwa biogene Amine wie Histamin, Serotonin und Acetylcholin. Für manchen ist der Abbau von Histamin gar nicht so leicht, weil sie zu wenig vom notwendigen Enzym haben und an Histaminintoleranz leiden. Auf der anderen Seite scheint die Brennnessel mit ihrem hohen Histamingehalt die Toleranz dafür zu stärken.

Wie Sie Brennnessel nutzen können

Brennnesselblätter-Pulver

Wer keinen Auszug der wertvollen Heilpflanze machen möchte, sondern die Blätter in konzentrierter Form essen will, der nimmt am besten das Pulver. Ein Esslöffel Brennnesselpulver bietet die geballte Kraft der Brennnessel-Pflanzenwirkstoffe. Sauermilchprodukte, Essig oder andere fermentierte Lebensmittel helfen bei der Einschleusung von Nährstoffen und Wirkstoffen, weil die Mikroorganismen große Moleküle zerlegen und für die Aufnahme in den Körper bereitstellen. Sie helfen mit, die Inhaltsstoffe aus dem Brennnesselpulver in den Körper aufzunehmen.

Brennnesselblätter-Tee

Für Brennnesselblätter bieten sich zwei unterschiedlichen Teezubereitungen an: der Kaltauszug und der heiße Aufguss. Der Auszug in kaltem Wasser, auch Mazerat genannt, übernimmt einen Teil der Mineralstoffe und der organischen Säuren der Brennnessel. Die entwässernde Wirkung, die hauptsächlich auf dem hohen Kaliumgehalt beruht, kommt hier zum Tragen. Eine Brennnesselspitze in einem Glas kaltem Wasser löst meistens schon den Gang zur Toilette aus.

Der heiße Aufguss holt zu den Mineralstoffen und Spurenelementen auch noch Flavonoide und sogar kleine Mengen an Gerbstoffen aus den grünen Blättern. Die entzündungshemmende Wirkung ist stärker als im Kaltauszug.

Brennnesselblätter-Smoothie

Die Stärke des Brennnessel-Smoothies ist das hitzeempfindliche und gleichsam für die Sehkraft wertvolle Lutein und die Grünkraft von Chlorophyll. Wir geben dazu ein wenig Öl in den Smoothie, um diese beiden fettlöslichen Farbstoffe gut verfügbar zu machen.

Brennnesselsuppe

Die Brennnesselsuppe verliert durch das Kochen Lutein und gewinnt ß-Carotin dazu. ß-Carotin wird erst durch das Kochen für unsere Verdauung zugänglich. Rohköstler essen zwar eine wesentlich höhere Menge des speziellen orangen Farbstoffs, aus dem später Vitamin A entstehen kann, doch in ihrem Blut kommt nur ganz wenig an. Wenn die Brennnesseln vorher blanchiert werden, verlieren sie an Kalium und an entwässernder Wirkung und behalten dafür mehr an grünem Chlorophyll.

Brennnesselblätter-Tinktur

Der klare Branntwein holt auch fettlösliche Pflanzenwirkstoffe aus der Brennnessel heraus, das sind hier vor allem die Farbstoffe. Grünes Chlorophyll und orange Carotinoide sind fettlöslich, das empfindliche Lutein bleibt in der Tinktur gut erhalten.

Brennnessel-Sirup

Für den Brennnessel-Sirup wird über Nacht ein saurer Auszug gemacht. Sogar rötliche Flavonoide lösen sich aus den jungen Blättern und färben den Sirup. In der frischen Pflanze sind diese Rottöne meistens vom grünen Chlorophyll überdeckt. Der Sirup schmeckt auch nach dem Verdünnen noch intensiv nach Brennnessel.

Brennnessel-Nüsschen

Brennnesseln leben als Frau und Mann zusammen. Die Blütenrispen der männlichen Pflanzen ragen geschäftig kreuz und quer durch die Gegend. Wenn die Blütenpollen reif sind, werden sie durch die Luft gewirbelt. Einige erreichen weibliche Blüten, die auf einer Rispe herabhängen. Mit der Befruchtung beginnen sich kleine dunkelgrüne Nüsschen zu entwickeln. Wenn diese sich leicht lösen, können sie gegessen werden. Sie enthalten eine ausgewogene Menge an Fettsäuren und Mineralstoffen. Mit Honig gelten sie sogar als eine Art Naturdoping.

Wirkungsverstärker und Kombinationen

Schwarzer Pfeffer hilft den Wirkstoffen aus der Brennnessel bei der Aufnahme und passt geschmacklich in die Suppe oder den Spinat. Parmesan verstärkt die beruhigende und entspannende Brennnesselwirkung durch zusätzliches L-Tryptophan. Einige Erdbeeren machen das Brennnesselwasser spritziger und eindrucksvoll.

So wirken Nutrazeutika aus Brennnessel

Nutrazeutika	*Wirkungen*	*Pflanzenwirkstoffe*
Brennnesselblätter-Pulver	• zellschützend • beruhigend	• Chlorophylle • L-Tryptophan
Brennnesselblätter-Tee, Kaltauszug	• entwässernd	• Kalium
Brennnesselblätter-Tee, heißer Aufguss	• entwässernd • entzündungshemmend • rheumatische Erkrankungen: Vorbeugung und Behandlung • beugt Gicht vor	• Kalium • Flavonoide
Brennnesselblätter-Smoothie	• immunstärkend • entwässernd • zellschützend	• Chlorophylle • Carotinoide: Lutein
Brennnesselsuppe/-spinat	• immunstärkend • zellschützend	• Chlorophylle • Carotinoide: ß-Carotin • Flavonoide • L-Tryptophan
Brennnessel-Tinktur	• immunstärkend • antioxidativ • entzündungshemmend • zellschützend • beugt Gicht vor	• Chlorophylle • Carotinoide: ß-Carotin, Lutein • Flavonoide
Brennnessel-Sirup	• entwässernd • entzündungshemmend	• Kalium • Honig-Inhaltsstoffe

Die Rezepte

Brennnesselblätter-Tee

Heißer Aufguss der frischen oder getrockneten Brennnesselblätter.

Zutaten
- 1 TL getrocknete oder 1 EL frische Brennnesselblätter
- ¼ Liter Wasser

Zubereiten
- Brennnesselblätter mit kochendem Wasser übergießen
- zugedeckt 10 Minuten ziehen lassen
- abseihen

Anwenden
- zur Entwässerung und Durchspülung
- therapeutisch und präventiv bei rheumatischen Erkrankungen und Harnwegsentzündungen
- zur Prävention von Gicht kurmäßig

Menge pro Tag
- ½–1 Liter

Dauer der Anwendung
- nach Bedarf oder bis zu 4 Wochen

Brennnesselblätter-Wasser

Kaltauszug der Brennnesselblätter mit Wasser.

Zutaten
- 1 frische Brennnesselspitze
- ½ Liter Wasser

Zubereiten
- Brennnesselspitze mit kaltem Wasser übergießen
- 2 Stunden oder länger ziehen lassen

Anwenden
- Das kalte Brennnessel-Wasser trinken.

Menge pro Tag
- ½ Liter

Dauer der Anwendung
- nach Bedarf oder kurmäßig bis zu 4 Wochen

Brennnesselblätter-Pulver

Getrocknete, pulverisierte Brennnesselblätter.

Zutaten
- frische Brennnesselspitzen

Zubereiten
- Brennnesselspitzen bei 30–40 °C trocknen
- bis sie rascheltrocken sind
- in der Kräutermühle fein mahlen

Anwenden
- Das Brennnessel-Pulver in Suppen, Fruchtsäften, Joghurt, Sauermilch, Kefir, Müsli u. a. zur Gesundheitsförderung und zur Beruhigung essen.

Menge pro Tag
- 1 TL–1 EL

Dauer der Anwendung
- nach Bedarf oder kurmäßig bis zu 4 Wochen

Brennnesselblätter-Tinktur

Alkoholischer Auszug der Brennnesselblätter.

Zutaten
- 4 EL getrocknete Brennnesselblätter
- ¼ Liter Korn oder Wodka mit 35–45 Vol.-% Alkohol

Zubereiten
- Brennnesselblätter in ein Schraubglas geben und mit Alkohol übergießen
- fest verschließen und 2–4 Wochen ziehen lassen
- abseihen und in eine dunkle Tropfflasche füllen

Anwenden
- Die Brennnessel-Tinktur bei Entzündungen der Harnwege, zur Immunstärkung, als Antioxidans und als Zellschutz kurmäßig einnehmen.

Menge pro Tag
- 1–2 TL

Dauer der Anwendung
- kurmäßig bis zu 4 Wochen

Brennnesselblätter-Sirup

Gesäuerter und mit Zucker (aus dem Honig) konservierter Auszug aus frischen Brennnesseln.

Zutaten
- 12 junge, frische Brennnesselspitzen
- ½ Liter Wasser
- 10 g Weinsäure
- Saft von 1 Zitrone
- 500 g Honig

Zubereiten
- Wasser aufkochen und abkühlen lassen
- Weinsäure und Zitronensaft zugeben

- in Streifen geschnittene Brennnesselspitzen zugeben
- über Nacht kühl stellen und ziehen lassen
- am nächsten Tag abseihen
- ganz kurz aufkochen
- Honig zugeben und unter Rühren auflösen
- in saubere Flaschen füllen

Anwenden

- Wenig Brennnessel-Sirup mit viel Wasser verdünnen und zur Entwässerung und Durchspülung trinken.

Menge pro Tag

- 1 Glas Wasser mit wenig Brennnessel-Sirup pro Tag

Dauer der Anwendung

- nach Bedarf oder durchgehend bis zu 4 Wochen

Brennnesselblätter-Smoothie

Mix aus frischen Brennnesselblättern.

Zutaten

- 20 frische Brennnesselspitzen
- 2 EL Leinöl
- 2 EL Zitronensaft
- ½ Liter Wasser
- 2 EL Honig
- ⅛ Liter Buttermilch oder veganes Joghurt

Ergänzungen

- Apfelsaft

Zubereiten

- alle Zutaten in der Küchenmaschine fein mixen

Anwenden

- Brennnessel-Smoothie zur Stärkung des Immunsystems, der Sehkraft, zur Entzündungshemmung oder zur Entwässerung trinken.

Menge pro Tag

- 1 Glas

Dauer der Anwendung

- nach Bedarf und Saison der jungen, frischen Brennnessel

Brennnesselsuppe

Suppe aus frischen Brennnesseln.

Zutaten

- 25 frische Brennnesselspitzen
- 1 kleine Zwiebel, gehackt
- ½ Knoblauchzehe, gehackt
- 1 EL Olivenöl
- 1 EL Butter
- etwas Weißwein
- ¾ Liter Gemüsebrühe
- Salz, Pfeffer

Ergänzung

- Sahne

Zubereiten

- Brennnesseln mit heißem Wasser übergießen und gleich anschließend mit kaltem Wasser abschrecken.
- Öl und Butter erwärmen, Zwiebel und Knoblauch leicht andünsten.
- Mit Weißwein ablöschen und abgetropfte Brennnesseln zugeben.
- Mit Gemüsebrühe aufgießen und ½ Stunde köcheln lassen.
- Pürieren und mit Salz, Pfeffer und Sahne abschmecken.

Anwenden

- als Vorspeise zur Gesundheitsförderung und zur Stärkung des Immunsystems

Menge pro Tag

- 1 Suppenteller

Dauer der Anwendung

- saisonal im Frühling

Cranberry

PFLANZENFORM

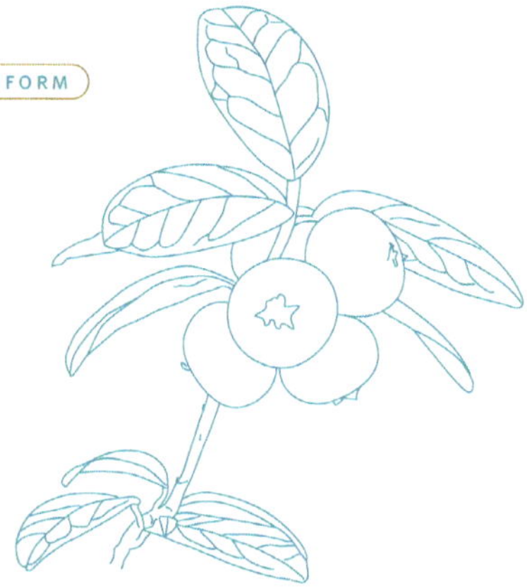

BLÜTEN

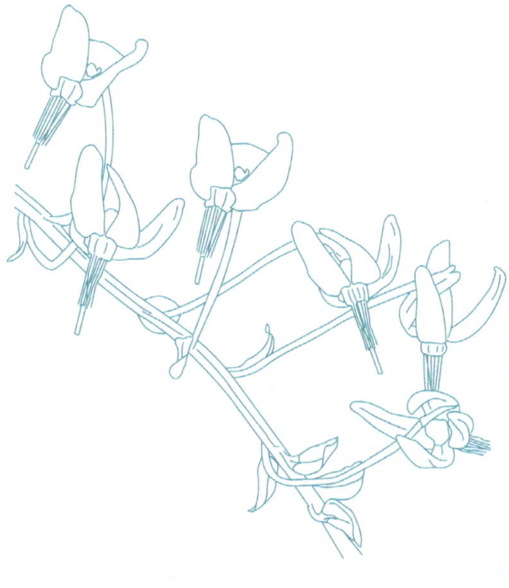

Vaccinium macrocarpon Cranberrys machen unsere Schleimhaut schlüpfrig und damit schwer angreifbar durch unerwünschte Bakterien. Diese Eigenschaft hilft uns, wiederkehrende Infekte abzuwehren.

Wirksame Inhaltsstoffe Cranberrys sind sauer und schön rot, dahinter stecken gleichzeitig auch ihre wertvollsten Pflanzenwirkstoffe. Organische Säuren und saure Saponine fördern die Wirkung der roten Farbstoffe.

Zubereitungen Die große Kulturpreiselbeere aus Amerika hat es bis in unseren Lebensmittelalltag geschafft. Ihr Presssaft ist ein wirksames Nutrazeutikum, einfach erhältlich und ebenso einfach anzuwenden.

Indikationen Wenn sich die Harnwege leicht infizieren und vor allem, wenn Keime sich immer wieder einnisten, dann ist es Zeit für eine Kur mit Cranberrysaft. Er schützt auch die Schleimhaut von Magen und Darm.

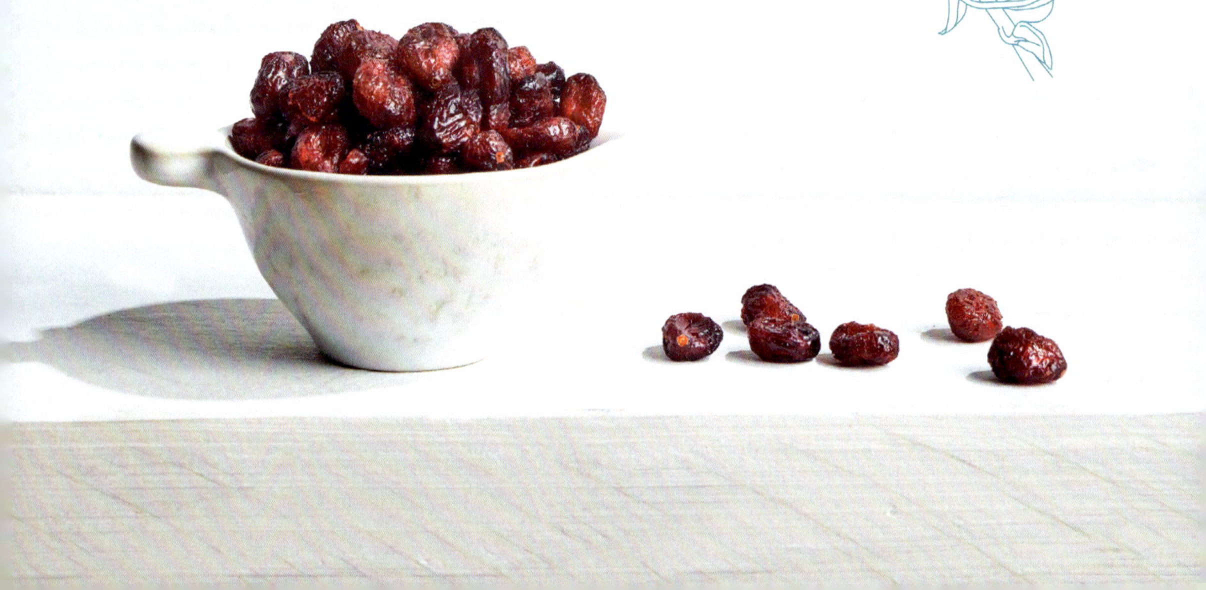

Cranberry: Das steckt drin

Die wertbestimmenden Inhaltsstoffe der Cranberry sind wasserlöslich, deshalb hat sich der Presssaft der Beeren durchgesetzt. Die rote Farbe des Saftes deutet bereits Flavonoide an. Die organischen Säuren, zu denen auch das Vitamin C gezählt werden kann, lassen sie schön hellrot erscheinen. Cranberrys enthalten Saponine, jene schaumbildenden Substanzen, die eine wichtige Rolle bei der Harnwegsdesinfektion spielen. Die naturbelassenen Cranberrys und auch ihr Saft sind eine derartig komplexe Wirkstoffmixtur, dass es die Bakterien nicht schaffen, dagegen Resistenzen zu bilden.

Hier sind Kulturpreiselbeeren beschrieben, obwohl wir in Europa große, wilde Preiselbeervorkommen haben. Diese können ebenso verwendet werden, auch wenn sie nicht in so intensiver Weise wissenschaftlich betrachtet wurden. Cranberrysaft hat den Vorteil der guten Verfügbarkeit im Alltag, weil er praktisch in jedem Lebensmittelgeschäft zu finden ist.

Wie Sie Cranberrys nutzen können

Cranberrysaft

Ganz genau ist noch nicht geklärt, wie Cranberrys es schaffen, unerwünschte Keime vom Mund bis in die Harnwege zu binden und auszuscheiden. Beobachtet wurde, dass der Effekt mit verschiedenen Kulturpreiselbeersäften aus unterschiedlicher Herstellung funktioniert. Die Anti-Haft-Aktivität kommt wahrscheinlich aus einem Zusammenspiel der Flavonoide und Säuren mit den Saponinen zustande und ist wahrscheinlich wirklich eine ganz einfache physikalische Wirkung. Saponine setzen die Oberflächenspannung herab und fördern auf diese Weise die Ausschwemmung von Keimen. Sie wirken auf der Schleimhaut wie eine Art Putzmittel.

Besonders geeignet scheint der Cranberrysaft gegen wiederkehrende Harnwegsinfektionen zu sein. Gerade hier verlieren Antibiotika manchmal ihre Wirksamkeit. Antibiotikagaben können insgesamt durch diese komplementäre Anwendung verringert werden.

Cranberrysaft sorgt dafür, dass sich nur noch halb so viele Magenkeime an die Magenschleimhaut anheften können. In Zusammenhang mit Helicobacter pylori gibt es handfeste Hinweise darauf.

Cranberry-Essig und -Shrub

Neben der recht praktischen Anwendung des Cranberrysaftes kann aus den frischen Beeren ein Essiggetränk mit einem intensiven Auszug der Pflanzenwirkstoffe hergestellt werden. Essig und Scharfstoffe aus Ingwer lösen auch starke Bindungen von Inhaltsstoffen und machen sie für den Körper besser verfügbar. Der Cranberry-Shrub hat eine desinfizierende Wirkung bis in die Harnwege und zudem fördert er das Wachstum erwünschter Mikroben. Dieses selektive Vorgehen wird als Symbiosenlenkung bezeichnet: Der Cranberry-Shrub schafft ein gutes Klima für physiologische Bakterien und schlechte Lebensbedingungen für pathogene Keime.

Getrocknete Cranberrys

Die leicht bitteren getrockneten Cranberrys schmecken angenehm süßsauer, weil ein Teil der Säuren schon beim Trocknen abgebaut wurde. Sie können pur gegessen, in Suppen,

Eintöpfen und Saucen mitgekocht oder in Backwaren mitgebacken werden. Die desinfizierende Wirkung auf den Verdauungstrakt dürfte bei den getrockneten Beeren geringer sein als beim Saft.

Wirkungsverstärker und Kombinationen

Wir kennen Preiselbeeren zum Wiener Schnitzel oder als fruchtige Zutat in Suppen, Eintöpfen und Getränken. Ihre Säuren sorgen für eine gute Eisenverwertung, weil Eisen in der zweiwertigen Form bleibt und nicht oxidiert wird. Das schöne Rot der Preiselbeeren hängt ebenfalls mit dem saurem pH-Wert zusammen, es ist ein sogenannter Indikatorfarbstoff. Im basischen Bereich färbt er sich blauviolett.

So wirken Nutrazeutika aus Cranberrys

Nutrazeutika	*Wirkungen, Behandlungen*	*Pflanzenwirkstoffe*
Cranberrysaft *Cranberry-Shrub* *Cranberry-Essigauszug*	• harnwegsdesinfizierend • Harnwegsinfekte • rezidivierende Harnwegsinfekte	• Saponine • Flavonoide • Säuren

Die Rezepte

Cranberrysaft

Fertiger Cranberrysaft als Getränk.

Zutaten
- Cranberrysaft. Nehmen Sie 100%igen Fruchtsaft, z. B. aus dem Bioladen.

Anwenden

Cranberrysaft über den Tag verteilt trinken bei:
- Harnwegsinfektionen: bei akuter Infektion, wiederkehrenden Infekten und zur Nachbehandlung
- Helicobacter pylori: zur Behandlung

Menge pro Tag
- ¼–¾ Liter

Dauer der Anwendung
- kurmäßig 2–4 Wochen

Cranberry-Essig

Unerhitzter Essigauszug aus Cranberrys.

Zutaten
- 3 EL Cranberrys
- ¼ Liter Apfelessig

Ergänzungen
- Ingwer, Chili, Koriander, Sternanis, Vanille

Zubereiten
- Cranberrys hacken und in ein Schraubglas geben
- mit Essig übergießen
- gut verschließen und 2 Wochen ziehen lassen

Anwenden
- 1 EL Cranberry-Essig und 1 TL Honig in ein Glas mit Wasser geben und gut verrühren. Zur Vorsorge oder Unterstützung von Harnwegsinfekten trinken.

Menge pro Tag
- 1–2 Gläser

Dauer der Anwendung
- kurmäßig einige Tage bis zu 2 Wochen

Cranberry-Essiggetränk

Essigauszug der frischen Cranberrys mit Honig und Gewürzen.

Zutaten
- 2 Tassen Cranberrys
- 1 unbehandelte Orange, mit Schale, ohne Kerne
- 3 Scheiben Ingwer
- 1 Tasse Apfelessig
- 2 große EL Honig
- etwas Vanille

Zubereiten
- Cranberrys, Orange und Ingwer hacken oder leicht mixen
- Essig, Honig und Vanille zugeben
- zugedeckt 2 Tage bei Zimmertemperatur ziehen lassen
- dann abseihen
- in eine Flasche füllen und im Kühlschrank einige Tage lagern

Anwenden
- Zwischen den Mahlzeiten das Cranberry-Essiggetränk mit Wasser verdünnt zur Vorbeugung und bei Harnwegsentzündungen trinken.

Menge pro Tag
- 2 Gläser

Dauer der Anwendung
- kurmäßig einige Tage bis zu 2 Wochen

Fenchel

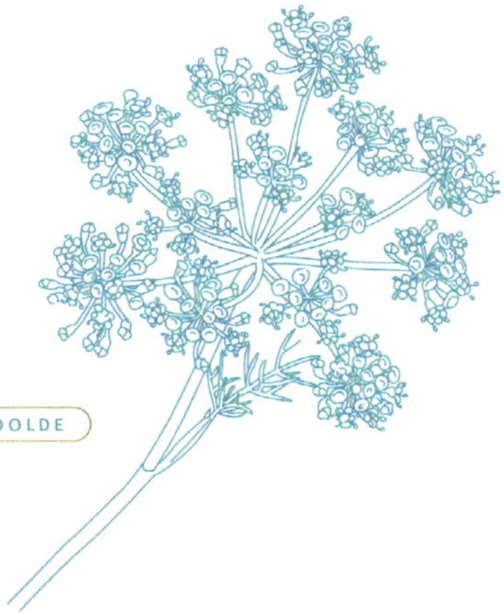

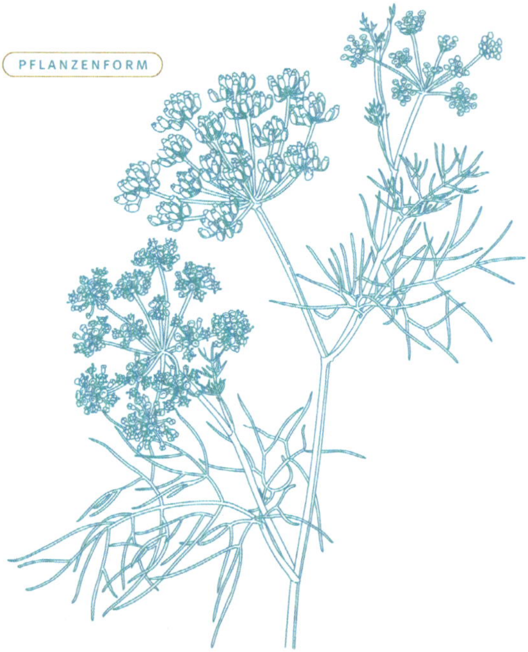

Foeniculum vulgare var. Dulce Die Früchte vom süßen Fenchel, die überall als Gewürz angeboten werden, verwenden wir für Nutrazeutika. Es sind die kleinen Körner, die meistens als Fenchelsamen bezeichnet werden.

Wirksame Inhaltsstoffe Der Fenchel entwickelt duftende und luftige Pflanzenwirkstoffe, die beim Quetschen der Körner entweichen und gleich die Stimmung heben.

Zubereitungen Viele von uns haben schon als Baby den aromatischen Fencheltee getrunken. Eine Tinktur ist ebenfalls wirkungsvoll und gut anwendbar. Bei Husten und Bronchitis kommt noch Honig dazu.

Indikationen Fenchel umsorgt Verdauung und Atemwege. Er entlastet, bringt Bewegung in Magen und Darm und löst den zähen Schleim in der Erkältungszeit. Und er bringt Aufmunterung!

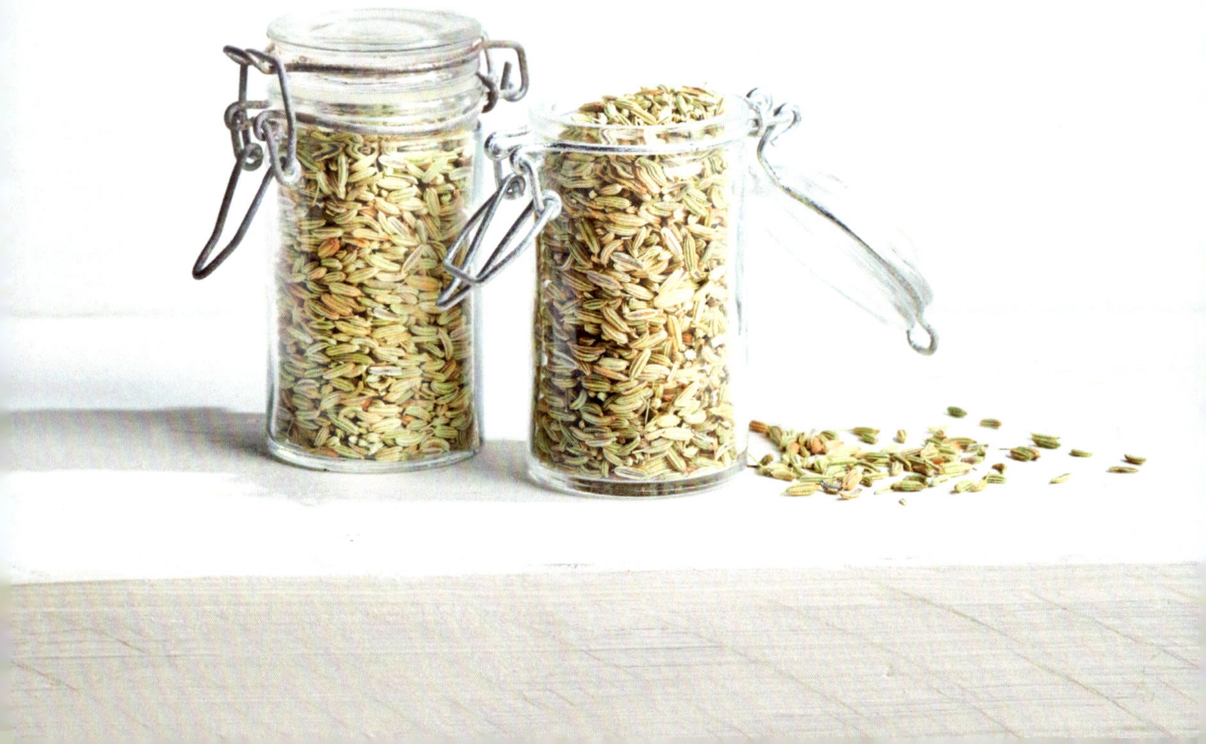

Fenchel: Das steckt drin

Der Gewürzfenchel bildet ein rundes Spektrum an ätherischen Ölen und die wichtigste Komponente ist dabei das Anethol. Sein Duft erinnert gleich an Anis, ein botanisch verwandtes Gewürz. Der Anteil an bitterem Fenchon ist im Süßfenchel viel geringer als im Arzneifenchel, deshalb ist eine Überdosierung kaum möglich. Fenchel enthält auch eine ziemliche große Menge an fetten Ölen.

Der Gemüsefenchel, auch Florentiner Fenchel oder Finocchio genannt, ist eine gezüchtete andere Art mit zwiebelartiger Verdickung, die als Gemüse verwendet wird.

Gewürzfenchel birgt einen Inhaltsstoff, der unsere Gedanken erhellt: das Cumarin, das nach Heu duftet. Traditionell wird Fenchel gern mit einem heiteren Gemüt in Verbindung gebracht. An Kohlenhydrate gebunden ist das Cumarin in der Pflanze wasserlöslich und gut transportierbar. Wenn Pflanzenteile zu trocknen beginnen, entsteht freies, fettlösliches Cumarin und es beginnt zu duften. Alkohol, Essig, Zucker oder Honig binden diese Duftwolke und machen das Cumarin für einige Zeit haltbar. Sein gesamtes Aromaspektrum entfaltet der Fenchel am intensivsten beim kurzen Erhitzen oder Rösten.

Wie Sie Fenchel nutzen können

Fenchelkörner

Die Fenchelfrüchte oder -körner werden gern einfach pur gekaut. So platzen seine Öldrüsen im Mund direkt auf der Schleimhaut auf und die Pflanze gibt das wertvolle ätherische Fenchelöl frei. Es wird dort an Ort und Stelle in den Körper aufgenommen und entfaltet seine entspannende und harmonisierende Wirkung. Das Völlegefühl legt sich und es kommt weniger schnell zu Blähungen.

Fencheltee

Für den aromatischen und wohlschmeckenden Fencheltee werden die Fenchelkörner zerdrückt und mit heißem Wasser übergossen. Schon während des Aufgießens gewinnen wir einen ersten Schwall an Fencheldüften über den Dampf, der in die Nase oder in den Rachen und weiter bis in die Lunge gelangt und dort seine Wirkung entfaltet. Der Vergleich von solchen Aufgüssen mit Tee aus Teebeuteln oder Instantzubereitungen ist überwältigend. Frisch freigesetzte ätherische Fenchelöle bringen das volle Aroma und die volle Wirkung mit. Die Haltbarkeit der ätherischen Fenchelöle ist begrenzt. Auch Babys und kleine Kinder reagieren auf den Fencheltee gut, er schmeckt und bringt Ruhe in die Verdauung. Ähnlich wie Anis bewegt auch Fenchel die feinen Flimmerhärchen in den Bronchien und so kann sich der zähe Schleim besser lösen.

Fenchel-Tinktur

Die Fenchel-Tinktur bietet ein breites Wirkstoffspektrum, sind doch sowohl ätherische Öle als auch Cumarine fett- und alkohollöslich. Auch die Aufnahme der Hauptwirkstoffe über Haut oder Schleimhaut wird durch den Alkohol erleichtert. Eine kleine Tropf- oder Sprühflasche ist zudem sehr anwenderfreundlich in unseren mobilen Zeiten.

Fenchel-Sirup

Für den Fenchel-Sirup werden die Körner fein gemahlen, wodurch ein Großteil der Wirkstoffe freigesetzt wird. Sofort kommt

So wirken Nutrazeutika aus Fenchel

Nutrazeutika	*Wirkungen, Behandlungen*	*Pflanzenwirkstoffe*
Fencheltee	• Verdauungssäfte aktivieren	• ätherische Öle
Fenchel-Tinktur	• Darmaktivität aktivieren • Magen-Darm-Krämpfe • Blähungen • Völlegefühl • grippale Infekte • Schleimlösung • Husten • Stimmungsaufhellung	• ätherische Öle • Cumarine • Flavonoide
Fenchel, ganze Körner	• Verdauungsförderung • Stimmungsaufhellung	• ätherische Öle • Cumarine • Flavonoide
Fenchelpulver	• Verdauungsförderung	• ätherische Öle
Fenchel-Flakes	• Verdauungsförderung • Stimmungsaufhellung	• ätherische Öle • Cumarine • Honig-Inhaltsstoffe
Fenchel-Medizinalwein	• Verdauungsförderung • Stimmungsaufhellung • grippale Infekte	• ätherische Öle • Cumarine • Flavonoide
Fenchel-Essig	• Fenchel-Essig	• ätherische Öle • Flavonoide
Fenchel-Sauerhonig	• Verdauungsförderung	• ätherische Öle • Flavonoide • Honig-Inhaltsstoffe
Fenchel-Honig	• grippale Infekte • Stimmungsaufhellung	• ätherische Öle • Honig-Inhaltsstoffe
Fenchel-Inhalation	• Husten • Schleimlösung • Bronchitis	• ätherische Öle

der Honig dazu, der vor Reaktionen mit der Luft schützt und die flüchtigen Pflanzenwirkstoffe festhält. Der Fenchel-Sirup kann in ganz kleinen Löffelspitzen-Mengen eingenommen werden. Die Glukose aus dem Honig hilft dann mit, die Wirkstoffe in den Körper zu schleusen.

Fenchel-Inhalation

Bei der Fenchel-Inhalation hilft der heiße Wasserdampf mit, um die ätherischen Öle bis in die Lunge zu transportieren. Das löst den festsitzenden Schleim und befreit die Atemwege zum tiefen Durchatmen. Anis und naturbelassenes Salz verstärken die Fenchel-Inhalation.

Fenchel-Essig und -Sauerhonig

Die alkohollöslichen Pflanzenwirkstoffe aus Fenchel können auch vom guten Essig gelöst und dem Körper zur Verfügung gestellt werden. Der Essigauszug kann mit etwas Honig süßsauer abgerundet werden. Die freie Glukose aus dem Honig ist ein zusätzlicher Einschleuser von Pflanzenwirkstoffen.

Fenchel-Wein

Fenchel fügt sich mit seinen Aromen harmonisch in den Portwein ein. Der Auszug hat nur etwa halb so viel Alkohol wie eine Tinktur und wirkt somit milder auf die physiologische Flora der Schleimhaut. Er kann in Likörgläsern genossen werden. Durch die Schwere und Süße, die der Portwein mitbringt, ergibt sich eine bittersüße Köstlichkeit.

Fenchel-Flakes

Für Fenchel-Flakes wird der Fenchel mit bitteren, sauren und süßen Aromen kombiniert. Bittersüß und Süßsauer sind Geschmackspaare, die in unserer Verdauung alle Lebensgeister wecken. Schon durch die Nase gelangen die Bitterstoffe an die passenden Rezeptoren und später ganz intensiv auf der Zunge. So werden Verdauungssäfte ausgeschüttet und Magen und Darm bewegt.

Wirkungsverstärker und Kombinationen

Fenchel würzt unser Brot und Kümmel verstärkt sein Aroma und seine Wirkung. Diese beiden, oft auch noch ergänzt mit Anis und Koriander, sind beliebte Würzkombinationen in unseren Breiten. In Italien sehen wir den Fenchel oft wild neben den Straßen wachsen und dort wird er noch viel intensiver verwendet, etwa für Fisch oder Fenchelsalami. Zur Verdauungsförderung passt Fenchel besser zu Kümmel, als Nutrazeutikum für die Atemwege zu Anis.

Die Rezepte

Fencheltee

Heißer Aufguss mit ganzen, angequetschten Fenchelkörnern.

Zutaten

- 1 TL Fenchelkörner, gequetscht
- ½ Liter Wasser

Zubereiten

- Fenchelkörner zerstoßen
- mit kochendem Wasser übergießen
- zugedeckt 10–12 Minuten ziehen lassen
- abseihen

Anwenden

- vor oder nach den Mahlzeiten bei schlechter Verdauung, Blähungen, Völlegefühl, Magen-Darm-Krämpfen
- nach Bedarf bei grippalen Infekten, Husten, Bronchitis

Menge pro Tag

- 1 Liter Fencheltee

Dauer der Anwendung

- nach Bedarf oder kurmäßig bis zu 4 Wochen

Fenchel-Tinktur

Alkoholischer Auszug aus ganzem, zerstoßenem Gewürzfenchel.

Zutaten
- 8 TL Fenchelkörner
- ¼ Liter Korn oder Wodka, 35–50 Vol.-%

Zubereiten
- Fenchelkörner zerstoßen und in ein Schraubglas geben
- mit Alkohol übergießen und fest verschließen
- 14 Tage ziehen lassen, dazwischen schütteln
- abseihen und in dunkle Tropfflaschen füllen

Anwenden
- 1–2 TL Fenchel-Tinktur vor oder nach den Mahlzeiten zur Verdauungsförderung, bei Blähungen oder Völlegefühl, zum Aktivieren der Verdauungssäfte und der Darmbewegungen und bei Magen-Darm-Krämpfen
- nach Bedarf bei verschleimten Erkältungen

Menge pro Tag
- 1–3 TL

Dauer der Anwendung
- nach Bedarf oder kurmäßig bis zu 4 Wochen

Fenchelhonig

Honig-Mischung mit Fenchelpulver.

Zutaten
- 1 TL Gewürzfenchel, ganze Körner
- 50 g Honig

Zubereiten
- Gewürzfenchel sehr fein mahlen
- mit Honig mischen
- dazu eventuell bis 30 °C erwärmen

Anwenden
- Mit einem Löffel umrühren und 1 Löffelspitze Fenchelhonig nach Bedarf bei Erkältungen, verschleimtem Husten oder Bronchitis einnehmen.
- ½–1 TL Fenchelhonig zwischen den Mahlzeiten zur Stimmungsaufhellung essen.

Menge pro Tag
- bis zu 5 Löffelspitzen oder 2 TL

Dauer der Anwendung
- nach Bedarf bis zu 2 Wochen bei Infekten, zur Stimmungsaufhellung 4–6 Wochen

Fenchel-Essig

Essigauszug aus ganzem, zerstoßenem Gewürzfenchel.

Zutaten
- 8 TL Fenchelkörner
- ¼ Liter Apfelessig

Ergänzungen
- Anis, Kümmel, Lavendel, Petersilie, Thymian, Zitronenschale

Zubereiten
- Fenchelkörner zerstoßen und in ein Schraubglas geben
- mit Essig übergießen und fest verschließen
- 2 Wochen ziehen lassen, dazwischen schütteln
- abseihen und in eine dunkle Flasche füllen

Anwenden
- kulinarisch zum Abrunden von Suppen, Saucen und Ragouts
- als morgendliches Essigwasser

Menge pro Tag
- bis zu 1 EL

Dauer der Anwendung
- kulinarisch als Daueranwendung geeignet

Fenchel-Sauerhonig

Ein mit Honig abgerundeter Essigauszug.

Zutaten
- ⅛ Liter Fenchel-Essig
- 300 g Honig

Zubereiten
- Den fertigen Essigauszug mit dem Honig mischen. Eventuell auf bis zu 30 °C erwärmen, um den Honig leichter zu lösen.

Anwenden
- 1 TL–1 EL Fenchel-Sauerhonig in einem Glas Wasser auflösen und zur Verdauungsförderung trinken.

Menge pro Tag
- 1 Glas mit Wasser verdünnter Sauerhonig

Dauer der Anwendung
- auch als Daueranwendung möglich

Fenchel-Medizinalwein

Weinauszug aus ganzem, zerstoßenem Gewürzfenchel.

Zutaten
- 6 EL Fenchelkörner
- ¾ Liter Portwein

Ergänzungen
- Anis, Lavendel, Zitronenschale, Ingwer, Galgant

Zubereiten
- Fenchelkörner zerstoßen und in ein Schraubglas geben
- mit Portwein übergießen und fest verschließen
- 7 Tage ziehen lassen, dazwischen schütteln
- abseihen und in eine dunkle Flasche füllen

Anwenden
- Den Medizinalwein likörglasweise bei Verdauungsbeschwerden, grippalen Infekten und zur Stimmungsaufhellung trinken.

Menge pro Tag
- 1 Likörglas

Dauer der Anwendung
- nach Bedarf oder kurmäßig bis zu 4 Wochen

Fenchel-Flakes

Fenchelpulver mit Honig und Gewürzen.

Zutaten
- 50 g Fenchelkörner
- 25 g Honig
- Zitronenschale und -saft
- weitere Gewürze wie Galgant, Ingwer oder Wacholder verbessern und verstärken die Flakes

Zubereiten
- die Gewürze fein mahlen und mit Honig, Zitronensaft mischen
- auf Backpapier streichen
- bei 30–40 °C trocknen
- in kleine Stücke reißen
- in einem Glas trocken und dunkel lagern

Anwenden
- Einige Fenchel-Flakes vor der Hauptmahlzeit essen.

Menge pro Tag
- etwa ½ TL

Dauer der Anwendung
- nach Bedarf oder kurmäßig bis zu 4 Wochen

Ingwer

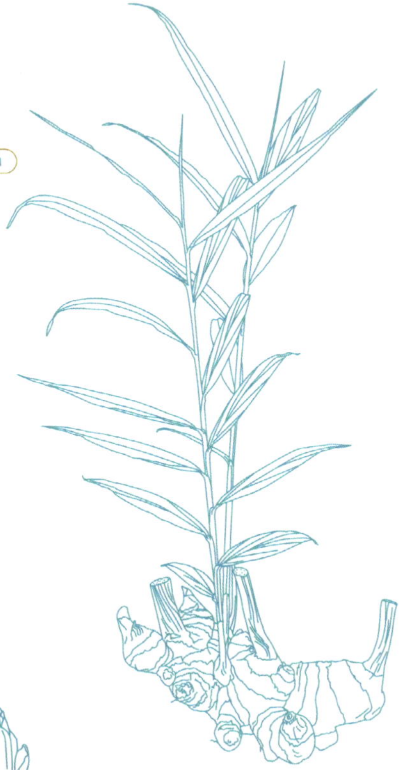

Zingiber officinale Ingwer mit seiner einzigartigen Kombination an zitronigen Düften, wärmender Schärfe und Bitterkeit ist durch keine andere Wurzel ersetzbar. Sogar frische Wurzeln in regionaler Qualität erreichen jetzt unsere Haushalte!

Wirksame Inhaltsstoffe Apotheker bezeichnen Ingwer als Amara acria, ein Bittermittel mit Scharfstoffen. Zitrusartige, blumige und harzig-frische Aromen mit säuerlicher Note vervollständigen sein Spektrum an Pflanzenwirkstoffen.

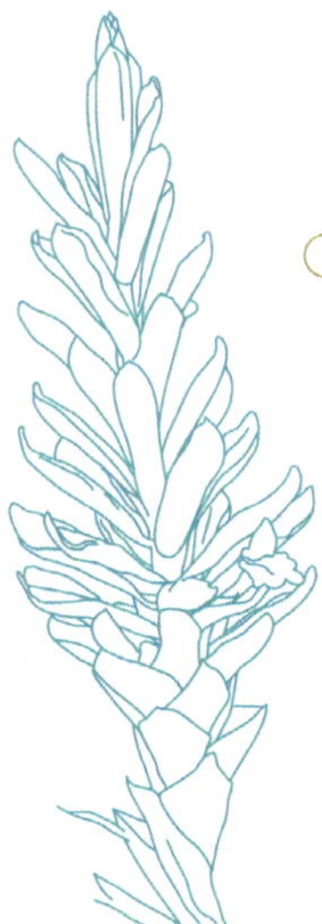

Zubereitungen Seine Vielfalt an Inhaltsstoffen ermöglicht eine Vielfalt an Zubereitungen. Tee mit Honig und Zitrone und Tinkturen, Weine und Essige bringen die Wirkstoffe in eine bioverfügbare Form.

Indikationen Ingwer besänftigt Übelkeit und greift harmonisierend in die Verdauung ein. Er stärkt Verdauungssäfte und Immunabwehr und hilft bei grippalen Infekten, Husten und Bronchitis.

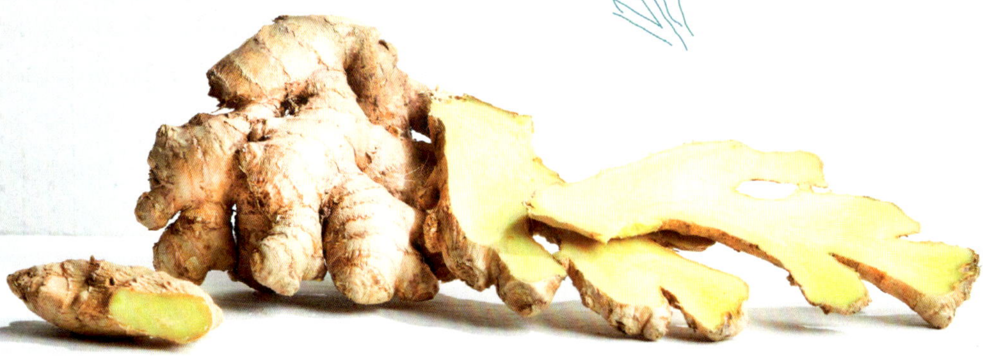

Ingwer: Das steckt drin

Der Ingwer wird von einer ganzen Palette flüchtiger Inhaltsstoffe geprägt. Es ist deshalb am besten, seine Wurzel frisch zu verwenden. Den Duft empfinden wir durch die zitronigen Aromen als erfrischend. Die Scharfstoffe sind ein Kontrast dazu, sie reizen Thermorezeptoren und lösen ein wärmendes Gefühl aus. Ätherische Öle sind fettlöslich und gelangen leicht durch Haut oder Schleimhaut in den Körper.

Die flüchtigen Aromen verschwinden beim Trocknen und beim Lagern, dafür treten scharfe Shogaole in den Vordergrund. Das getrocknete Pulver von Ingwer schmeckt deshalb wesentlich schärfer als die frische Wurzel. Gingerole und Shogaole sind nicht flüchtig, sondern Scharfstoffe, die Schmerzrezeptoren im Mund reizen und auf diese Weise ihre Schärfe spüren lassen.

Knoblauch, Zitrusfrüchte und Basilikum intensivieren die Ingweraromen in angenehmer Art und Weise und Chili verstärkt ihre Schärfe. Ingwer fügt sich in vielen Kombinationen gut ein und verstärkt die Wirkung anderer Pflanzen durch seine Bitter- und Scharfstoffe, weil er die Durchblutung fördert und die Verdauung kräftigt.

Wie Sie Ingwer nutzen können

Ingwerwurzel, frisch

Die frische Wurzel bietet sich für die kulinarische und nutrazeutische Zubereitung von Ingwer an. Die Wurzel wird geschnitten, gehackt oder gerieben, um die flüchtigen Aromen freizusetzen. Wenn sie sehr frisch ist, muss sie nicht geschält werden. Damit die Aromen nicht vollständig als Duftwolke entweichen, wird der Ingwer gleich ausgezogen oder weiterverarbeitet. Die bestimmenden Wirkstoffe werden mit Fett, Alkohol oder Essig gebunden.

Ingwertee

Ein wässriger Auszug holt nur einen Teil der wirksamen Pflanzenstoffe aus dem Ingwer. Vor allem die Scharfstoffe Gingerol und Shogaol werden im Wasser gelöst. Das Duftbukett des frischen Ingwers entweicht zum größeren Teil in die Luft und wird als angenehm empfunden, wenn der Tee selbst zubereitet wird. Zitronensaft verstärkt die Zitrusnoten des Ingwers und 1 kleiner Löffel Honig macht aus dem Tee eine bitter-süß-saure Köstlichkeit. Säuren aus der Zitrone und Glukose aus dem Honig helfen bei der Aufnahme der Pflanzenwirkstoffe.

Ingwer-Tinktur

Die Tinktur mit einem mittleren Alkoholgehalt ist auch für Ingwer eine Zubereitung, die sowohl fettlösliche als auch wasserlösliche Pflanzenwirkstoffe aus der Wurzel holt und sie für den Körper aufbereitet. Klarer Branntwein wie Korn oder Wodka sind zudem Türöffner, sie ermöglichen eine gute Aufnahme, die schon im Mund beginnt.

Ingwer-Medizinalwein

Der Alkoholgehalt des Medizinalweines ist nur etwa halb so hoch wie der der Tinktur. Deshalb ist der Auszug der Pflanzenwirkstoffe in Richtung wasserlösliche Bitterstoffe verschoben. Gern werden mehrere Heilpflanzen mit Bitter- und Gerbstoffen kombiniert und auch die Wirkung der Flavonoide aus dem Portwein gesellt sich noch dazu. Das Likörglas mit dunkelrotem, würzigem Medizinalwein kann ein richtiger Genuss sein und stimuliert das Wohlbefinden auf eine recht angenehme Weise.

So wirken Nutrazeutika aus Ingwer

Nutrazeutika	*Wirkungen, Behandlungen*	*Pflanzenwirkstoffe*
Ingwertee	• Verdauungsförderung • Blähungen und Völlegefühl • Stärkung von Leber und Galle • Stärkung des Immunsystems • grippale Infekte • Husten und Bronchitis	• Scharfstoffe • Bitterstoffe • ätherische Öle
Ingwer-Tinktur	• Vorbeugung von Übelkeit • Verdauungsförderung • Stärkung von Leber und Galle • Stärkung des Immunsystems • grippale Infekte • Bronchitis und Husten	• Scharfstoffe • Bitterstoffe • ätherische Öle
Ingwer-Medizinalwein	• Stärkung des Immunsystems • Tonikum	• Bitterstoffe • Scharfstoffe
Ingwer-Essig	• Verdauungsförderung • Blähungen und Völlegefühl • Stärkung von Leber und Galle • Stärkung des Immunsystems	• Scharfstoffe • Bitterstoffe • ätherische Öle
Ingwer-Honig	• grippale Infekte • Bronchitis und Husten	• Scharfstoffe • Bitterstoffe • Honig-Inhaltsstoffe

Ingwer-Essig

Guter, natürlich vergorener Apfelessig ist mit seiner Essigsäure ein starkes Auszugmittel. Er holt, ähnlich wie Alkohol, ein breites Spektrum von Pflanzenwirkstoffen aus dem Ingwer. Er braucht dazu nur wenige Tage, hält die Pflanzenwirkstoffe allerdings in konstanter Form nur einige Monate fest. Für die Anwendung wird er verdünnt und mit der Süße von Honig abgerundet. Vieles weist darauf hin, dass er die gute Bakterienflora der Schleimhaut dadurch stärkt, dass er den pH-Wert ein wenig absenkt.

Ingwer-Sirup

Honig harmonisiert geschmacklich gut mit Ingwer, weil er die Bitterkeit und Schärfe mit seiner Süße abrundet. Er besitzt auch die Fähigkeit, die frisch freigesetzten Aromen und Scharfstoffe einzuhüllen, sie vor Luftsauerstoff zu schützen und haltbar zu machen. Zudem ist Honig auch noch ein hervorragender Einschleuser.

Wirkungsverstärker und Kombinationen

Das Aroma von Ingwer lässt sich durch Knoblauch, Koriander, Kardamom, Kreuzkümmel, Zimt, Nelken, Basilikum und Zitrusschalen harmonisch ergänzen. Auch Wacholderbeeren finden eine sensorische Anknüpfung an Ingwer und verstärken seine Wirkung bei Infekten. Zitrone und Honig fördern die Aufnahme der Pflanzenwirkstoffe von Ingwer und sind deshalb besonders im Tee eine wertvolle Ergänzung.

Die Rezepte

Ingwertee

Heißer Aufguss von frischem Ingwer mit Zitrone und Honig.

Zutaten
- 4 TL frischer Ingwer, in Scheiben
- ½ Liter Wasser
- 2 EL Zitronensaft
- 2 TL Honig

Zubereiten
- die frischen Ingwerscheiben mit heißem Wasser übergießen
- zugedeckt eine Viertelstunde ziehen lassen
- Zitronensaft und Honig einrühren

Anwenden
- vor oder nach den Mahlzeiten zur Verdauungsförderung
- zur Stärkung von Leber und Galle und des Immunsystems
- zur Vorbeugung von Übelkeit und Erkältungen
- bei grippalen Infekten, Husten oder Bronchitis

Menge pro Tag
- ½ Liter

Dauer der Anwendung
- nach Bedarf oder kurmäßig bis zu 4 Wochen

Ingwer-Tinktur

Kalter Auszug mit klarem Branntwein.

Zutaten
- 6 EL frischer Ingwer, gehackt
- ¼ Liter Korn oder Wodka, 35–60 Vol.-% Alkohol

Zubereiten
- Ingwer in ein Schraubglas geben, mit Alkohol übergießen und gut verschließen
- 2 Wochen ziehen lassen
- abseihen und in Tropfflaschen füllen

Anwenden
- 1–2 TL nach Bedarf oder kurmäßig zur Immunstärkung, Verdauungsförderung, bei Erkältungen, zur Entzündungshemmung und als Antioxidans.

Menge pro Tag
- 1–3 TL

Dauer der Anwendung
- nach Bedarf oder kurmäßig bis zu 4 Wochen

Ingwer-Medizinalwein

Kalter Auszug von Ingwerwurzel mit Portwein.

Zutaten
- 30 g frischer Ingwer in Scheiben
- 3 TL Wacholderbeeren, angequetscht
- 3 TL Galgantwurzel, geschnitten
- ¾ Liter Portwein

Zubereiten
- Zutaten in ein Schraubglas geben, mit Portwein übergießen und gut verschließen
- bei Zimmertemperatur 1 Woche ziehen lassen,
- abseihen und in eine dunkle Flasche füllen

Anwenden
- Zur Stimulierung der Verdauung und zur Stärkung des Immunsystems 1 Likörglas pro Tag genießen.

Menge pro Tag
- 1 Likörglas

Dauer der Anwendung
- kurmäßig bis zu 4 Wochen

Ingwer-Essig

Kalter Essigauszug mit Ingwerwurzel.

Zutaten
- 3 TL frischer Ingwer, in Scheiben
- ¼ Liter Apfelessig, reiner Gärungsessig

Ergänzung
- Wacholderbeeren, Zitrone

Zubereiten
- Ingwer in ein Schraubglas geben und mit Apfelessig übergießen
- 2 Wochen ziehen lassen
- abseihen
- in eine dunkle Flasche füllen und fest verschließen

Anwenden
- 1 TL Ingwer-Essig zusammen mit 1 TL Honig für das morgendliche Essigwasser zur Aktivierung der Verdauung, Stärkung von Leber und Galle und des Immunsystems.

Menge pro Tag
- 1 TL pro Tag morgens nüchtern oder vor den Mahlzeiten

Dauer der Anwendung
- kurmäßig bis zu 4 Wochen

Ingwer-Honig

Frischer Ingwer in Honig.

Zutaten
- 1 EL frischer Ingwer, fein geraspelt
- 2 EL Honig

Zubereiten
- Den Ingwer mit Honig mischen und in ein Glas füllen, gut verschließen.

Anwenden
- Umrühren und löffelspitzenweise bei grippalen Infekten, Husten, Bronchitis und als Tonikum.

Menge pro Tag
- bis zu 1 TL

Dauer der Anwendung
- nach Bedarf

Ingwer-Paste

Gemixt aus frischem Ingwer und Knoblauch.

Zutaten
- 35 g frischer Ingwer
- 35 g frischer Knoblauch
- ½ TL Salz
- ½ EL Olivenöl

Zubereiten
- Alle Zutaten mixen, in ein Glas füllen, gut verschießen und im Kühlschrank lagern.

Anwenden
- teelöffelweise kulinarisch verwenden

Menge pro Tag
- 1 TL

Dauer der Anwendung
- zum Würzen als Daueranwendung geeignet

Ingwer-Butter

Frischer Ingwer in Butter.

Zutaten
- 1 EL Ingwer, gehackt
- 2 EL frische Schwarze Johannisbeeren
- 1 TL Honig
- 150 g Butter

Zubereiten
- Ingwer, Johannisbeeren, Honig und weiche Butter mixen
- in eine Glasdose füllen
- im Kühlschrank aufbewahren

Anwenden
- 1 TL der Ingwerbutter als Tonikum und zur Stärkung von Verdauung und Immunsystem mit Brot essen.

Menge pro Tag
- 1 TL

Dauer der Anwendung
- nach Bedarf

Kamille, echte

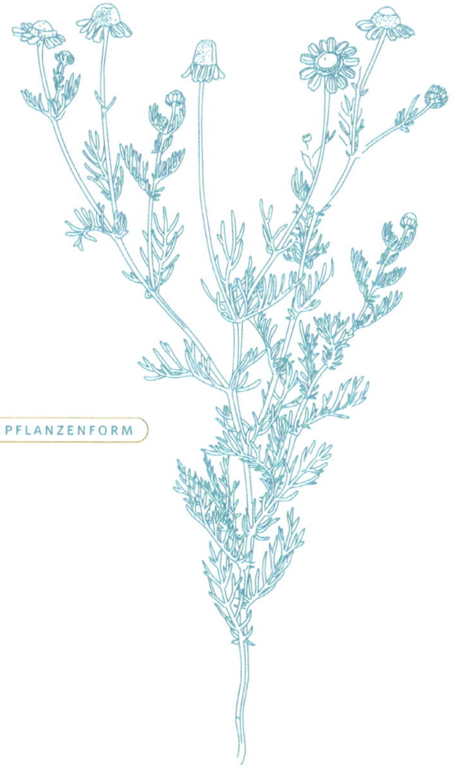

PFLANZENFORM

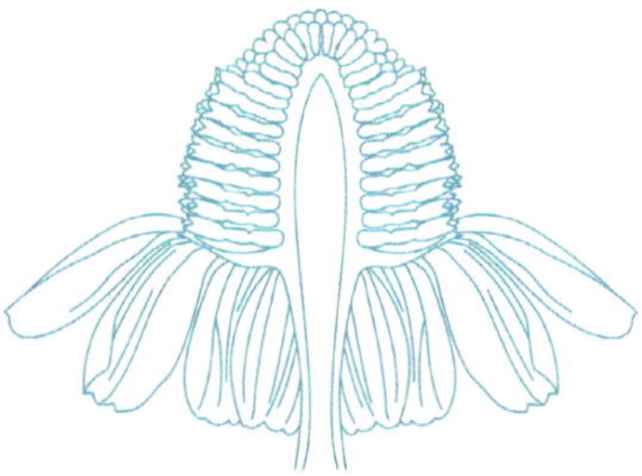

QUERSCHNITT VOM BLÜTENKOPF

Matricaria chamomilla, Matricaria recutita Fröhlich leuchtet uns die Kamille entgegen, doch in der wilden Natur ist sie selten geworden. Sie liebt karge, steinige und unberührte Landschaften, in denen sie ihre Heilkraft entfaltet.

Wirksame Inhaltsstoffe Die Düfte der Kamillenblüten sind eindrucksvoll und prägend. Dazu bildet sie Flavonoide wie das hellgelbe Apigenin, Schleimstoffe und auch noch eine Portion Cumarine für die Stimmung.

Zubereitungen Kamillentee und Kamillenkissen haben Generationen von Kindern an kranken Tagen begleitet. Auch die Inhalation setzt ihre Düfte als Wirkstoffe ein. Tinktur und Ölauszug sind ebenso gebräuchlich.

Indikationen Kamillenblüten hemmen Entzündungen und beruhigen gleichzeitig. Sie helfen, wenn Mund, Rachen und Magen gereizt und gerötet sind und ermöglichen das unbeschwerte Durchatmen nach Infekten.

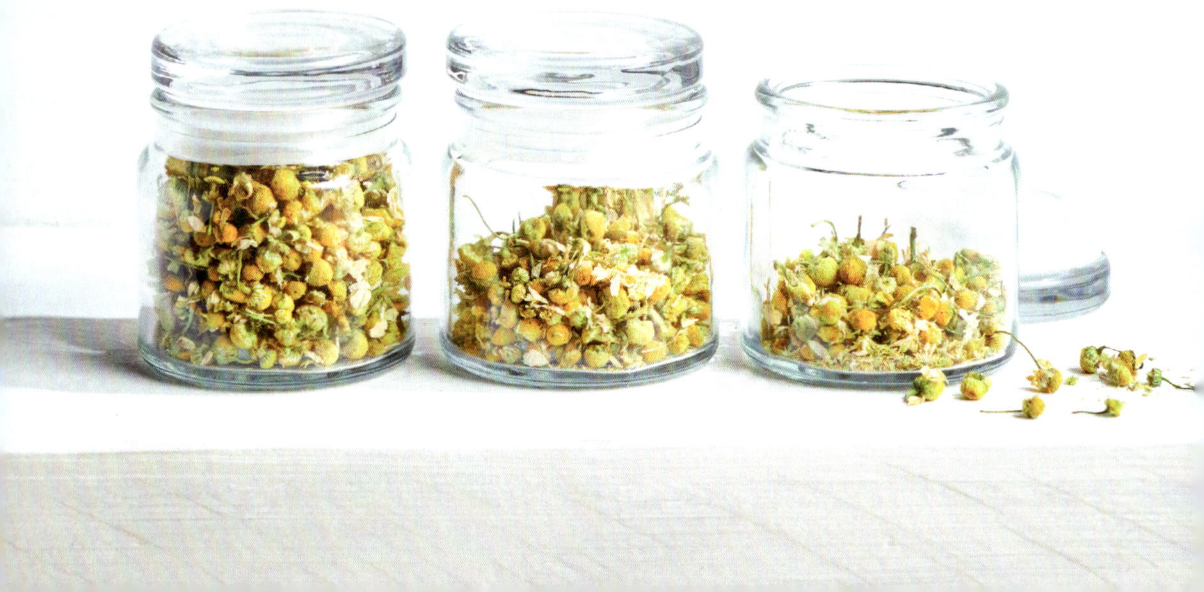

Kamille: Das steckt drin

Wenn die Zeit des Erntens kommt, wölbt die Echte Kamille ihren gelben Blütenboden auf und bildet innen einen Hohlraum. Wer den Blütenkopf auseinanderbricht, erkennt an ihm die Echte Kamille. Frische Kamillenblüten verströmen einen unvergleichlichen Duft. Auch wenn die Ausbeute gering ist, für den Eigenbedarf können die heilsamen Blüten gut selbst gezogen werden. Die europäische Kamille enthält zudem weniger allergen wirkende Inhaltsstoffe.

Das breite Spektrum der ätherischen Öle liefert nur die natürliche Pflanze. Im isolierten ätherischen Öl sind beispielsweise die Wirkstoffe Matrizin und Matricarin nicht mehr enthalten.

Wie Sie echte Kamille nutzen können

Kamillentee

Beim heißen Aufgießen der frischen oder getrockneten Kamillenblüten wird eine intensive aromatische Duftwolke freigesetzt und es lohnt sich, diese einzuatmen. Im Tee selbst bleibt nur ein kleiner Teil der ätherischen Öle von < 0,5 % erhalten.

Kamillen-Tinktur

Die Tinktur aus Kamillenblüten ist die klassische und häufige Anwendung von Kamille. Eine aus frischen Kamillenblüten selbst hergestellte Tinktur hat ein besonderes Aromenspektrum und damit einen besonderen Wert. Die ätherischen Öle aus der Kamillentinktur vermindern die Bildung von Entzündungsstoffen wie Histaminen und Prostaglandinen bei innerlicher und äußerlicher Anwendung.

Kamillen-Mundspülung

Als Mundspülung kann ein starker Kamillentee oder die Tinktur verwendet werden. Der Tee als Mundspülung hat den Nachteil, dass er nicht haltbar ist. Abhilfe kann Salz schaffen, das aus dem Kamillentee eine gesättigte Kräutersole macht. Zum Verwenden wird die Kamillentee-Sole mit mindestens 10 Teilen Wasser verdünnt und so in eine mikrobiomfreundliche Salzlösung verwandelt. Diese niedrige Salzkonzentration fördert die guten Milchsäurebakterien auf der Mundschleimhaut, sie unterstützt demnach das harmonische Zusammenleben der Mikroben.

Kamillen-Inhalation

Die Kamillen-Inhalation zielt darauf ab, die flüchtigen ätherischen Öle mit dem Wasserdampf in die Atemwege zu führen. Die Anwendung ist einfach, dennoch muss auf die Temperatur geachtet werden. Der heiße Schwall soll sich beim Einatmen angenehm anfühlen. Der Kamillendampf lässt die Schleimhaut abschwellen und mildert die Entzündung auch in den Nebenhöhlen. Salzzusatz verstärkt die Wirkung noch.

Kamillen-Duftkissen

Das Kamillen-Duftkissen ist in vielen Regionen in der Volksheilkunde verbreitet. Eine kleine Menge getrocknete Kamillenblüten wird in einen Baumwoll- oder Leinenbeutel gebunden oder eingenäht. Der Duft hält mehrere Monate an, vor allem, wenn es in einem dicht verschlossenen Glas gelagert wird. Auch Kinder mögen diese Duftanwendung, die neben der Entzündungshemmung auch beruhigt und die Stimmung hebt. Das Duftkissen wird in kurzen Episoden angewendet, weil es schnell einen Gewöhnungseffekt an den Kamillenduft gibt. Andauernder Duft einer Pflanze verliert die Wirkung.

So wirken Nutrazeutika aus Kamille

Nutrazeutika	*Wirkungen, Behandlungen*	*Pflanzenwirkstoffe*
Kamillentee	• Entzündungen in Mund und Rachen • Zahnfleischentzündungen • Nasennebenhöhlenentzündung • Magenentzündung (Gastritis) • Magen-Darm-Krämpfe • Beruhigung • Stimmungsaufhellung • Angstlösung • grippale Infekte • Husten • Bronchitis	• ätherische Öle • Flavonoide • Schleimstoffe • Cumarine
Kamillen-Tinktur	• Entzündungen in Mund und Rachen • Zahnfleischentzündungen • Magenentzündung (Gastritis) • Magen-Darm-Krämpfe • Beruhigung • Stimmungsaufhellung • Angstlösung • grippale Infekte • Husten • Bronchitis	• ätherische Öle • Flavonoide • Cumarine
Kamillen-Mund-spülung	• Entzündungen in Mund und Rachen • Zahnfleischentzündungen	• ätherische Öle • Flavonoide • Schleimstoffe
Kamillen-Inhalation	• Nasennebenhöhlenentzündung • grippale Infekte • Bronchitis	• ätherische Öle
Kamillen-Duftkissen	• Beruhigung • Stimmungsaufhellung • Angstlösung	• ätherische Öle • Cumarine
Kamillen-Ölauszug	• trockene und spröde Haut	• ätherische Öle • Cumarine

Kamillen-Ölauszug

Ätherische Öle und Cumarine sind fettlöslich und können gut in Öl gelöst werden. Bei Sebostase, wenn die Haut trocken und spröde ist und zu Entzündungen neigt, empfiehlt sich das Kamillenöl als äußerliche Einreibung. Die ätherischen Öle sickern durch die Haut und machen sie geschmeidiger. Ein Zusatz von Jojobaöl wirkt als Emulgator und verbessert die Aufnahme.

Wirkungsverstärker und Kombinationen

Hibiskus, Vanille und Rosenblüten harmonisieren gut mit Kamillenblüten. Tiefgekühlter Kamillen-Hibiskustee ergibt ein Eis, das stark entzündungshemmend und auch für Kinder angenehm zu essen ist. Dazu gehören natürlich ein wenig Honig, etwas Zitronensaft und eine Prise Salz, um Wirkstoffaufnahme und Geschmack zu erhöhen.

Die Rezepte

Kamillentee

Heißer Aufguss von Kamillenblüten.

Zutaten
- 1 TL getrocknete Kamillenblüten
- ½ Liter Wasser

Zubereiten
- Kamillenblüten mit heißem Wasser überbrühen
- zugedeckt 10 Minuten ziehen lassen
- abseihen

Anwenden

Den Kamillentee trinken
- bei Entzündungen in Mund, Rachen, Nebenhöhlen
- bei Magen-Darm-Krämpfen
- bei grippalen Infekten, Husten, Bronchitis
- zur Beruhigung
- zur Stimmungsaufhellung

Menge pro Tag
- ½ Liter

Dauer der Anwendung
- nach Bedarf bis zu 4 Wochen

Kamillen-Tinktur

Kalter Auszug mit klarem Branntwein.

Zutaten
- 4 EL getrocknete Kamillenblüten
- ¼ Liter Korn oder Wodka, 35–50 Vol.-% Alkohol

Zubereiten
- Kamillenblüten in ein Schraubglas geben
- mit Alkohol übergießen
- fest verschließen und 2 Wochen ziehen lassen
- abseihen und in Tropfflaschen füllen

Anwenden

pur bei Entzündungen von Mund, Rachen und Zahnfleisch;

1 EL in ½ Glas Wasser verdünnt
- bei Entzündungen von Mund, Rachen, Zahnfleisch
- bei Magen-Darm-Krämpfen
- bei grippalen Infekten, Husten, Bronchitis
- zur Beruhigung
- zur Stimmungsaufhellung

Menge pro Tag
- 1–3 Anwendungen pro Tag

Dauer der Anwendung:
- 14 Tage

Kamillen-Mundspülung

Starker, heißer Aufguss aus Kamillenblüten.

Zutaten
- 2 EL frische oder 1 EL getrocknete Kamillenblüten
- ¼ Liter Wasser

Ergänzung
- 70 g Steinsalz oder Meersalz

Zubereiten
- Kamillenblüten mit heißem Wasser überbrühen
- zugedeckt 10 Minuten ziehen lassen
- abseihen
- eventuell mit Salz haltbar machen

Anwenden
- Die Kamillen-Mundspülung ohne Salz pur bei Entzündungen von Mund, Rachen und Zahnfleisch anwenden.
- Kamillen-Sole-Mundspülung mit 10–15 Teilen Wasser verdünnen und ebenfalls bei Entzündungen von Mund, Rachen und Zahnfleisch und zur Verbesserung des Mikrobioms im Mund anwenden.

Menge pro Tag
- nach Bedarf

Dauer der Anwendung
- bis zu 4 Wochen, dann eine Pause einlegen

Kamillen-Duftkissen

Getrocknete Kamillenblüten im Beutel.

Zutaten
- 2 EL getrocknete Kamillenblüten
- 1 kleiner Baumwoll- oder Leinenbeutel

Zubereiten
- Die Kamillenblüten in den Beutel füllen, zubinden oder zunähen und zum Lagern in ein fest verschließbares Glas geben.

Anwenden
- Das Kamillen-Duftkissen nach Bedarf in kurzen Episoden als Duftquelle verwenden, zur Duftverstärkung anwärmen.

Menge pro Tag
- mehrmals täglich nach Bedarf

Dauer der Anwendung
- einige Tage nach Bedarf

Kamillen-Inhalation

Heißer Kamillendampf.

Zutaten
- 1 TL frische oder getrocknete Kamillenblüten
- ¼ Liter Wasser

Ergänzungen
- Steinsalz, Thymian, Salbei, Zitronenmelisse, Anis

Zubereiten
- Die Kamillenblüten mit heißem Wasser übergießen. 1 TL Steinsalz verstärkt die Wirkung.

Anwenden

- Mit dem Kamillendampf inhalieren, sobald die Temperatur angenehm ist, dazu den Dampf mit einem Handtuch zu Nase und Mund leiten; bei verstopfter Nase, verschleimten Atemwegen, Erkältungen, Druckgefühl in den Stirn- und Nebenhöhlen, Husten, Bronchitis.

Menge pro Tag

- 1- bis 3-mal pro Tag

Dauer der Anwendung

- nach Bedarf einige Tage

Kamillen-Ölauszug

Kalter Ölauszug aus getrockneten Kamillenblüten.

Zutaten

- 3 EL getrocknete Kamillenblüten
- ¼ Liter Olivenöl

Ergänzung

- 50 ml Olivenöl durch Jojobaöl ersetzen

Zubereiten

- Die Kamillenblüten in einem Schraubglas mit Olivenöl übergießen
- fest verschließen und 14 Tage ziehen lassen
- abseihen
- in einer dunklen Flasche gut verschlossen lagern

Anwenden

- Das Kamillenöl bei trockener und spröder Haut äußerlich auftragen.

Menge pro Tag

- 2-mal täglich einmassieren

Dauer der Anwendung

- Bei guter Verträglichkeit ist eine Daueranwendung möglich.

Kamillen-Eis

Gefrorener Kamillen-Hibiskus-Tee mit Honig und Zitrone.

Zutaten

- 1 EL Kamillenblüten
- 1 TL Hibiskusblüten
- ¼ Liter Wasser
- 2 EL Honig
- 1 Prise Steinsalz
- 1 EL Zitronensaft

Ergänzung

- 200 g Naturjoghurt

Zubereitung

- Kamillen- und Hibiskusblüten mit heißem Wasser übergießen
- zugedeckt 10 Minuten ziehen lassen
- abseihen und abkühlen lassen
- Honig, Salz und Zitrone zugeben
- in Eisformen oder Papierformen mit Holzstiel füllen
- ganz auskühlen lassen
- tiefkühlen

Anwenden

- Das Kamilleneis bei Entzündungen im Mund, hitzigen Infekten oder Bauchschmerzen essen.

Menge pro Tag

- 1–2 Eis

Dauer der Anwendung

- nach Bedarf

Karotte (Möhre)

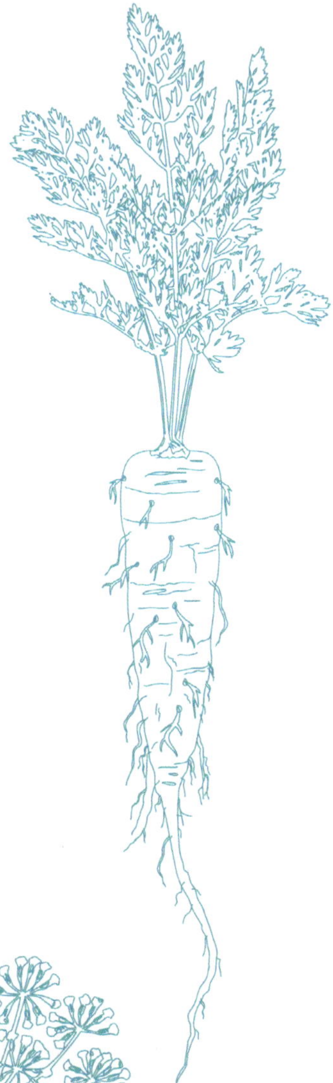

PFLANZENFORM

Daucus carota Strahlend orange und knackig, so stellen wir uns eine frische Karotte vor, zum Anbeißen! Ihre Süße, Aromen und Pflanzenwirkstoffe haben sie kulinarisch und gesundheitlich unersetzlich gemacht.

Wirksame Inhaltsstoffe Die orangen Carotinoide sehen wir gleich und ihre Düfte sind unverkennbar. Um die Pektine zum wirksamen Darmtherapeutikum zu machen, braucht es allerdings eine längere Verweilzeit im Kochtopf.

Zubereitungen Eine Karottensuppe muss schon eine Stunde gekocht werden, um die Karotten in jene Pflanzenarznei zu verwandeln, die dem Darm Wasser und Bakterien gleichermaßen entziehen kann.

Indikationen Akut hilft die Karottensuppe jung und alt bei unspezifischen Durchfällen. Zudem stärkt die Karotte das Immunsystem und die Sehkraft, wenn sie über Jahre roh und gekocht gegessen wird.

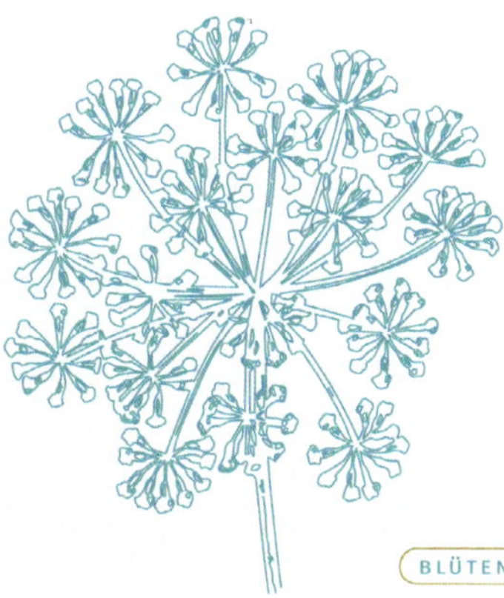

BLÜTENDOLDE

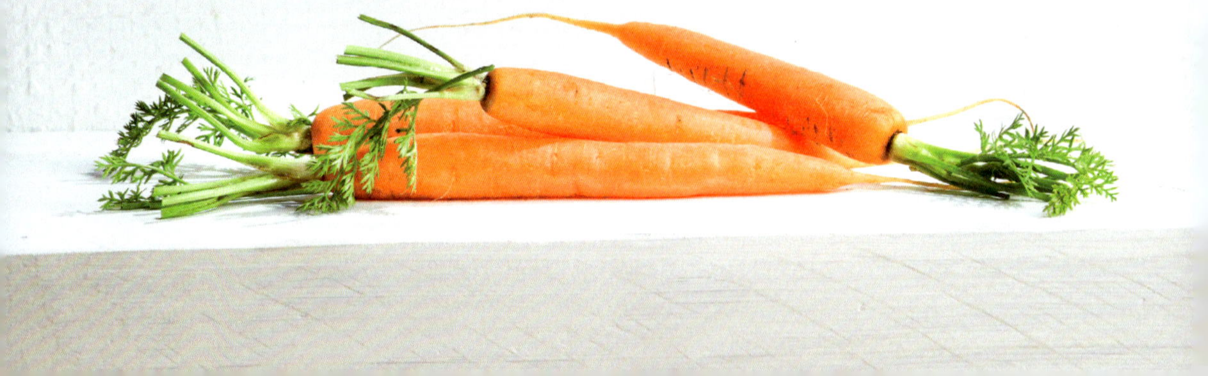

Karotte: Das steckt drin

Die orange Farbe der Karotte zeigt schon, was in großen Mengen in ihr steckt. Kein anderes Lebensmittel bei uns bringt eine so große Menge an ß-Carotin mit wie die Karotte. Daraus kann unser Körper Vitamin A bilden. Auch α-Carotin ist in beträchtlicher Menge in den Karotten enthalten. Lutein und Zeaxanthin gehören ebenfalls zu den Carotinoiden, sie sind sauerstoffhaltig und viel empfindlicher als α- und ß-Carotin. Das Aroma von Karotten ist vielfältig und deckt beinahe das gesamte Spektrum ab.

Wie Sie Karotten nutzen können

Rohe Karotte

Die frische, knackige und rohe Karotte enthält noch das volle Spektrum der hitzeempfindlichen Inhaltsstoffe. Das sind vor allem Vitamine, ätherische Öle und die Carotinoide Lutein und Zeaxanthin. Lutein und Zeaxanthin kommen in der Natur immer gemeinsam vor. Sie befinden sich konzentriert in den äußeren Schichten der Karotte. Und je frischer, desto mehr von diesen empfindlichen Inhaltsstoffen ist noch enthalten. Lutein und auch Zeaxanthin werden als Augenvitamine bezeichnet, weil sie für den gelben Fleck der Netzhaut notwendig sind. Sie schützen vor altersbedingter Makuladegeneration und mildern die Symptome auch noch bei Anwendung in hohem Alter.

Lange gekochte Karottensuppe

Was lange Zeit wenig beachtet wurde, ist heute ernährungswissenschaftlicher Standard: ß-Carotin wird erst dann aus der Karotte freigesetzt, wenn diese gut gekocht wird. Aus so einer Karottensuppe gelangt es ins Blut und entfaltet seine immunstärkende und zellschützende Wirkung.

Die Stärke der Karottensuppe als Nutrazeutikum gegen Durchfall liegt in den Ballaststoffen, die sich durch die lange Hitze verändern. Pektine werden umgebaut und es entstehen Verbindungen namens Galakturonide. Die sind den Bindungsstellen im Darm ähnlich und können krankmachende Mikroorganismen festhalten. So werden diese schneller ausgeschieden und es bleibt ihnen keine Zeit, um Giftstoffe zu bilden. Der Durchfall klingt ab. Ein wenig Salz und Glukose sind nicht nur für den Geschmack gut, sie verbessern die Wirkung noch. Auch die kleine Menge Butter nützt dem fettlöslichem ß-Carotin. Die Buttersäure erleichtert den guten Darmbakterien das Überleben. Der Kinderarzt Ernst Moro hat den positiven Effekt dieser Karottensuppe bei Durchfall bereits vor mehr als 100 Jahren beschrieben. Sie gilt in der Pädiatrie als anerkanntes Mittel.

Karotten-Shrub

Getränke mit einem geringen Anteil an Essig finden wir auf der ganzen Welt. Sie sind aus gesundheitlicher Sicht sehr spannend, verbinden sie doch den Genuss mit einer gesundheitsfördernden Wirkung für den Darm. Guter Gärungsessig bringt eine Vielfalt von Mikroben in das Getränk, die sich, wenn wir ihnen ein wenig Zeit geben, sogleich an die Arbeit machen und Pflanzenwirkstoffe zerlegen. Aus großen, robusten Molekülen wie etwa Gerbstoffen wird eine wunderbare Wolke von Aromastoffen freigesetzt und auch fest gebundene Inhaltsstoffe werden für den Körper verfügbar. Zudem bleiben hitzeempfindliche Nährstoffe und Pflanzenwirkstoffe erhalten.

So wirken Nutrazeutika aus Karotten

Nutrazeutika	*Wirkungen, Behandlungen*	*Pflanzenwirkstoffe*
lange gekochte Karottensuppe	• Durchfall • Immunsystemstärkung • Magenschutz • Präbiotikum • rheumatoide Arthritis	• lösliche Ballaststoffe • Hydroxyzimtsäuren
Karotten-Shrub	• Immunsystemstärkung • stärkt gelben Fleck auf der Netzhaut	• ß-Carotin • Lutein • Honig-Inhaltsstoffe • Apfelessig-Inhaltsstoffe
rohe Karotte *frischer Karottensaft*	• stärkt gelben Fleck auf der Netzhaut	• Lutein

Wirkungsverstärker und Kombinationen

Ihre Süße, ihre Aromen und ihr Einfühlungsvermögen in verschiedene Gerichte haben sie beliebt gemacht. Die Karotte behandelt Magen und Darm sanft, wenn sie gekocht wird, und damit hat sie sich auch einen Namen gemacht. Karotten enthalten selbst beinahe das gesamte Aromenspektrum. Was ihnen fehlt, sind schwefelige Noten, die sie oft von Zwiebeln, Knoblauch, Lauch, Kartoffeln oder Petersilienwurzeln erhalten. Mit Gewürzen wie Kümmel, Kreuzkümmel, Petersilie oder Koriander vertragen sie sich besonders gut.

Die Rezepte

Karottensuppe

Lange gekochte Suppe aus Karotten.

Zutaten
- ½ kg Karotten
- ½ TL Salz
- 1 TL Butter
- 1 EL Honig
- Wasser

Zubereiten
- Karotten in Stücke schneiden
- in 1 Liter Wasser 1 Stunde lang köcheln lassen
- Suppe pürieren
- mit Wasser wieder ungefähr auf 1 Liter auffüllen
- Salz, Butter und Honig zugeben
- nochmal erwärmen

Anwenden
- Die Karottensuppe bei Durchfall oder bei Entzündungen im Magen über den Tag verteilt essen.

Menge pro Tag
- nach Bedarf

Dauer der Anwendung
- einige Tage

Karotten-Shrub

Essigauszug aus Karotten als Getränk.

Zutaten
- 200 g Karotten
- 1 EL Ingwer
- Zimt
- ½ Tasse Apfelessig
- ½ Tasse Honig

Zubereiten
- Karotten raspeln und Ingwer klein hacken (oder beides in der Küchenmaschine zerkleinern)
- Essig, Honig und Zimt dazumischen
- in ein Schraubglas geben, gut verschließen und 2 Tage ziehen lassen
- abseihen

Anwenden
- Den Karotten-Essigauszug zur Stärkung des Immunsystems und des Schvermö gens mit Wasser verdünnt trinken.

Menge pro Tag
- 1 Glas

Dauer der Anwendung
- einige Tage bis zu 4 Wochen

Kapuzinerkresse

SAMENKAPSELN

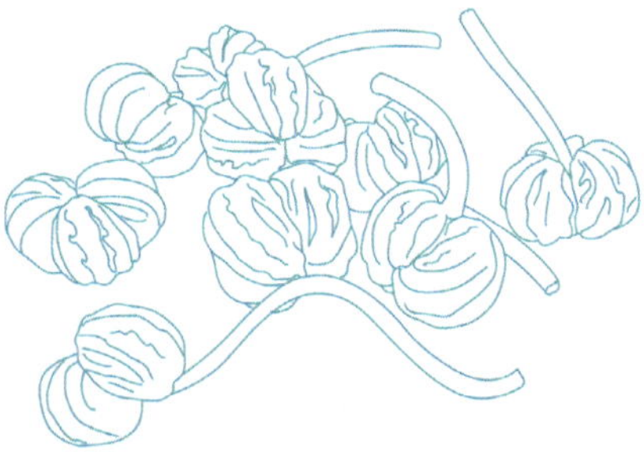

PFLANZENFORM

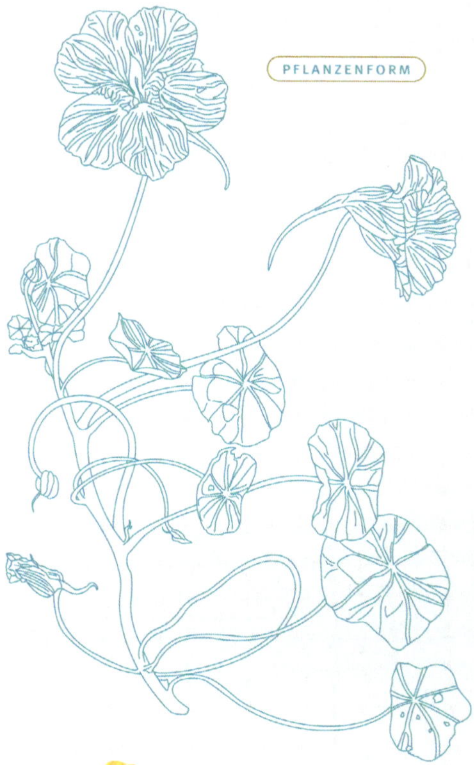

Tropaeolum majus Die Kresse der Kapuzinermönche aus Peru fühlt sich auch bei uns wohl, sobald im Mai die winterliche Kälte vorüber ist. Je länger der Sommer dauert, desto mehr Fülle und Blüten bringt sie hervor.

Wirksame Inhaltsstoffe Orange und gelbe Kapuzinerkresseblüten zieren die Gärten und verraten damit schon ihre wertvollen Pflanzenfarben. Die innere Schärfe der Senföle geben sie erst im Mund frei, dosiert und wohlschmeckend.

Zubereitungen Die Kapuzinerkresse essen wir am allerbesten frisch aus dem Garten. Als Erkältungsvorsorge eignet sich die Tinktur, die wirksame Senföle für mehrere Monate haltbar, bioverfügbar und alltagstauglich anwendbar macht.

Indikationen Kapuzinerkresse säubert mit ihren Scharfstoffen die Schleimhäute von unerwünschten Mikroben und schützt vor Erkältungen und Harnwegsinfekten. Sie unterstützt unsere Immunabwehr.

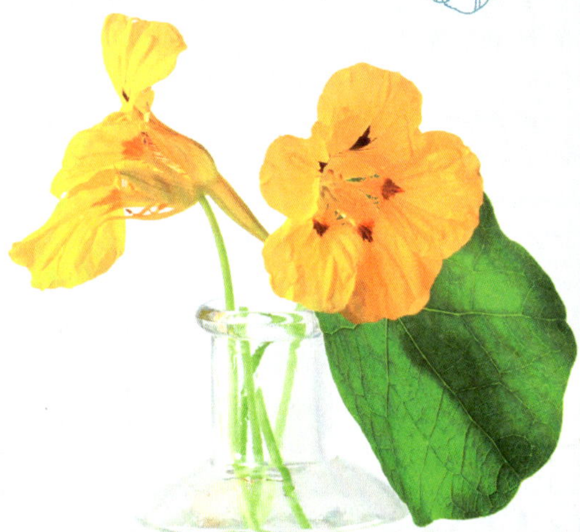

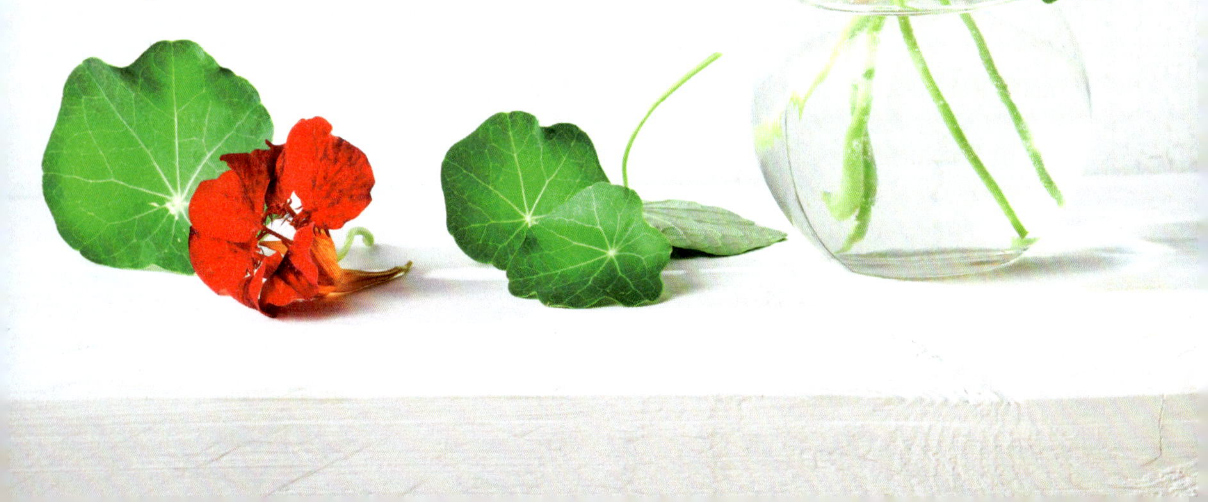

Kapuzinerkresse: Das steckt drin

Die Kapuzinerkresse enthält wirkungsvolle Glucosinolate. Das sind Senföle, die an Kohlenhydrate gebunden sind, auch Senfölglykoside genannt. Die Kapuzinerkresse braucht sie in dieser gebundenen, wasserlöslichen Form, um sie gut in alle Pflanzenteile transportieren zu können. Beim Zerkleinern oder Hineinbeißen in Blätter oder Blüten wird Myrosinase freigesetzt, ein Enzym, das sofort beginnt, die Senföle zu befreien. Sie reizen unvermittelt den Trigeminusnerv, den dreiteiligen Gesichtsnerv, und vermitteln uns eine scharfe Empfindung.

Wie Sie Kapuzinerkresse nutzen können

Frische Kapuzinerkresse

Die Schärfe aus der Kapuzinerkresse fördert die Durchblutung der Schleimhaut im Mund und verstärkt auf diese Weise die Geschmackseindrücke der Speisen. In der freien Form sind die Senföle fettlöslich und für unseren Körper gut verfügbar. Sie gelangen innerhalb von 2–3 Stunden über die Leber bis ins Blut und in den gesamten Körper und nach 4–10 Stunden sind sie im Harn nachweisbar. Auf dem Weg vom Mund bis in die Harnwege wirken sie antibakteriell, und das bereits in kleinen, küchenüblichen Mengen. Tatsächlich wurde auch eine Wirkung gegen Pilze und Viren beobachtet. Den unspezifischen Reizen der Senföle aus Kapuzinerkresse schreibt die Wissenschaft eine immunstärkende Wirkung zu. Senföle, die noch als Glykoside gebunden sind, wandern durch den Dünndarm hindurch und gelangen in den Dickdarm. Dort fallen Darmbakterien über sie her und spalten sie auf. Auf diesem Umweg werden Senföle sogar noch aus dem Dickdarm aufgenommen.

Kapuzinerkresse-Tinktur

Alkohol bringt die fettlöslichen Senföle in eine gut haltbare Form. Alle Pflanzenteile, vorrangig Blätter und Blüten, werden klein geschnitten und in klarem Branntwein angesetzt. Den fertigen Auszug können Sie in dunklen Tropfflaschen aufbewahren und ihn in Erkältungszeiten vorsorglich einnehmen. Bei den ersten Anzeichen von Infekten schafft er es oft, diese noch abzuwehren.

Getrocknete Kapuzinerkresse

Tatsächlich erhält die getrocknete Kapuzinerkresse ihre Scharfstoffe gut, wenn ganze Blätter und Blüten bei 30–40 °C getrocknet werden. Die richtig knackig trockenen Pflanzenteile werden im Winter auf warme Speisen gebröselt und setzen erst dann die feine Schärfe frei. Getrocknete Kapuzinerkresse kann luftdicht und dunkel gelagert höchstens 1 Jahr aufbewahrt werden.

Wirkungsverstärker und Kombinationen

Meerrettich ergänzt das Senfölspektrum von Kapuzinerkresse und erhöht ihre Heilkraft. Gemeinsam sind die beiden am stärksten, wenn es um Infekte der Atemwege oder Harnwege geht. Andere Kressearten, etwa Gartenkresse, sind weniger gut untersucht. Dennoch kann eine ähnliche Wirkung erwartet werden.

Kinder, Schwangere und Patienten mit akuten Nierenentzündungen oder Irritationen der Schleimhaut in Magen und Darm vertragen manchmal Kapuzinerkresse nicht so gut. Das Senföl aus Kapuzinerkresse verschlechtert die Alkoholverträglichkeit.

So wirken Nutrazeutika aus Kapuzinerkresse

Nutrazeutika	*Wirkungen, Behandlungen*	*Pflanzenwirkstoffe*
frische Kapuzinerkresse	• antimikrobiell • immunstärkend	• Senföle • Carotinoide
Kapuzinerkresse-Tinktur	• antimikrobiell • immunstärkend • zur Vorsorge grippaler Infekte • Rachenentzündung • Kehlkopfentzündung • zur Vorsorge von Harnwegsinfektionen • Harnwegsdesinfektion	• Senföle • Carotinoide
getrocknete Kapuzinerkresse	• antimikrobiell	• Senföle

Die Rezepte

Kapuzinerkresse-Tinktur

Kalter Auszug von frischer Kapuzinerkresse mit Branntwein.

Zutaten
- 8 EL frische Kapuzinerkresse
- ¼ Liter Korn oder Wodka mit 35–50 Vol.-% Alkohol

Ergänzung
- frische Meerrettichwurzel

Zubereiten
- Kapuzinerkresse hacken, in ein Schraubglas geben
- mit Alkohol übergießen und fest verschlossen 2 Wochen ziehen lassen
- abseihen
- in eine Tropfflasche füllen und dunkel lagern

Anwenden
- 1–2 TL Kapuzinerkresse-Tinktur bei beginnender Erkältung oder zur Immunstärkung einnehmen

Menge pro Tag
- 1–3 TL

Dauer der Anwendung
- nach Bedarf oder kurmäßig bis zu 4 Wochen

Getrocknete Kapuzinerkresse

Ganze Kapuzinerkresseblätter und ganze Blüten, getrocknet.

Zutaten
- frische Kapuzinerkresseblätter und -blüten

Zubereiten
- Kapuzinerkresseblätter und -blüten unzerkleinert bei 30–40 °C trocknen, bis sie rascheltrocken sind (dunkel und luftdicht für 1 Jahr lagerbar).

Anwenden
- Die getrockneten Pflanzenteile zerbröseln und servierfertige Speisen damit würzen.

Menge pro Tag
- nach Geschmack

Kapuzinerkresse-Essig

Kalter Auszug aus frischer Kapuzinerkresse mit Apfelessig.

Zutaten
- 4 EL frische Kapuzinerkresseblätter und -blüten
- ¼ Liter Apfelessig, reiner Gärungsessig

Ergänzungen
- Meerrettich, Ingwer, Fenchel

Zubereiten
- Kapuzinerkresseblätter und -blüten in Streifen schneiden, in ein Schraubglas geben
- mit Apfelessig übergießen
- fest verschließen und 2 Wochen ziehen lassen
- abseihen und in eine Flasche füllen

Anwenden
- Den Kapuzinerkresse-Essig kulinarisch für Salate verwenden.

Menge pro Tag
- nach Geschmack

Dauer der Anwendung
- in Erkältungszeiten, auch als Daueranwendung geeignet

Kapuzinerkresse-Butter

Frische Kapuzinerkresse in Butter.

Zutaten
- 2 EL Kapuzinerkresseblätter und -blüten
- Salz
- etwas Zitronensaft
- 100 g weiche Butter

Ergänzungen
- Meerrettich, Petersilie, Ingwer, Zitrone

Zubereiten
- Die Kapuzinerkresse hacken
- mit Butter mischen
- mit Salz und Zitronensaft abschmecken
- im Kühlschrank lagern

Anwenden
- Als Kräuterbutter kulinarisch anwenden.

Menge pro Tag
- 1 TL–1 EL

Dauer der Anwendung
- nach Bedarf

Knoblauch

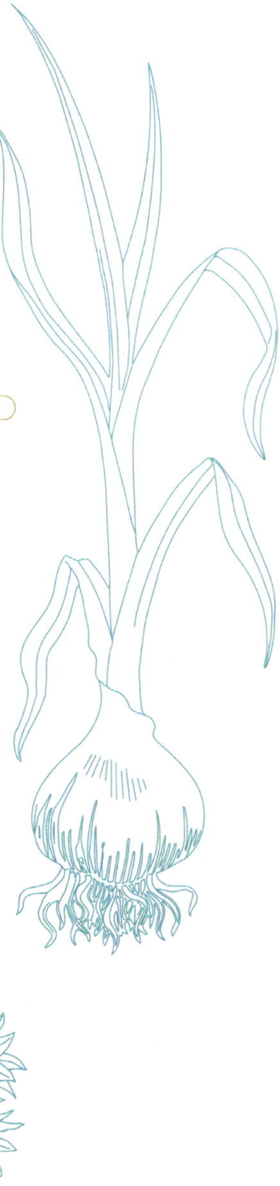

Allium sativum var. sativum Die scharfen Lauchöle sind im Knoblauch gut verpackt. Wenn sie freigelassen werden, sind sie für manche Menschen unangenehm und aufdringlich und für andere wunderbar appetitanregend.

Wirksame Inhaltsstoffe Die schwefeligen Verbindungen Alliin, Allicin und Ajoen haben hohes Reinigungspotenzial. Sie schaben Ablagerungen von den Gefäßwänden und ermöglichen guten Durchfluss des Blutes.

Zubereitungen Je nach Vorliebe sind das wässrige Knoblauch-Elixier, die Tinktur, der Essig und das Knoblauchöl geeignet, um die Lauchöle in wirksamer Form in den Körper zu schleusen.

Indikationen Die Pflanzenwirkstoffe aus Knoblauch lösen Ablagerungen aus den Blutgefäßen und halten das Blut dünnflüssig, sie stärken das Immunsystem und die Verdauung und verdrängen Bakterien und Pilze.

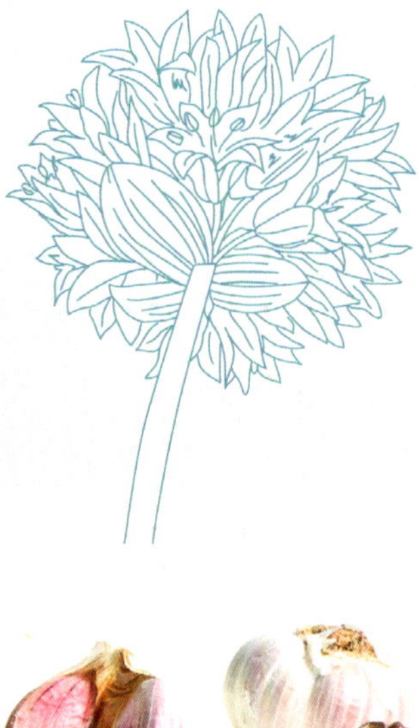

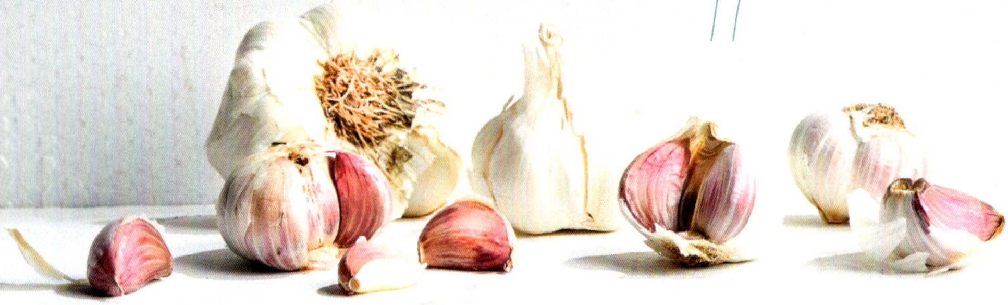

Knoblauch: Das steckt drin

Der Knoblauch liebt intensive Reize und verteilt sie später selbst. Erst so richtig frostige Temperaturen bringen ihn zum Wachsen. Er wird in unseren Breiten im Oktober gesetzt und die Minustemperaturen im Winter wecken seine Lebensgeister. Im darauffolgenden Sommer ist seine Erntezeit.

Die ganze Knoblauchzehe verrät noch nicht, was in ihr steckt. Erst wenn die Zehe zerschnitten oder gepresst wird, kommt die schwefelige Wolke zur Geltung: Eine strenge, würzige Empfindung sticht in die Nase, die genau genommen gar keine Duftwahrnehmung ist, sondern eine Reizung des Trigeminusnervs. Das Alliin aus den Knoblauchzellen wird zu Allicin abgebaut und gibt den typischen knoblauchartigen Geruch frei. Beim Quetschen ist dieser noch intensiver als beim Schneiden. Die Scharfstoffe vom Knoblauch sind Schwefelverbindungen, deshalb ist sein Duft wenig beliebt. Solche organischen Schwefelverbindungen sind für uns lebenswichtig, doch sie sind nur in wenigen Eiweißbausteinen und in Scharfstoffen enthalten. Diese geruchsintensiven Verbindungen im Knoblauch wirken sogar noch in starken Verdünnungen gegen ungünstige Bakterien. Es braucht also oft nur einen Hauch davon, um die Mikroben in eine gute Richtung zu lenken.

Die Schwefelverbindungen aus dem Knoblauch sind gute Radikalfänger und haben somit antioxidative Eigenschaften. Das Allicin mischt sich in den Cholesterinstoffwechsel ein und hemmt zwei Schlüsselenzyme. Die Scharfstoffe aus dem Knoblauch haben eine reinigende Wirkung auf die Blutgefäße. Sie lösen sogar bestehende Ablagerungen in den Arterien. Bluthochdruck kann durch Knoblauch gesenkt werden, wenn die Ursache in den Ablagerungen in den Gefäßen liegt. Manchmal haben die Knoblauchknollen außen violette Verfärbungen, die auf einen hohen Gehalt an Saponinen hindeuten. Solcher Knoblauch hat eine besonders hohe Seifen- und Reinigungswirkung auf die Schleimhaut.

Wie Sie Knoblauch nutzen können

Frischer Knoblauch

Die scharfen Lauchöle aus dem Knoblauch werden beim Hacken und besonders beim Quetschen der frischen, rohen Zehen frei und verflüchtigen sich bald. Bis ungefähr 50 °C stechen sie uns streng in die Nase; wenn wir den Knoblauch noch mehr erhitzen, wird das Aroma milder und mit Röstnoten ergänzt. Ingwer, Basilikum, Rosmarin, Kreuzkümmel und Thymian ergänzen die Aromen von Knoblauch und Chili verstärkt die Knoblauchkomponenten.

Knoblauch-Elixier

Knoblauch gilt in der Pharmazie offiziell als Gefäßschützer. Er wirkt entzündungshemmend, schützt vor Ablagerungen und macht die Blutgefäße elastischer. Knoblauch scheint sogar bestehende Gefäßablagerungen zu entfernen. Interessanterweise ist der Knoblauchgeruch über die Haut bei dieser Zubereitung kaum wahrnehmbar.

Knoblauch-Tinktur

Die Scharfstoffe im Knoblauch, Alliin, Allicin und Ajoen sind allesamt in Alkohol löslich, das weist auf eine gute Wirkung von Knoblauch-Schnaps hin. Der bekannte Jopie-Heesters-Knoblauchschnaps hält dieser lebensmittelchemischen Betrachtung stand.

So wirken Nutrazeutika aus Knoblauch

Nutrazeutika	*Wirkungen, Behandlungen*	*Pflanzenwirkstoffe*
roher Knoblauch	• Verdauungsförderung • Immunsystemstärkung • Arteriosklerose-Vorbeugung • Blutverdünnung • Blutdrucksenkung • Senkung der Blutfettwerte • Helicobacter pylori • antikanzerogen • antibakteriell • antimykotisch (= gegen Pilze) • Krebsvorbeugung	• Allicin • wenig Ajoen
Knoblauch-Elixier	• Arteriosklerose-Vorbeugung • Blutdrucksenkung	• Allicin • wenig Ajoen
Knoblauch-Tinktur *Knoblauch-Essig*	• Verdauungsförderung • Arteriosklerose-Vorbeugung • Blutverdünnung • Blutdrucksenkung • Senkung der Blutfettwerte • Helicobacter pylori	• Allicin • Ajoen
Knoblauchöl	• Arteriosklerose-Vorbeugung • Blutdrucksenkung • Senkung der Blutfettwerte • Immunsystemstärkung	• Ajoen

Bei Studien, in denen Auszüge des natürlichen Knoblauchs und synthetisches Allicin gegen resistente Keime verwendet wurden, zeigten die Zubereitungen mit natürlichem Knoblauch zum Teil eine doppelt so starke Wirkung. Allicin dürfte gemeinsam mit anderen Knoblauchinhaltsstoffen seine Effekte entfalten.

Knoblauch-Essig

Auch Knoblauch-Essig bietet uns die Knoblauchwirkstoffe in gelöster und gut wirksamer Form und auch von diesem Auszug brauchen wir nur eine ganz kleine Menge. Der Knoblauch-Essig ist vehement gegenüber Bakterien und Pilze und der saure pH-Wert vom Essig verstärkt diese Wirkung sogar. Denn wenn Haut oder Schleimhaut leicht gesäuert werden, dann fühlen sich physiologische Milchsäurebakterien besonders wohl und vermehren sich. Thymian und Salbei verstärken die Wirkung gegen Pilze noch.

Knoblauchöl

Beim Abbau von Alliin über Allicin bildet sich am Ende Ajoen. Es ist gut in Fetten löslich und in dieser Form auch haltbar. Naheliegenderweise ist Knoblauch oft Teil von Kräuter- und Würzölen. Das Einlegen in Öl bringt den fettlöslichen Wirkstoff Ajoen in eine gut haltbare Form.

Wirkungsverstärker und Kombinationen

Knoblauch gesellt sich gern zu Rosmarin, Thymian, Zitrone, Ingwer, Basilikum, Petersilie und Kreuzkümmel. Einige Verbindungen wie etwa mit der ganzen Zitrone mindern die Ausdünstung über die Haut.

Knoblauch und Ingwer ergänzen ihre Reize auf den Trigeminusnerv und eignen sich für ein Zusammenspiel. Leicht gedrückte, ungeschälte Knoblauchzehen setzen weniger Lauchöle frei als geschälte und völlig zerkleinerte.

Die Rezepte

Roher Knoblauch

Frischer, roher Knoblauch, sofort verwendet.

Zutaten
- 1 Knoblauchzehe

Zubereiten
- Die Knoblauchzehe schälen und quetschen.

Anwenden
- kulinarisch verwenden

Menge pro Tag
- 1 Knoblauchzehe

Dauer der Anwendung
- Daueranwendung

Knoblauch-Elixier

Wässriger Auszug aus frischem, rohem Knoblauch mit Zitrone.

Zutaten
- 30 Knoblauchzehen
- 5 Bio-Zitronen, ungeschält
- 1 Liter Wasser

Zubereiten
- Knoblauchzehen schälen
- Zitronen gründlich waschen und trocknen, in Scheiben schneiden und entkernen
- Knoblauch und Zitronen im Mixer zerkleinern
- mit dem Wasser zum Kochen bringen
- einmal aufwallen lassen
- abseihen und in eine Flasche füllen
- im Kühlschrank lagern

Anwenden
- 1 Likörglas zur Reinigung der Blutgefäße trinken

Menge pro Tag
- 1 Likörglas

Dauer der Anwendung
- kurmäßig 3 Wochen lang, 1 Woche Pause und nochmals 3 Wochen

Knoblauch-Tinktur

Kalter Knoblauchauszug mit Branntwein.

Zutaten
- 2 EL frischer Knoblauch
- ¼ Liter Korn oder Wodka mit 35–50 Vol.-% Alkohol

Zubereiten
- geschälte Knoblauchzehen hacken, in ein Schraubglas geben
- mit Alkohol übergießen und fest verschlossen 2 Wochen ziehen lassen
- abseihen
- in eine Flasche füllen und dunkel lagern

Anwenden

3-mal täglich ½–1 TL Knoblauch-Tinktur
- zur Gesundheits- und Verdauungsförderung
- zur Vorbeugung von Arteriosklerose
- zur Blutverdünnung
- bei hohen Blutfettwerten
- bei hohem Blutdruck
- bei rheumatoider Arthritis
- gegen den Magenkeim Helicobacter pylori

Menge pro Tag
- ½–2 TL

Dauer der Anwendung
- kurmäßig bis zu 1 Monat

Knoblauch-Essig

Kalter Knoblauchauszug mit gutem Gärungsessig.

Zutaten
- 1 EL frischer Knoblauch
- ¼ Liter guter Gärungsessig, Apfel- oder Weinessig

Zubereiten
- geschälte Knoblauchzehen grob hacken, in ein Schraubglas geben
- mit Essig übergießen und fest verschlossen 1 Woche ziehen lassen
- abseihen
- in eine Flasche füllen und dunkel lagern

Anwenden

Knoblauchessig kulinarisch verwenden
- zur Verdauungsförderung
- zur Vorbeugung von Arteriosklerose
- zur Blutverdünnung
- bei hohen Blutfettwerten
- bei hohem Blutdruck
- gegen den Magenkeim Helicobacter pylori

Menge pro Tag
- nach Bedarf

Dauer der Anwendung
- Daueranwendung möglich

Knoblauchöl

Kalter Ölauszug mit frischem Knoblauch.

Zutaten
- 2 EL Knoblauchzehen
- ¼ Liter Olivenöl

Zubereiten
- Knoblauchzehen schälen, in ein Schraubglas geben
- mit Olivenöl übergießen
- fest verschließen
- 2 Wochen ziehen lassen

Anwenden

1 Zehe Öl-Knoblauch pro Tag
- zur Gesundheitsförderung
- zur Vorbeugung von Arteriosklerose
- zur Blutverdünnung
- bei hohen Blutfettwerten
- bei hohem Blutdruck
- gegen den Magenkeim Helicobacter pylori
- zur Stärkung des Immunsystems

Menge pro Tag
- 1 Zehe

Dauer der Anwendung
- kurmäßig bis zu 1 Monat, nach einer Pause wiederholen

Knoblauchbutter

Frischer Knoblauch in Butter.

Zutaten
- 3 Knoblauchzehen, gehackt
- 1 EL Petersilie, gehackt
- Salz
- gemahlener Pfeffer
- 100 g weiche Butter

Ergänzungen
- 1 EL Weinbrand

Zubereiten
- Knoblauch, Zitronensaft, Petersilie, Salz, Pfeffer und weiche Butter mixen
- in eine Glasdose füllen und
- im Kühlschrank aufbewahren

Anwenden
- Knoblauchbutter kulinarisch verwenden

Menge pro Tag
- 1 TL–1 EL

Dauer der Anwendung
- nach Bedarf

Kümmel

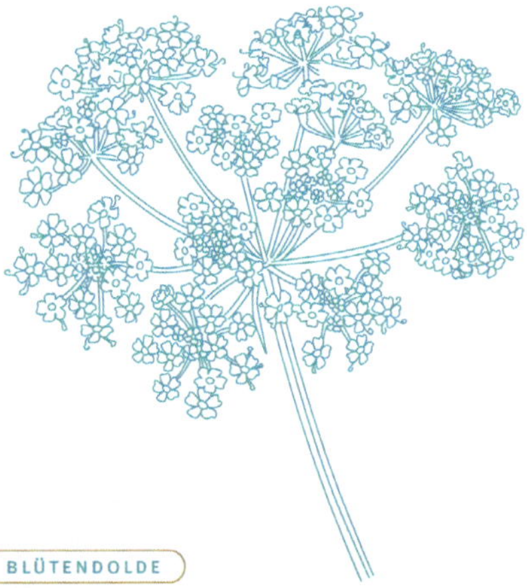

BLÜTENDOLDE

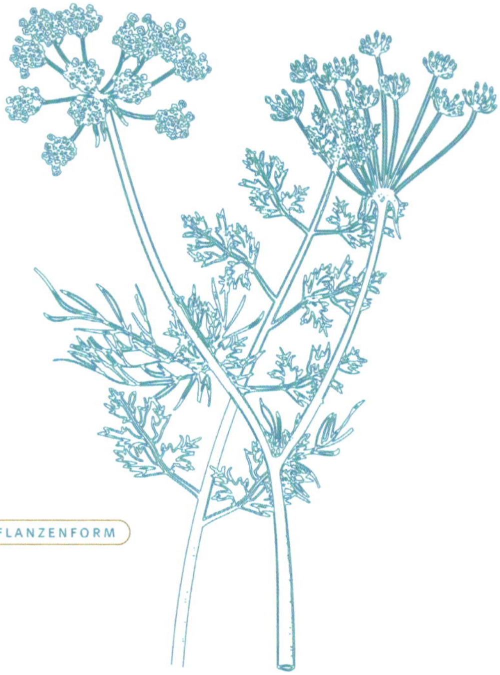

PFLANZENFORM

Carvum carvi Ab August zeigt sich der Wiesenkümmel braun und bereit zur Ernte. Er wächst gut bei uns und entwickelt seine aromatischen Früchte auch in kalten und unwirtlichen Gegenden.

Wirksame Inhaltsstoffe Kümmel entfaltet ätherische Öle, die entspannend und pilzhemmend auf die Verdauung wirken. Deshalb hat er seinen Platz vor allem in kalten, feuchten Gegenden gefunden, wo er auch das Brot vor Schimmel schützt.

Zubereitungen Der Kümmeltee hilft bei Verdauungsbeschwerden sehr gut. Er bringt warmes Wasser mit, das zusätzlich guttut. Die schnelle und mobile Tinktur und das Pulver haben ähnliche Effekte.

Indikationen Wenn sich Völlegefühl in Magen und Darm breit macht und die Verdauung nicht so harmonisch verläuft, wie es sein soll, dann ist es Zeit für Kümmel, am besten kurmäßig über ein paar Wochen.

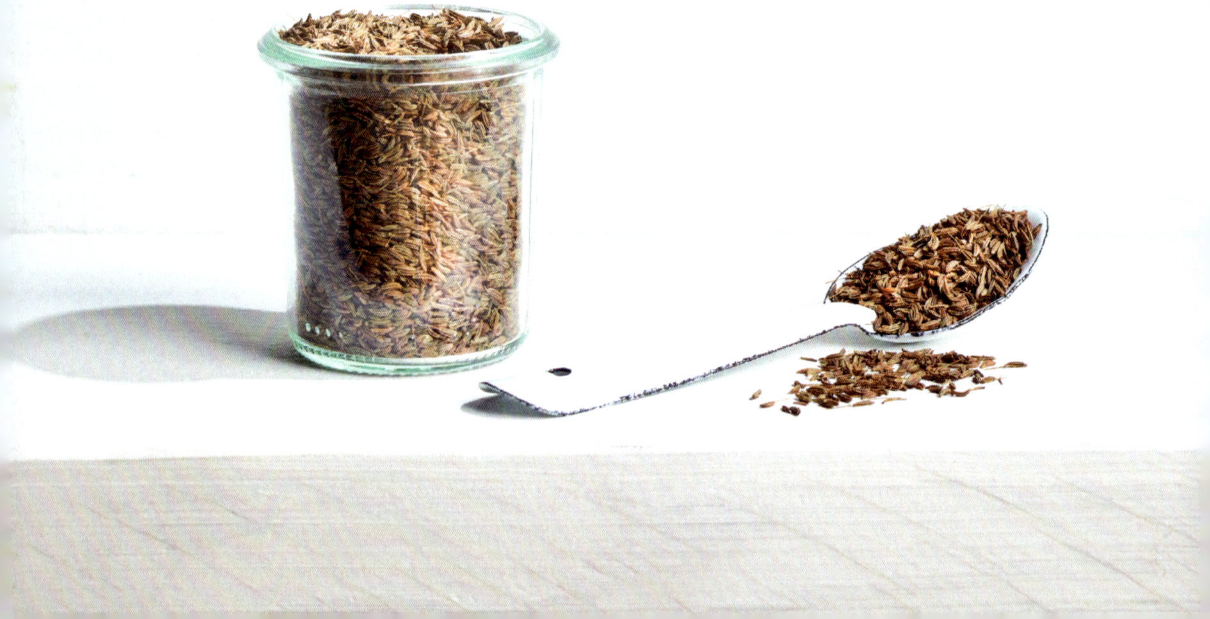

Kümmel: Das steckt drin

Der Kümmel hat sich in der Heilkunde durch seine ätherischen Öle einen Namen gemacht. In den ganzen Früchten, die meistens als Samen bezeichnet werden, sind diese gut verpackt. Beim Mörsern oder Mahlen entfaltet der Kümmel sein typisches Aroma mit leichten Zitrusnoten. Dieses Duftbukett erleben wir nur beim Zerkleinern der Körner und es übertrifft fertigen Kümmeltee aus Teebeuteln um Längen.

Im Vergleich zu seinen beiden Doldenblütlerkollegen Anis und Fenchel ist Kümmel am kraftvollsten, wenn es um die Entspannung des Magen-Darm-Traktes geht. Er ist ein verlässliches Karminativum, eine blähungstreibende Pflanzenarznei. Im ätherischen Kümmelöl wirkt Carvon besonders stark. Für diesen Wirkstoff konnte auch ein sehr stark pilzhemmender Effekt nachgewiesen werden. So ist auch verständlich, dass sich Kümmel in feuchtkalten Regionen als Brotgewürz durchgesetzt hat. Er schützt nicht nur den Darm vor Candida-Pilzen, sondern auch das Brot vor Schimmelbefall. Fenchel, Dill, Wacholderbeeren, Bohnenkraut und Zitrusschale verstärken sein Aroma, Zwiebel und Knoblauch ergänzen es.

Wie Sie Kümmel nutzen können

Kümmelfrüchte (Kümmelsamen)

Nach dem Ernten reifen die Kümmelfrüchte noch intensiv nach und verstärken bis zum nächsten Frühling ihr Aroma. Das lagert gut geschützt in den Körnern. Wenn wir einige Kümmelfrüchte direkt in den Mund nehmen und daraufbeißen, so entfaltet sich die gesamte aromatische Würze im Mund. Ätherische Öle werden direkt über die Mundschleimhaut aufgenommen oder gelangen über den Rachen in die Nase. Diese einfachste Anwendung ist alltagstauglich und effizient gleichermaßen.

Kümmelpulver

Die Kümmelfrüchte können gemahlen und luftdicht und lichtgeschützt in einem dichten Behälter auch einige Zeit aufbewahrt werden. So kann Kümmel gut dosiert werden. Die abrupte Wirkung, die beim Draufbeißen entsteht und von Kümmelliebhabern so geschätzt wird, kommt hier nicht zum Tragen. Das Kümmelpulver kann sogar pur in einer ganz kleinen Menge von einer Messerspitze eingenommen werden.

Kümmeltee

Obwohl der Kümmeltee nur einen kleinen Teil der ätherischen Öle einfängt, wirkt er gut gegen Blähungen. Kümmeltee lindert schmerzhafte Gasansammlungen in Magen und Darm, er erleichtert das Aufstoßen und lässt ein angenehmes und wärmendes Gefühl von innen her aufsteigen. Der warme Kümmeltee fördert die Durchblutung der Schleimhaut und die Wärme des Tees hilft zusätzlich den glatten Muskeln der Verdauung beim Entkrampfen. Kümmel begleitet unsere Verdauung von Beginn an. Schon über die Muttermilch gelangen seine Pflanzenwirkstoffe zum Säugling und auch der Tee ist für Babys geeignet. Fenchel, Koriander, Kreuzkümmel, Kamille und Pfefferminze verstärken die verdauungsfördernde Wirkung von Kümmel.

Kümmel-Tinktur

Die Kümmel-Tinktur löst die wirksamen ätherischen Öle aus den frisch gemörserten Kümmelfrüchten und bringt sie in eine Form, in der sie bestmöglich in Magen und

So wirken Nutrazeutika aus Kümmel

Nutrazeutika	*Behandlungen, Wirkungen*	*Menge*
Kümmeltee	• Verdauungsförderung • Blähungen • Magen-Darm-Krämpfe	• ¼–½ Liter
Kümmelpulver	• Verdauungsförderung • Anregung der Verdauungssäfte • Blähungen • Völlegefühl • Magen-Darm-Krämpfe	• 1–2 Msp.
ganze Kümmelfrüchte (Kümmelkörner)	• Verdauungsförderung • Anregung der Verdauungssäfte • Magen-Darm-Krämpfe	• einige Körner
Kümmel-Tinktur	• Verdauungsförderung • Anregung der Verdauungssäfte • Blähungen • Völlegefühl • Magen-Darm-Krämpfe	• 1–2 TL

Darm wirken können. Der alkoholische Auszug ist praktisch für die Anwendung unterwegs, sein Charakter ist jedoch nicht ganz mit dem von Tee vergleichbar. Wer sich nach kühlenden Effekten zur Durchblutungsförderung sehnt, verwendet die Tinktur, am besten noch mit Pfefferminze verstärkt.

Wirkungsverstärker und Kombinationen

Zusammen mit seinen botanischen Verwandten Fenchel und Anis bildet Kümmel kraftvolle Nutrazeutika für die Verdauung. Auch Koriander und Kreuzkümmel verstärken die Effekte des Kümmels in diese Richtung. Zusammen mit Pfefferminze fördert Kümmel die Verdauung bei hitzigen Typen. Kümmel ist auch oft Bestandteil von Bittermischungen, etwa Bitterpulvern oder bitteren Schnäpsen, wo er auch seine entkrampfende Wirkung einbringt. Beim Kochen lassen die Zitrusaromen nach und holzige werden stärker, durch Rösten gibt er sich sogar ein wenig pfeffrig.

Die Rezepte

Kümmeltee

Heißer Aufguss der gequetschten Kümmelkörner (botanisch: Kümmelfrüchte).

Zutaten
- 1 TL ganze Kümmelfrüchte
- ½ Liter Wasser

Ergänzungen
- Fenchel, Koriander, Kreuzkümmel, Kamille, Pfefferminze

Zubereiten
- Kümmelfrüchte zerstoßen
- mit kochendem Wasser übergießen
- zugedeckt 10 Minuten ziehen lassen
- abseihen

Anwenden
- vor oder nach den Mahlzeiten zur Verdauungsförderung, bei Verdauungsstörungen, Blähungen, Völlegefühl, Magen-Darm-Krämpfen

Menge pro Tag
- ½ Liter

Dauer der Anwendung
- nach Bedarf oder kurmäßig bis zu 4 Wochen

Kümmel-Tinktur

Alkoholischer Auszug aus ganzen, gequetschten Kümmelfrüchten.

Zutaten
- 8 TL Kümmelfrüchte
- ¼ Liter Korn oder Wodka, 35–50 Vol.-%

Ergänzungen
- Fenchel, Koriander, Kreuzkümmel, Kamille, Pfefferminze

Zubereiten
- Kümmelfrüchte zerstoßen und mit Alkohol übergießen
- 14 Tage ausziehen und schütteln
- abseihen
- in dunkle Tropfflaschen füllen

Anwenden
- 1–3 TL Kümmel-Tinktur vor oder nach den Mahlzeiten zur Verdauungsförderung, zum Aktivieren der Verdauungssäfte und der Darmbewegungen, bei Verdauungsstörungen, Blähungen, Völlegefühl, Magen-Darm-Krämpfen einnehmen

Menge pro Tag
- bis 3 TL

Dauer der Anwendung
- nach Bedarf oder kurmäßig bis zu 4 Wochen

Kümmelöl

Kalter Ölauszug mit Kümmelfrüchten.

Zutaten
- 1 EL Kümmelfrüchte
- 100 ml Olivenöl

Zubereiten
- Kümmelfrüchte quetschen, in ein Schraubglas geben
- Olivenöl hinzufügen und 2 Wochen ziehen lassen
- abseihen
- in eine Flasche füllen, dunkel und kühl lagern

Anwenden
- mit dem Kümmelöl den Bauch entlang des Dickdarms im Uhrzeigersinn massieren oder auf die Fußsohlen auftragen und einmassieren

Menge pro Tag
- 1–2 EL Kümmelöl

Dauer der Anwendung
- nach Bedarf

Kurkuma

PFLANZENFORM

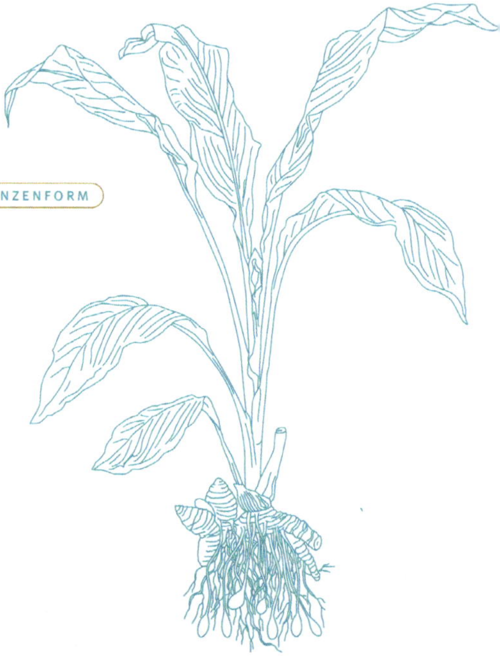

Curcuma longa Der frische, tieforange Wurzelstock von Kurkuma ist nun auch in Europa an der Gemüsetheke im Lebensmittelhandel erhältlich, so können wir ihn unverarbeitet verwenden.

Wirksame Inhaltsstoffe Das kräftig orange Curcumin, Antioxidans und Entzündungshemmer, ist der wertbestimmende Pflanzenwirkstoff von Kurkuma, der durch ätherische Öle noch ergänzt wird.

BLÜTE

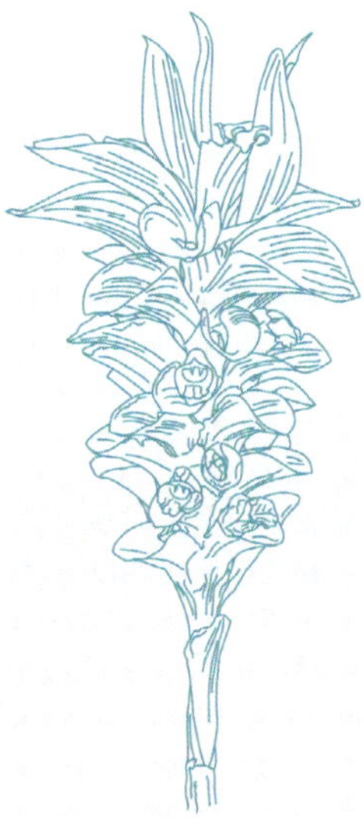

Zubereitungen Der frische Wurzelstock, sein Pulver und die Tinktur werden für Nutrazeutika verwendet. Um seine potenten Wirkstoffe gut zu nutzen und in den Körper aufzunehmen, brauchen wir etwas Fett oder Alkohol und einen Scharfstoff.

Indikationen Kurkuma macht Suppen, Eintöpfe und Reisgerichte zu besonders gesunden Speisen. Und Kurkuma schützt vor Krebs, Verdauungsproblemen und Stoffwechselstörungen und aktiviert Leber und Galle.

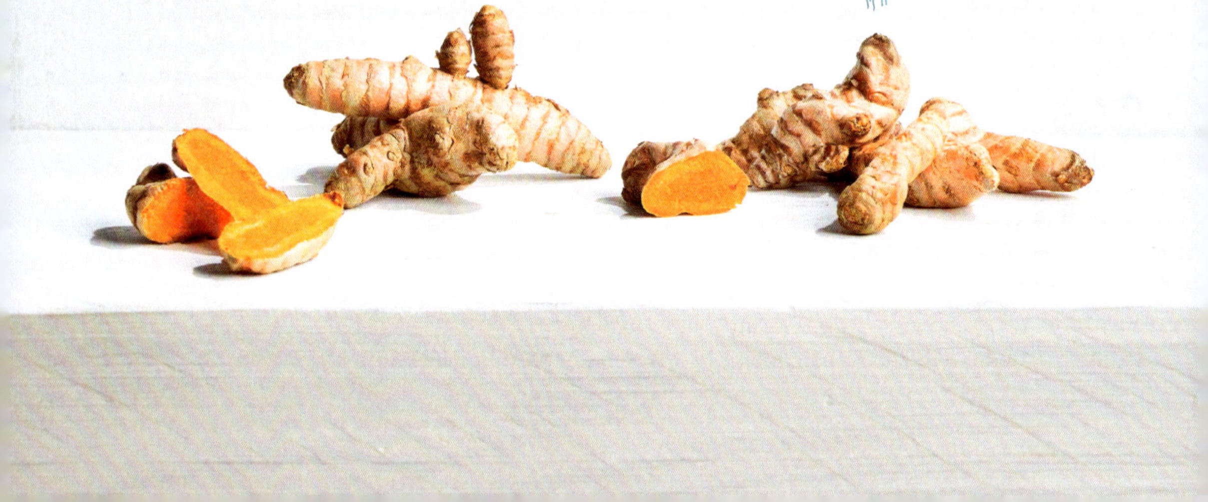

Kurkuma: Das steckt drin

Die Kurkumawurzel fällt sofort durch ihre leuchtend orange Farbe auf. Als Farbstoff hat die Gelbwurz ebenso Bekanntheit erlangt wie als Gewürz und Naturheilmittel. Der Wirkstoff Curcumin wird bereits seit mehr als 100 Jahren intensiv wissenschaftlich unter die Lupe genommen. Die nutrazeutische Anwendung blickt wie immer auf die natürliche Kurkumawurzel.

Sobald die frische Kurkumawurzel auseinandergeschnitten wird, reagiert der orange Farbstoff schnell und intensiv mit dem Luftsauerstoff. Dadurch schützt sie gleichzeitig ihre Umgebung vor Oxidation, auch wenn sie sich selbst verändert. Eine ganze Reihe flüchtiger ätherischer Öle wie Turmerone, Turmerol, ß-Curcumen, Myrcen, 1,8-Cineol, Phellandren, Borneol, p-Cymol und Zingiberen verstärken die Wirkung von Kurkuma. Tumerone bringen den erdigen Ton in das Gewürz und Zingiberen verrät die Verwandtschaft mit Ingwer.

Bei Gallensteinen oder Gallenwegsverschluss, Blutverdünnung oder Blutgerinnungsstörungen, in der Schwangerschaft oder Stillzeit darf Kurkuma nicht therapeutisch angewendet werden. Kurkuma darf auch nicht mit der kanadischen Gelbwurzel, botanisch Hydrastis canadensis L. und pharmazeutisch Hydrastidis rhizoma, verwechselt werden, die unerwünschte Alkaloide enthält.

Wie Sie Kurkuma nutzen können

Frische Kurkumawurzel

Die frische Kurkumawurzel verleiht Suppen, Saucen, Eintöpfen und Reisgerichten eine erdige und aromatisch-zitronige Note und den Händen eine nachhaltig orange Farbe. Über die Bioverfügbarkeit des Hauptwirkstoffs Curcumin wird viel diskutiert. Überdosierungen mit Nahrungsergänzungsmitteln weisen den Weg zurück zum ganz natürlichen Nutrazeutikum, weil hier keine leberschädlichen Mengen verwendet werden.

Scharfstoffe, vor allem Piperin aus schwarzem oder langem Pfeffer, fördern die Aufnahme von Curcumin ins Blut, wodurch leichter wirksame Mengen erreicht werden. Dadurch kann die 100- bis 2000-fache Menge das Blut erreichen. Der Mechanismus verläuft über einen Umweg. Piperin hemmt den Ausscheidungsmechanismus der Leber. Statt schnell in eine wasserlösliche Verbindung überzugehen und ausgeschieden zu werden, bleibt Curcumin fettlöslich. So gelangt es schon nach 1 Stunde ins Blut. Bereits 1 Prise Pfeffer pro Portion bewirkt diese optimierte Einschleusung von Curcumin.

Eine kleine Menge an Ölen und Fetten in den Speisen erhöht die Bioverfügbarkeit bis auf das 7-Fache. Und dann spielt noch das Darmmikrobiom eine gewichtige Rolle, denn sogar im Dickdarm kann durch aktive Darmbakterien ein beträchtlicher Teil des Curcumins aufgenommen werden. Kurkuma gilt als verdauungsförderndes Gewürz. Vor allem zur Stärkung von Leber und Galle empfiehlt sich der Wurzelstock. Er kann gezielt bei funktionellen Störungen von Leber und Galle als Pulver oder Tinktur eingesetzt werden.

Kurkumapulver

Das Kurkumapulver ist intensiv orange. Bräunliche Verfärbungen verraten abgestandenes Pulver oder schlechte Lagerung. Wegen seiner Oxidationsanfälligkeit wird

So wirken Nutrazeutika aus Kurkuma

Nutrazeutika	*Wirkungen*	*Pflanzenwirkstoffe*	*Kombinationen*
frische Kurkumawurzel	• antioxidativ • immunstärkend • entzündungshemmend • Leber und Galle aktivierend • verdauungsfördernd	• Curcumin • ätherische Öle	• schwarzer Pfeffer • langer Pfeffer • Chili • Zitrone
Kurkumapulver	• antioxidativ • entzündungshemmend	• Curcumin	• schwarzer Pfeffer • langer Pfeffer • Chili
Kurkuma-Tinktur	• antioxidativ • entzündungshemmend • verdauungsfördernd • zur Vorbeugung von Arteriosklerose	• Curcumin • ätherische Öle	• schwarzer Pfeffer • langer Pfeffer
Kurkuma-Milch	• antioxidativ • entzündungshemmend	• Curcumin • ätherische Öle	• schwarzer Pfeffer • langer Pfeffer • Chili • Ingwer • Honig-Inhaltsstoffe

Kurkumapulver luftdicht und lichtgeschützt aufbewahrt. Um die Bioverfügbarkeit von Curcumin zu erhöhen, werden ungefähr 3 % schwarzer oder langer Pfeffer zugegeben. Langer Pfeffer enthält sogar noch mehr Piperin als schwarzer Pfeffer.

Kurkuma-Tinktur

Untersuchungen zu den Wirkungen von Kurkuma wurden vor allem mit isoliertem Curcumin gemacht, in einigen Studien auch mit Kurkumapulver. Dennoch wird die Kurkuma-Tinktur als geeignet Zubereitung eingestuft, weil sowohl Curcumin als auch ätherische Öle gut in Alkohol löslich sind. Auch der Tinktur wird Piperin in Form von Pfeffer zugesetzt, um die Wirkstoffe gut in den Körper einzuschleusen. In unerhitzter Form, in der Kurkuma in der Tinktur eingenommen wird, scheint sie sogar eine besonders starke entzündungshemmende Wirkung zu entfalten. Gekochte Kurkumawurzel bietet dagegen einen kräftigeren Schutz für unsere DNA. Wie so oft entscheidet die Zubereitungsart, welche Stärken des pflanzlichen Lebensmittels hauptsächlich zum Tragen kommen.

Kurkuma-Milch

Die goldene Milch ist der einzigartige Auszug der Kurkumawurzel, der weite Verbreitung erlangt hat. Einzigartig ist sie wegen des besonderen Charakters von Kuhmilch. Milch ist eine Flüssigkeit, in der eingehüllte Fettkügelchen herumschwimmen. In dieser Konstellation ist sie eine Suspension, mit der sowohl fettlösliche als auch wasserlösliche Pflanzenwirkstoffe ausgezogen werden. Das

Wirkstoffspektrum in der goldenen Milch ist breit und deren Aufnahme gut.

Durch das leichte Rösten der Gewürze in Butterschmalz werden Harze gelöst und Aromen aktiviert. Das hilft der Aufnahme der Pflanzenwirkstoffe in unserem Verdauungstrakt. Butterschmalz enthält viel von der kurzkettigen Buttersäure, die das Milieu im Dickdarm positiv beeinflusst. Buttersäure ist eine gute Energiequelle für Mikroorganismen des Darmmikrobioms. Kokosöl hat eine ähnliche Fettsäurezusammensetzung und ist eine pflanzliche Alternative. Kuhmilch kann gut durch Ziegen- oder Schafmilch ersetzt werden. Auch vegane Varianten mit Mandel-, Reis- oder Kokosmilch sind möglich, wenn auch nicht mit der gleich guten Emulgatorwirkung.

Wirkungsverstärker und Kombinationen

Wer Kurkuma regelmäßig als Gewürz verwendet, sorgt für eine harmonische Verdauung. Es unterstützt Leber und Galle, der Gallenfluss wird in Gang gehalten. Kurkumawürze fängt laufend kleine entzündliche Prozesse ab, die oft am Beginn von chronischen Erkrankungen stehen. So wird das körpereigene Entgiftungssystem dauerhaft unterstützt. Die positive Wirkung von Kurkuma auf Verdauungstrakt und Stoffwechsel konnte auch mit haushaltüblichen Gewürzmengen beobachtet werden. Vielen Gewürzmischungen wie Curry oder Masala verleiht Kurkuma seine gelbe Farbe. In diesen Mischungen fühlt sich die Wurzel wohl und ihre Pflanzenwirkstoffe werden durch die Vielfalt an Scharfstoffen für unseren Körper gut verwertbar.

Die Rezepte

Kurkumapulver

Getrockneter und gemahlener Wurzelstock von Kurkuma.

Zutaten
- ½ TL Kurkumapulver

Anwenden
- Als gesundheitsförderndes Gewürz wird ½ TL Kurkumapulver für Speisen, die Fette enthalten, verwendet.
- Zur therapeutischen Anwendung können 1–10 g (bis zu 5 gehäufte TL) angewendet werden.

Menge pro Tag
- 1–10 g

Dauer der Anwendung
- als Gewürze dauerhaft, therapeutisch kurmäßig bis zu 4 Wochen

Kurkuma-Tinktur

Alkoholischer Auszug des frischen Kurkumawurzelstocks.

Zutaten
- 3 EL frische Kurkumawurzel
- 2 TL schwarze Pfefferkörner
- ¼ Liter Korn oder Wodka mit 35–60 Vol.-% Alkohol

Zubereiten
- ungeschälte Kurkumawurzel hacken oder in dünne Scheiben schneiden
- Pfefferkörner anquetschen
- beides zusammen in ein Schraubglas geben und mit Alkohol übergießen
- fest verschließen und 2 Wochen ziehen lassen
- abseihen und in dunkle Tropfflaschen füllen

Anwenden
- 1–2 TL zur Gesundheits- und Verdauungsförderung, für gesunde Blutgefäße, für einen guten Gallenfluss und bei rheumatoider Arthritis einnehmen

Menge pro Tag
- 1–2 TL

Dauer der Anwendung
- kurmäßig bis zu 4 Wochen

Kurkuma-Milch

Auszug der frischen oder getrockneten Kurkumawurzel mit Milch.

Zutaten
- 2 EL Butterschmalz
- 1 TL Kurkumapulver
- ½ TL Ingwerpulver
- 1 Msp. schwarzer Pfeffer
- ½ Liter Milch
- eventuell 1 TL Honig

Varianten
- Mandelmilch, Reismilch, Kokosmilch statt Kuhmilch, Kokosöl statt Butterschmalz

Zubereiten
- Das Butterschmalz zerlassen und die Gewürze darin leicht anrösten, bis sie duften.
- Mit Milch aufgießen und unter Rühren erhitzen.
- Vom Herd nehmen, Honig zufügen und darin auflösen.
- Die Mischung eine halbe Minute mixen und schaumig aufschlagen.

Anwenden
- Als gesundheitsförderndes Heißgetränk. Mit höherer Gewürzmenge auch zur Unterstützung von Therapien.

Menge pro Tag
- 1 Tasse

Dauer der Anwendung
- 1 Tasse als Dauergetränk

Kurkuma-Butter

Gewürzbutter mit Kurkuma.

Zutaten
- 3 cm frische Kurkumawurzel, geschält
- 2 Scheiben frische Ingwerwurzel, geschält
- 1 kleine Knoblauchzehe
- schwarzer Pfeffer
- Chili
- Salz
- Zitronensaft
- 100 g weiche Butter

Zubereiten
- Kurkuma, Ingwer, Knoblauch, Pfeffer und Chili in der Gewürzmühle mixen, mit Salz, Zitronensaft und Butter mischen und im Kühlschrank aufbewahren

Anwenden
- Als gesundheitsförderndes und würzendes Fett zum Kochen.

Menge pro Tag
- nach Geschmack

Dauer der Anwendung
- Gewürzbutter zur dauerhaften Verwendung

Gewürz-Digestif

Pulver aus getrockneten Gewürzen.

Zutaten
- 2 TL Kurkumapulver
- 4 TL Zimt, gemahlen
- 1 TL Ingwerpulver
- 1 TL Kardamom, gemahlen
- 1 TL Fenchelkörner, gemahlen
- ½ TL schwarzer Pfeffer, gemahlen

Zubereiten
- Die Gewürze mischen und in einem Schraubglas dunkel lagern.

Anwenden
- Gewürz-Digestif in Desserts wie Kompotte oder Fruchtsalate einrühren.

Menge pro Tag
- 1 TL–1 EL

Dauer der Anwendung
- nach Bedarf

Lavendel, echter

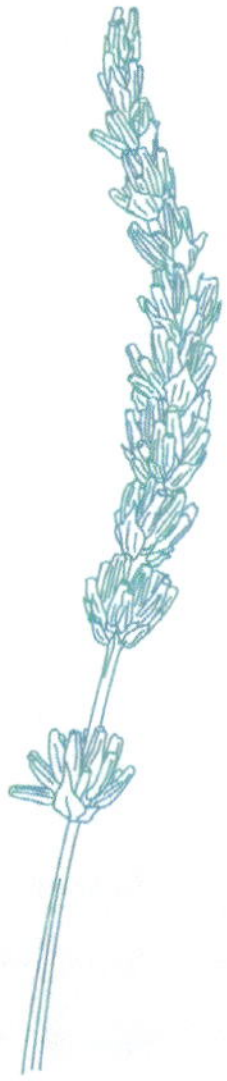

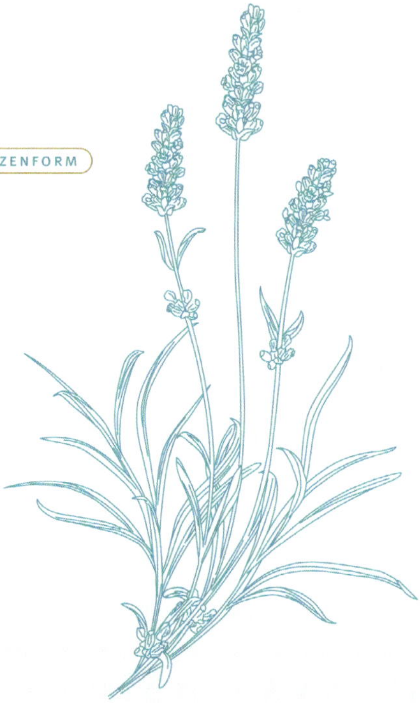

Lavandula angustifolia Lavendel gedeiht in unseren Gärten gut. Seine duftenden Blüten finden Verwendung, wenn die Pflanze ungespritzt ist. Inzwischen bietet auch der Kräuter- und Gewürzhandel naturbelassenen Lavendel.

Wirksame Inhaltsstoffe Der wunderbare Duft von Lavendel verrät uns seine Dichte an flüchtigen ätherischen Ölen. Doch Lavendelblüten bieten auch Pflanzenfarbe, Adstringenz durch Gerbstoffe und Heiterkeit durch Cumarine.

Zubereitungen Schon der Duft von Lavendel entfaltet eine beruhigende Kraft. Ein heißer Aufguss setzt ihn frei und die Tinktur oder der Wein begleiten die Lavendelwirkstoffe gut in den Körper, ebenso Honig oder Öl.

Indikationen Innere Unruhe verlangt nach Lavendel. Wenn Magen und Darm, Herz oder Haut überreizt sind und die Gedanken kreisen, dann ist es Zeit für Lavendel. Er beruhigt sanft und hebt die Stimmung.

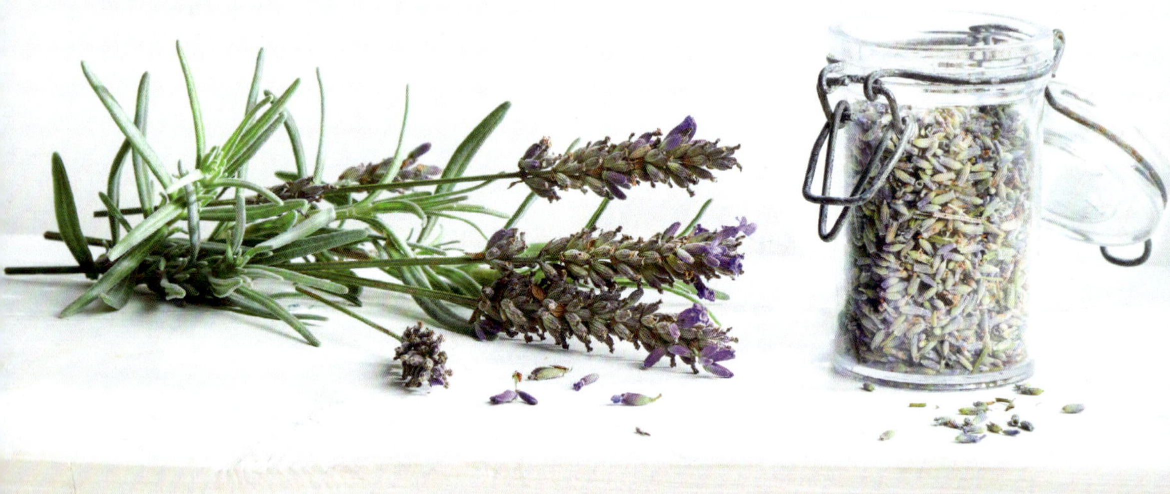

Lavendel: Das steckt drin

Von den vielen Arten des duftenden Krautes verwenden wir den echten Lavendel, Lavandula angustifolia, für Nutrazeutika. Viele andere Lavendelarten sind Hybride. Die duftenden ätherischen Öle bestimmen den Charakter des Lavendels. Dennoch ist die Pflanze wesentlich mehr als die reinen flüchtigen Bestandteile. Isoliertes ätherisches Lavendelöl kann leicht überdosiert werden und deshalb unerwünschte Effekte auslösen, die eher muntermachend sind und Unruhe stiften.

Lavendel bildet auch Cumarinverbindungen, die beim Trocknen der Blüten freigesetzt werden und Heiterkeit in den Duft mischen. Cumarine kennen wir vom Duft einer sommerlichen Heuwiese, wo die Gräser beim Trocknen diese besondere Note verströmen. Doch auch nicht flüchtige Bestandteile wie Rosmarinsäure und Chlorogensäure spielen eine bedeutende Rolle im Orchester der Wirkstoffe in den lila Blüten. Sie gehören zu den Gerbstoffen und sind deshalb viel beständiger beim Trocknen. Ihre Stärke sind die Entzündungshemmung und der desinfizierende Effekt.

Wie Sie Lavendel nutzen können

Getrocknete Lavendelblüten

Wenn die Blüten sich öffnen und der Blütengrund beim Abzupfen noch grün ist, dann ist genau der richtige Zeitpunkt, um Lavendel zu ernten. Die langen Stängel werden geschnitten, gebündelt und an einem schattigen Platz zum Trocknen aufgehängt. Die trockenen blassvioletten Blüten halten den Duft gut über viele Monate und setzen ihn vermehrt frei, wenn wir daran reiben oder sie erwärmen. Der Lavendelduft der natürlichen Blüten ist harmonisch und vollkommen im Gegensatz zu isolierten ätherischen Ölen.

Die Wirkung von Lavendelblüten ist mit einer Gruppe von Medikamenten vergleichbar, die Serotonin-Wiederaufnahme-Hemmer (SSRI) genannt werden. Der Botenstoff Serotonin sorgt für einen guten Informationsfluss von einer Nervenzelle zu nächsten. Er vermittelt Ruhe und Gelassenheit und vermindert Angst. Lavendel regt die Serotoninausschüttung zwischen den Nervenzellen an und vermindert gleichzeitig die Wiederaufnahme, was die Serotoninwirkung verlängert.

Lavendel-Duftkissen

Das Duftkissen mit Lavendel zeigt eine etwas schwächere Wirkung als Lavendel-Nutrazeutika, die innerlich angewendet werden. Dennoch ist der Duft der natürlichen Lavendelblüten eine eigenständige Anwendung. Neben den flüchtigen ätherischen Ölen werden auch Bitternoten, etwa die von Chlorogensäure, über die Nase wahrgenommen. Die Anwendung des Duftkissens ist denkbar einfach und alltagstauglich. Ein kleiner Beutel oder das winzige Duftröhrchen mit den Blüten kann ein unauffälliger Begleiter sein. Der Gewohnheitseffekt bei Düften tritt schnell ein, wenn der Duft zu lange ohne Unterbrechung wirkt. Kurze Duftstöße mit längeren Pausen und Frischluft dazwischen entfalten die Lavendelwirkung am intensivsten.

Lavendeltee

Der heiße Aufguss der Lavendelblüten lässt eine intensive Duftwolke aufsteigen, die unsere Nase erreicht und so bereits vor

So wirken Nutrazeutika aus Lavendel

Nutrazeutika	Wirkungen	Pflanzenwirkstoffe	Kombinationen
Lavendelduft Lavendeltee Lavendel-Tinktur Lavendel-Likör Lavendel-Wein Lavendel-Ölauszug	• beruhigend • entspannend • stimmungsaufhellend • angstlösend • schlaffördernd	• ätherische Öle • Cumarine	• Zitronenmelisse • Hopfen • Baldrianwurzel • Zitrone • Fenchel
Lavendel-Honig	• beruhigend • stimmungsaufhellend • angstlösend • schlaffördernd	• ätherische Öle • Cumarine • Honig-Inhaltsstoffe	• Zitronenmelisse • Zitrone • Fenchel
Lavendelbad	• beruhigend • angstlösend	• ätherische Öle • Cumarine • Laminaceengerbstoffe • Flavonoide	• Zitronenmelisse

dem ersten Schluck Tee auf uns einwirkt. Dann decken wir den Tee zu und lassen ihn ziehen. Wir versuchen den Spagat zwischen leicht flüchtigen ätherischen Ölen und Laminaceengerbstoffen: Die einen entweichen schnell, die anderen werden erst durch längere Hitze aus den Blüten gelöst. Gemeinsam entfaltet sich ein Wirkstoffbukett mit lavendeltypischen Effekten zum Entspannen, Ruhefinden und Loslassen. Die spezielle Stärke von Lavendel ist der Anstoß zum Einschlafen, die Überwindung der Hürde ins Reich der Träume. Und in seiner ruhigen Art braucht er manchmal 2 Monate, bis die einschlafanstoßende Wirkung spürbar wird. Hier heißt es also durchhalten und mindestens 6–8 Wochen anwenden!

Lavendel-Tinktur und -Likör

Klarer Branntwein holt ein breites Wirkstoffspektrum aus den Lavendelblüten. Er löst fettlösliche ätherische Öle, Phytosterole (Fettbegleitstoffe) und Cumarine ebenso wie in heißem Wasser lösliche Flavonoide und Gerbstoffe. Gleichzeitig bleiben hitzeempfindliche Bestandteile gut erhalten. Die Gerbstoffe Rosmarinsäure und Chlorogensäure mischen sich in die Abläufe im Körper in positiver Art und Weise ein, sie schützen vor entzündlichen Prozessen. Sie bremsen die Bildung von Entzündungsmediatoren. Gerbstoffe und Flavonoide schützen zudem vor Oxidationsprozessen und gelten deshalb als effiziente Antioxidanzien. Und obwohl der klare Schnaps mengenmäßig nur wenig aus den Lavendelblüten herausholt, entfaltet die Tinktur eine überraschend intensive Wirkung. Im Likör wird die Pflanzenwirkstoffaufnahme durch Honig noch erhöht.

Lavendel-Honig

Der Honig macht den Lavendelgeschmack zu einem bittersüßen und duftenden Genuss. Bittersüß ist ein Geschmackspaar, das unsere Sinne beeindruckt, weil Bitterstoffe und süße Zucker Energie für Körper und Geist versprechen. Die freie Glukose aus dem Honig hilft auch bei der Aufnahme von Pflanzenwirkstoffen aus Mund und Darm ins Blut, sie aktiviert Transportsysteme.

Lavendelöl

Der kalte Ölauszug der Lavendelblüten löst vorwiegend fettlösliche Bestandteile (ätherische Öle, Cumarine, Phytosterole). Diese werden über Haut und Schleimhaut besonders leicht in den Körper eingeschleust. Etwas Wachs erleichtert die Aufnahme zusätzlich. 2 % Bienenwachs oder 10–20 % Jojobaöl, ein flüssiges Wachs, sind deshalb eine gute Ergänzung zum Ölauszug zur äußerlichen Anwendung. Dadurch wird ein fettiger Film auf der Haut verhindert und das Lavendelöl zieht sichtbar besser ein.

Wirkungsverstärker und Kombinationen

Zitronenmelisse, Hopfen und Baldrianwurzel verstärken die einschlafanstoßende Wirkung. Die Heilpflanzen können mit Lavendel zu gleichen Teilen gemischt werden, wobei die intensive Baldrianwurzel gern etwas zurückgenommen wird. Kamille und Majoran intensivieren die stimmungsaufhellende Wirkung. Lavendel und Rosmarin ergänzen sich in harmonischer Art und Weise, wenn es darum geht, zur Ruhe zu kommen, den Kopf freizumachen und gleichzeitig den Kreislauf leicht zu aktivieren. Interessanterweise harmonisieren Lavendelblüten gut mit Früchten wie schwarzen Johannisbeeren, Brombeeren, Heidelbeeren und Aprikosen in Likören oder Essigauszügen. Die ganze, entkernte Zitrone ist auch eine gute Ergänzung zu Lavendel. Das säuerliche Fruchtfleisch und die bitterherbe Zitronenschale mit ihren Harzen komplettieren das Lavendelaroma und verstärken die Wirkung.

Die Rezepte

Lavendelduft

Getrocknete Lavendelblüten als Duftquelle.

Zutaten

- 1 EL Lavendelblüten
- 1 kleiner Baumwoll- oder Leinenbeutel oder ein kleines Glasgefäß

Ergänzungen

- Zitronenmelisse, Zitronenschale, Zitronenverbene

Zubereiten

- Die Lavendelblüten in Stoffbeutel oder Glasrohr füllen und verschließen. Den Stoffbeutel zusätzlich in einem Schraubglas fest verschlossen lagern.

Anwenden

ein- bis mehrere Male pro Tag Duftstöße nehmen

- zur Beruhigung
- zur Stimmungsaufhellung
- zur Vorbeugung ängstlicher Verstimmungen
- zur Vorbeugung von Verspannungen
- zum Einschlafen
- bei Spannungskopfschmerz

Menge pro Tag

- mehrmals am Tag

Dauer der Anwendung

- 6–8 Wochen

Lavendeltee

Heißer Aufguss von Lavendelblüten.

Zutaten
- 1 TL frische oder getrocknete Lavendelblüten
- ¼ Liter Wasser

Ergänzungen
- Rosmarin, Thymian, Zitronenmelisse, Hopfen, Baldrian

Zubereiten
- Lavendelblüten mit heißem Wasser übergießen
- zudecken und 10 Minuten ziehen lassen
- abseihen

Anwenden
- Den Lavendeltee nach Bedarf zur Beruhigung, zur Entspannung und zum Einschlafen trinken.

Menge pro Tag
- 1–3 Tassen

Dauer der Anwendung
- kurmäßig bis zu 4 Wochen, als Einschlafhilfe kurmäßig 6–8 Wochen

Lavendel-Tinktur

Kalter alkoholischer Auszug aus Lavendelblüten.

Zutaten
- 4 EL frische oder getrocknete Lavendelblüten
- ¼ Liter Korn oder Wodka mit 35–60 Vol.-% Alkohol

Zubereiten
- Lavendelblüten leicht anquetschen und in ein Schraubglas geben
- mit Alkohol übergießen
- fest verschließen und 2 Wochen ziehen lassen
- abseihen und in dunklen Tropfflaschen lagern

Anwenden

1–3 TL kurmäßig 6–8 Wochen (Anwendungsgebiete siehe Lavendelduft)

- **Menge pro Tag**
- bis zu 3 TL

Dauer der Anwendung
- 6–8 Wochen

Lavendel-Likör

Kalter alkoholischer Auszug aus Lavendelblüten mit Honig.

Zutaten
- 4 EL frische oder getrocknete Lavendelblüten
- ¼ Liter Korn oder Wodka mit 35–60 Vol.-% Alkohol
- ¼ Liter Wasser
- 50 g Honig

Zubereiten
- Lavendelblüten leicht anquetschen und in ein Schraubglas geben
- mit Alkohol übergießen
- fest verschließen und 2 Wochen ziehen lassen
- abseihen
- Honig und Wasser mischen, dabei leicht erwärmen
- mit dem Lavendelauszug mischen
- in dunkle Flaschen füllen und noch 3 Monate reifen lassen

Anwenden

1 Likörglas am Abend kurmäßig 6–8 Wochen (Anwendungsgebiete siehe Lavendelduft)

Menge pro Tag
- 1 Likörglas

Dauer der Anwendung
- 6–8 Wochen

Lavendel-Wein

Kalter Weinauszug aus Lavendelblüten.

Zutaten
- 35 g frische oder getrocknete Lavendelblüten
- ¾ Liter Portwein

Ergänzungen
- Orange, Orangenschale, Vanille

Zubereiten
- Lavendelblüten leicht anquetschen und in ein Schraubglas geben
- mit Portwein übergießen
- fest verschließen und 1 Woche ziehen lassen
- abseihen und in einer dunklen Flasche lagern

Anwenden
1 Likörglas am Abend kurmäßig 6–8 Wochen (Anwendungsgebiete siehe Lavendelduft)

Menge pro Tag
- 1 Likörglas

Dauer der Anwendung
- 6–8 Wochen

Lavendel-Honig

Unerhitzte Mischung von Lavendelblüten mit Honig.

Zutaten
- 1 EL getrocknete Lavendelblüten
- 100 g Honig

Ergänzungen
- Zitronenpulver, Zitronenmelissenpulver

Zubereiten
- Lavendelblüten in der Kräutermühle fein mahlen
- mit Honig mischen
- dazu eventuell zur besseren Mischbarkeit leicht auf 30 °C erwärmen
- in einem Schraubglas aufbewahren

Anwenden
1- bis 2-mal pro Tag ½–1 TL Lavendel-Honig (Anwendungsgebiete siehe Lavendelduft)

Menge pro Tag
- ½–2 TL

Dauer der Anwendung
- 6–8 Wochen

Lavendelöl

Kalter Ölauszug aus Lavendelblüten.

Zutaten
- 3 EL frische oder getrocknete Lavendelblüten
- ¼ Liter Olivenöl

Ergänzungen
- 50 ml Olivenöl durch Jojobaöl ersetzen oder mit 5 g Bienenwachs ergänzen

Zubereiten
- Lavendelblüten leicht anquetschen und in ein Schraubglas geben
- mit Olivenöl übergießen und 2 Wochen bei Zimmertemperatur ziehen lassen
- abseihen und in einer dunklen Flasche aufbewahren

Anwenden
1- bis 2-mal pro Tag mit Lavendelöl einreiben
- bei funktionellen Oberbauchbeschwerden am Bauch
- bei Spannungskopfschmerz an den Schläfen
- gegen nervöse Beschwerden an den Fußsohlen

Dauer der Anwendung
- 6–8 Wochen

Leinsamen

PFLANZENFORM

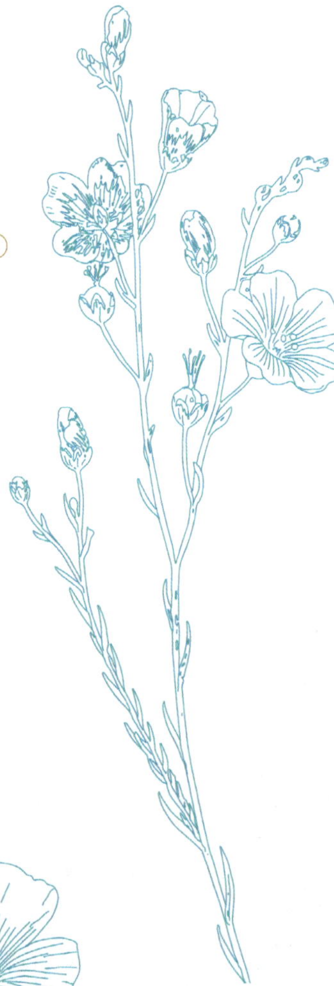

Linum usitatissimum Die zarte blaue Blüte vom Flachs mag schon ein Zeichen für seinen sanften Schutzfilm sein, mit dem er vieles einhüllt. Früher schätzte man den Lein als Faserpflanze, heute besonders seine quellfähigen Samen.

Wirksame Inhaltsstoffe Die Schleimstoffe von Leinsamen heilen irritierte Haut und Schleimhaut. Seine Ballaststoffe nähren das Mikrobiom, wirken ähnlich wie Östrogene und sein Öl liefert wertvolle Omega-3-Fettsäuren.

BLÜTE

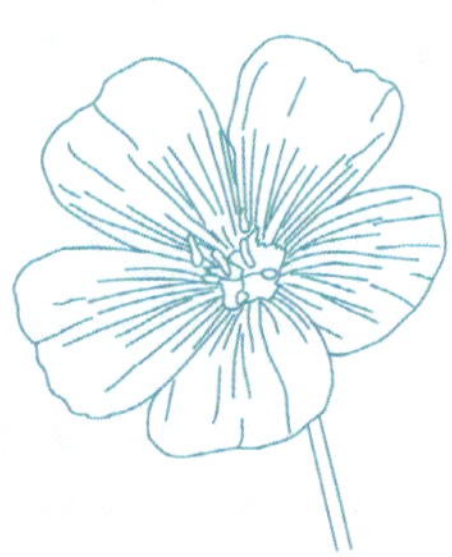

Zubereitungen Aufgequollen mit kaltem Wasser entfalten der Schrot und das Mehl von Leinsamen vielfältige Wirkungen. Sein unerhitztes und naturbelassenes Öl ergänzt die Speisen mit wichtigen Fettsäuren.

Indikationen Bei Irritationen und Entzündungen von Haut und Schleimhaut, zur Stärkung des Mikrobioms, zur Regulierung der Verdauung und für einen ausgeglichenen Östrogenspiegel helfen Leinsamen.

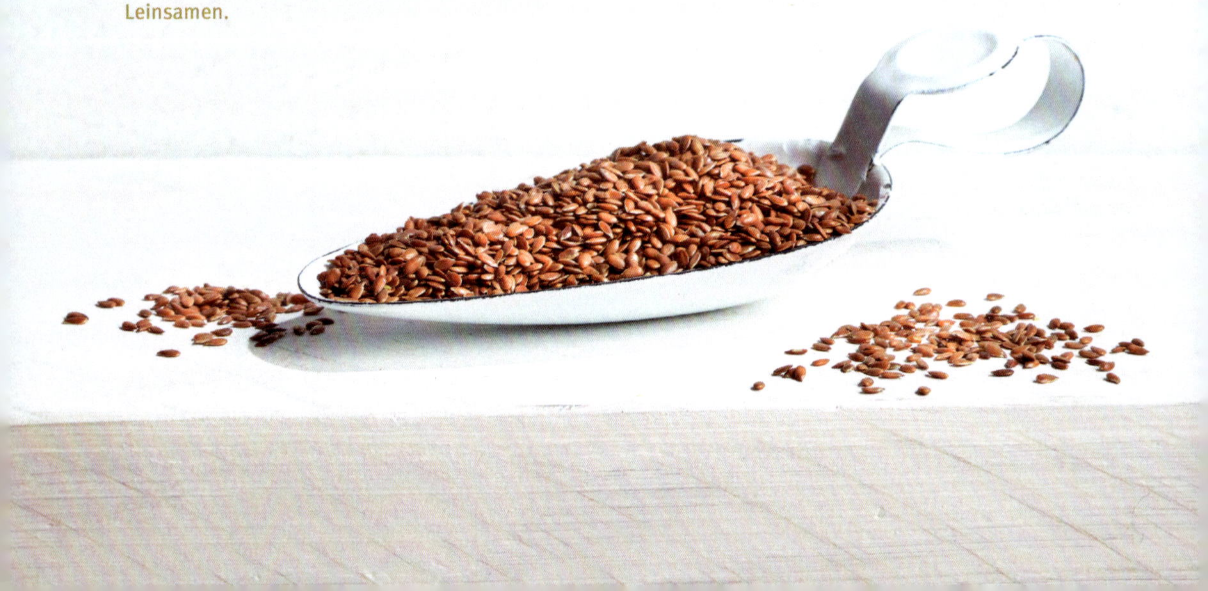

Leinsamen: Das steckt drin

Die dunklen, rotbraunen Samen sind eine offizielle Pflanzenarznei. Gelbe Leinsamen oder Goldleinsamen haben ein noch höheres Quellvermögen, enthalten aber weniger von der Omega-3-Fettsäure α-Linolensäure.

Leinsamen besteht zu ungefähr einem Viertel aus Ballaststoffen. Durch ihre löslichen Ballaststoffe können Leinsamen die 4- bis 5-fache Menge an Wasser binden und quellen dabei auf. Eine wabbelige, feuchte Schicht bildet sich, die dem Leinsamen beim Keimen hilft. Diese Schleimstoffe können wir auch auf unsere Haut oder Schleimhaut legen, sie bilden ein sanftes, organisches Pflaster. Sie werden vom Mund bis in den Dünndarm nicht verdaut, erst die Dickdarmbakterien fallen darüber her. Für sie sind die Schleimstoffe eine energiereiche Nahrung, die als Präbiotikum bezeichnet wird. Wenn die Mikroben den Pflanzenschleim zerlegen, fallen Bruchstücke an, die sogar noch vom Dickdarm ins Blut aufgenommen werden.

Eine andere Gruppe von Ballaststoffen aus der Leinsamenhülle sind die Lignane. Sie sind eine Art Kitt, der die Zellwände verstärkt. Lignane binden an den Östrogenrezeptoren im Körper und haben ähnliche Effekte wie körpereigene Östrogene. Die Wirkung dieser Phytoöstrogene ist viel geringer als die der körpereigenen Hormone, wodurch sie Östrogenüberschüssen in den Wechseljahren entgegenwirken. In der westlichen Welt sind Leinsamen die wichtigste Phytoöstrogenquelle in der Ernährung und damit ein bedeutender Schutzfaktor vor Brustkrebs oder Prostatakrebs.

Geschrotete oder gemahlene Leinsamen können noch mehr Wasser binden als ganze Samen. Beim Zerkleinern werden weitere innere Werte frei. Die α-Linolensäure etwa, auch ALA genannt, eine wertvolle, dreifach ungesättigte Omega-3-Fettsäure. Mehr als die Hälfte des Leinöls besteht aus α-Linolensäure, das macht es zur besten Quelle innerhalb unserer Lebensmittel.

Leinsamen enthalten gebundene Cyanide, die manchmal für gesundheitliche Diskussionen sorgen. Cyanide sind Verbindungen der giftigen Blausäure. Heute wissen wir, dass diese Blausäureverbindungen kaum gespalten werden und deshalb für unseren Körper nur zu einem ganz geringen Teil verwertbar sind. Der Cyanidgehalt im Blut steigt nach der Aufnahme von Leinsamen kaum an. Auf dieser Basis werden bis zu 50 g Leinsamen pro Tag als völlig unbedenklich angesehen. Beim Pressen von Leinöl bleiben die Cyanide im Presskuchen.

Wie Sie Leinsamen nutzen können

Ganze Leinsamen

Die ganzen Leinsamen verpacken ihre empfindlichen Pflanzenwirkstoffe gut und schützen sie vor Luftsauerstoff und Licht. So können die Samen auch zu Hause aufbewahrt werden. Werden jedoch die ganzen Leinsamen gegessen, so passieren sie fast unverändert die gesamte Verdauung. Sobald die äußere Hülle beschädigt ist, beginnt eine Reaktionskette. Wenn die zerkleinerten Leinsamen nicht gleich gegessen werden, werden ihre Fette innerhalb kurzer Zeit ranzig und die antioxidative Wirkung ist nicht mehr vorhanden. Am besten ist es also, wenn Sie die Leinsamen jeweils nur in Portionsmengen in einem kleinen Mixer oder in einer Kräutermühle hacken oder mahlen.

Leinsamenschrot und Leinsamenmehl

Wenn die festen Hüllen der Leinsamen aufgebrochen sind, quellen sie mit Wasser stark auf und beinahe die gesamte Menge an Schleimstoffen wird ausgenutzt. Die Schleimmasse vom Leinsamen ist ziemlich stabil, nicht einmal Magensäure oder Gallenflüssigkeit kann ihr etwas anhaben. Die gequollenen Samen erhöhen das Stuhlvolumen und dadurch werden der Darm und seine Muskeln trainiert. Die Schleimstoffe machen den Stuhlgang weicher und gleitfähiger. Sie regulieren damit die Verdauung. Nicht nur die wertvollen ungesättigten Fettsäuren, auch die Schleimstoffe wirken nach neueren Erkenntnissen antioxidativ.

Lignane, bekannt durch ihre Phytoöstrogenwirkung, haben eine starke antioxidative Wirkung. Lange Zeit galten einige deshalb sogar als Konservierungsmittel für Speisefette. Lignane sind in der Lage, Hormonschwankungen auszugleichen und Östrogenüberschüsse abzufangen. Ein niedriger Lignanspiegel im Blut hängt mit der Entstehung von Brust- und Prostatakrebs zusammen.

Leinsamenschrot oder das feingemahlene Mehl können den Ernährungsalltag vielseitig ergänzen: im Müsli oder auf dem Salat, als Bindemittel in der Suppe oder Sauce oder in Teigen, im Brot oder Kuchen und nicht zuletzt im selbstgemachten Riegel. Als Faustregel gilt: die 10-fache Menge an Wasser zum Quellen der Leinsamen, die umso stärker quellen, je feiner sie gemahlen sind.

Leinöl

Der Geschmack von Leinöl ist nicht jedermanns Sache. Bitter und eigenwillig präsentiert es sich im Mund. Aus gesundheitlicher Sicht zeichnet sich Leinöl durch seine besondere Fettsäurezusammensetzung aus. Das sind genau jene Fettsäuren, die in unserem Essen oft zu kurz kommen: Omega-3-Fettsäuren. Wie aktiv die Fettsäuren im Leinöl sind, zeigt sich im Oxidationsverhalten. Sie reagieren schnell und intensiv mit Luftsauerstoff und oxidieren selbst. Dadurch vermindern sie Oxidationen in ihrer Umgebung und auch im Körper. Leinöl wird als ein trocknendes Öl bezeichnet. Es trocknet an der Luft ein und bildet eine feste Schicht. Das frisch gepresste und unerhitzte Leinöl ist nur wenige Wochen im Kühlschrank haltbar und es eignet sich auch nur für kalte Speisen.

Etwa 1 TL Leinöl täglich schützt die Magen- und Darmschleimhaut und gilt als Prävention vor Entzündungen und Stoffwechselerkrankungen wie hohe Blutfettwerte, hoher Blutdruck und schlechte Blutzuckerwerte.

Budwig-Creme

Vor fast 100 Jahren hat die Apothekerin und Chemikerin Johanna Budwig die Wirkungen von mehrfach ungesättigten Fettsäuren erforscht. Ihr Interesse galt den Kombinationen in Lebensmitteln und der damit zusammenhängende Bioverfügbarkeit. Dabei hat sie eine bedeutende Ergänzungswirkung erkannt: Schwefelhaltige Eiweißbausteine aus Quark und α-Linolensäure aus Leinöl helfen gemeinsam dem Körper, neue Zellen zu bilden und beschädigte zu reparieren. Der frisch geschrotete Leinsamen kann mit Honig vermischt werden und ist so einige Tage vor Oxidation geschützt. Der Honig legt sich luftdicht um die zerkleinerten Samen. Das Budwig-Müsli entspricht einer proteinreichen und kohlenhydratarmen Mahlzeit mit pro- und präbiotischen Zutaten, wie es zeitgemäßer nicht sein könnte.

So wirken Nutrazeutika aus Leinsamen

Nutrazeutika	*Wirkungen, Behandlungen*	*Pflanzenwirkstoffe*
gequollener Leinsamenschrot *gequollenes Leinsamenmehl*	• Magenschutz • Schutz der Darmschleimhaut • Entzündungshemmung • Stärkung des Mikrobioms • Stärkung des Immunsystems • vorsorglich gegen zu hohen Blutdruck • vorsorglich gegen zu hohen Blutzucker • Gastritis (Magenentzündung) • Reizdarm • Obstipation (Verstopfung) • rheumatoide Arthritis • Krebsvorbeugung	• Schleimstoffe • Omega-3-Fettsäure: α-Linolensäure • Lignane
Leinöl	• Magenschutz • Schutz der Darmschleimhaut • Entzündungshemmung • vorsorglich gegen zu hohe Blutfettwerte • Gastritis (Magenentzündung) • Reizdarm	• Omega-3-Fettsäure: α-Linolensäure

Wirkungsverstärker und Kombinationen

Leinsamen stellen geballte Ladungen an wertvollen Nährstoffen und Pflanzenwirkstoffen dar. Die sind jedoch so gut verpackt, dass die Verdauung es nicht schafft, sie zu nutzen. Leinsamen verlangen deshalb nach dem Aufbrechen der Samen und nach Wasser, um die Schalenteile zu quellen. Sogar gequollener Leinsamenschrot gibt seine Phytoöstrogene, die Lignane, noch immer nicht frei. Erst wenn die Mikroorganismen im Dickdarm sie zerlegen, werden die Bruchstücke in den Körper aufgenommen. Gequollener Leinsamenschrot zusammen mit gesäuerten Milchprodukten wie Joghurt, Buttermilch, Quark oder Sauermilch ist eine Mischung, die den Darmbakterien die Zerlegung noch einmal erleichtert. Auch pflanzliche fermentierte Zubereitungen wie ein wenig Honig, guter Gärungsessig oder pflanzliche Joghurts haben ähnliche Effekte wie Sauermilchprodukte.

Traditionelle Kombinationen verraten oft gute Ergänzungswirkungen und sind bekömmlich. Pellkartoffeln mit Quark und Leinöl ist so ein Gericht, das einfacher und gesünder nicht sein könnte: die Kartoffel mit ihren vielen Mineralstoffen und komplexen Kohlenhydraten, dazu Quark mit essenziellen und hochwertigen Proteinbausteinen und Leinöl mit seinen wertvollen Fettsäuren. Kartoffeln und Quark ergänzen sich mit den Eiweißbausteinen so gut, dass sie eine biologische Wertigkeit von mehr als 100 erreichen. Dazu noch die Pflanzenwirkstoffe von Kräutern und Gewürzen.

Die Rezepte

Leinsamenschrot, gequollen

In kaltem Wasser gequollene Leinsamen.

Zutaten
- 2 EL Leinsamen
- 150–200 ml Wasser

Zubereiten
- Leinsamen schroten oder mahlen
- mit kaltem Wasser anrühren
- 1–2 Stunden bei Zimmertemperatur quellen lassen

Anwenden
- 1–2 EL gequollenen Leinsamen zur Regulierung der Verdauung mit Joghurt, Quark, Buttermilch, Sauermilch, veganem Joghurt o. Ä. essen.

Menge pro Tag
- 1–3 EL

Dauer der Anwendung
- nach Bedarf oder kurmäßig bis zu 4 Wochen

Leinsamen-Gummi

In kaltem Wasser gequollene Leinsamen als Flakes.

Zutaten
- 100 g Leinsamen
- 200 ml Wasser
- ¼ TL Salz
- weißer Pfeffer

Ergänzungen
- 50 g feingeriebener Parmesan
- 1 gehackte Knoblauchzehe
- etwas Chili

Zubereiten
- Leinsamen schroten
- mit Wasser anrühren und 2 Stunden quellen lassen
- mit Salz und Pfeffer verrühren
- etwa 3 mm dick auf Backpapier streichen
- bei 40 °C im Backofen trocknen lassen
- in Streifen schneiden
- Parmesan und Knoblauch machen den Leinsamen-Gummi zum pikanten Snack.

Anwenden
- Den Leinsamen-Gummi zur Regulierung der Verdauung oder zur Beruhigung des nervösen oder entzündeten Magens in kleinen Mengen zwischendurch essen. Knoblauch wirkt gegen Helicobacter pylori und Parmesan bringt eine Anreicherung mit Proteinen.

Menge pro Tag
- 1- bis 2-mal pro Tag 1 Stück in der Größe eines Esslöffels

Dauer der Anwendung
- nach Bedarf oder kurmäßig bis zu 4 Wochen

Leinsamenmehl

Fein gemahlene Leinsamen.

Zutaten
- Leinsamen, ganz

Zubereiten
- Leinsamen in der Kräutermühle oder Küchenmaschine fein mahlen und in Anteilen von 10–20 % zum Mehl aus Getreide mischen.

Anwenden
- Das Leinsamenmehl ersetzt beim Kochen und Backen einen Teil des Getreides.

Dauer der Anwendung
- zur Dauerverwendung geeignet

Leinöl

Kaltgepresstes Öl aus Leinsamen.

Zutaten
- 1 TL Leinöl

Anwenden
- Das Leinöl pur oder in Müsli, Suppe, Salat u. Ä. essen.

Menge pro Tag
- 1 TL–1 EL

Dauer der Anwendung
- Leinöl kann dauerhaft Teil der Ernährung sein.

Budwig-Creme

Süße Quarkcreme mit geschroteten Leinsamen.

Zutaten
- 2 EL frisch geschrotete Leinsamen
- 3 EL Leinöl
- 2 EL Wasser oder 100 %iger Fruchtsaft
- 100 g Magerquark
- 1 TL Honig

Ergänzungen
- Obst, Nüsse, Gewürze

Zubereiten
- Den Quark mit den anderen Zutaten zu einer Creme verrühren, nach Belieben Obst, Nüsse und Gewürze wie Zimt und Vanille zugeben.

Anwenden
- Die Budwig-Creme als Frühstück oder zwischendurch zur Verdauungsförderung und zur Gesundheitsförderung essen.

Menge pro Tag
- 1 Portion Budwig-Creme

Dauer der Anwendung
- als Daueranwendung geeignet

Meerrettich

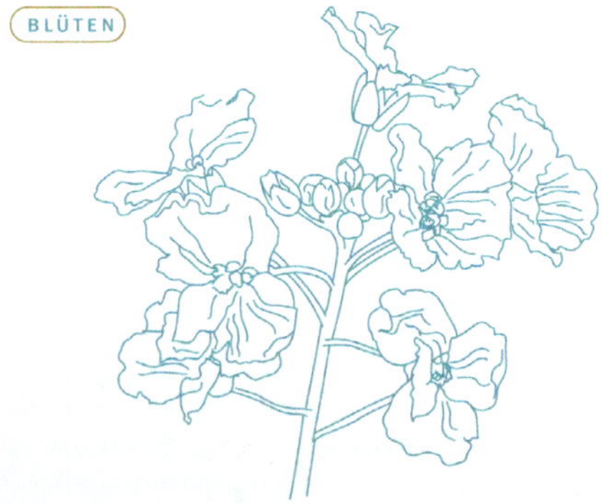

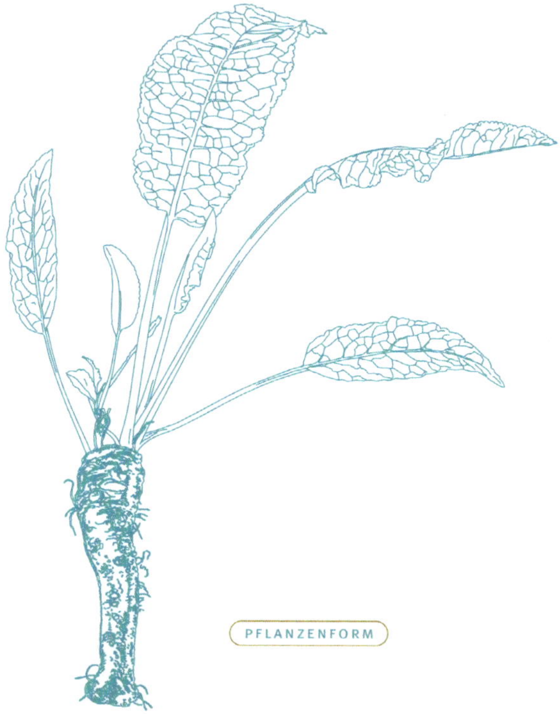

Armoracia rusticana Der Meerrettich zeigt seinen stechenden und scharfen Charakter, sobald die Wurzel geraspelt oder geschnitten wird. Er wirkt unvermittelt und heftig, genauso verkehrt er mit Mikroorganismen.

Wirksame Inhaltsstoffe Gut verpackt in Kohlenhydratverbindungen und lagerfähig warten die Senföle in den Zellen vom Meerrettich auf die Freisetzung. Sie entfalten ihre Wirkung innerhalb von wenigen Stunden im ganzen Körper.

Zubereitungen Frisch und unvermittelt wirkt der Meerrettich stark. Doch mit Alkohol, Essig, Honig und Fetten bringen wir die scharfen Pflanzenwirkstoffe in schmackhafte und gut verwendbare Formen.

Indikationen Wenn Infektionen im Spiel sind, besonders in den Atemwegen und Harnwegen, greift Meerrettich helfend ein. Und sogar in der Krebsprävention zeigt er handfeste Wirkungen.

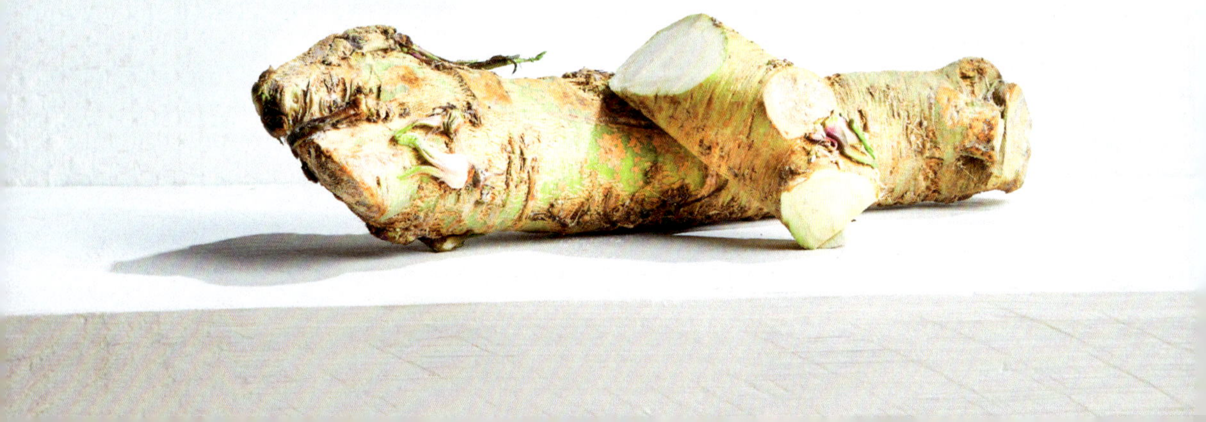

Meerrettich: Das steckt drin

Die gebundenen Senföle werden als Senfölglykoside oder auch Glucosinolate bezeichnet. Der Meerrettich braucht sie in wasserlöslicher Form und die hat er in der glykosidischen Bindung gefunden. Wenn die Zellen des Meerrettichs aufgebrochen werden, das passiert am intensivsten beim Raspeln und weniger stark beim Schneiden, so wird das Enzym Myrosinase frei. Es befreit die Senföle aus ihren Bindungen. Diese verbreiten sich unvermittelt, steigen in die Nase und in die Augen und reizen den Trigeminusnerv. Je nach Empfindlichkeit dieses Nervs beginnen auch gleich die Augen zu tränen und der Mund nach etwas Fettigem zu rufen. Aus den bitteren und wasserlöslichen Senfölverbindungen sind scharfe und fettlösliche Senföle geworden.

Zitronensaft oder Essig verlängern die Scharfwirkung, weil etwas Säure die Freisetzung der Senföle verzögert. Das wird in vielen Rezepten genutzt, denken wir etwa an Preiselbeer-Meerrettich oder an Apfelkren. Beim Kochen dagegen gehen viele Senföle verloren. Einerseits verflüchtigen sie sich ab einer Temperatur von etwa 60 °C, andererseits werden sie leicht ausgelaugt, gehen also ins Kochwasser über. Auch das Fermentieren überstehen Senföle nicht. Die Mikroben bauen sie ab oder um, so bleibt meistens kaum noch etwas von ihnen erhalten.

Wie Sie Meerrettich nutzen können

Frischer Meerrettich

Die Volksmedizin kennt die Wirkung von Meerrettich schon lange. Kinder bekamen Ketten mit Stücken aus Meerrettich um den Hals gehängt, wenn Infekte in der Luft lagen. Eine etwas heftige und dennoch erfolgversprechende Anwendung.

Frisch geriebener Meerrettich bringt die kraftvollste und größte Menge an Scharfstoffen in Mund und Nase. Der trigeminale Reiz bewirkt sofort eine starke Durchblutung der Schleimhaut in Mund und Magen. Das lässt uns auch andere Aromen intensiver wahrnehmen. Es stärkt die Verdauung und drängt Bakterien, Pilze und Viren zurück. Das Immunsystem wird aktiviert. Der Scharfreiz der Senföle zieht ein ganzes Spektrum von Wirkungen nach sich.

Bereits ab ungefähr 10 g frisch geriebener Meerrettichwurzel, das ist etwa 1 Esslöffel, also eine durchaus küchenübliche Menge, erreichen wir eine antimikrobielle Wirkung vom Mund-Nasen-Bereich bis in die Harnwege. Dort kommt die therapeutische Dosis nach 4–6 Stunden an.

Meerrettich-Tinktur und -Wein

Wenn keine frische Meerrettichwurzel zur Hand ist oder diese wegen der Schärfe nicht so gern verwendet wird, gibt es mit Tinktur und Wein wirksame, haltbare Varianten. Alkoholische Auszüge lösen die Senföle und halten sie über Monate stabil. Obwohl die Mengen an gelösten Pflanzenwirkstoffen gering sind, gibt es inzwischen handfeste Hinweise auf die Wirksamkeit.

Meerrettich-Essig

Essig holt die fettlöslichen Senföle ebenfalls gut aus dem Meerrettich heraus. Die Essigsäure zieht die Scharfwirkung sogar noch in die Länge. Dennoch kann der Gärungsessig, der ja ein quietschlebendiges Nahrungsmittel ist, die Senföle nicht so lange haltbar

So wirken Nutrazeutika aus Meerrettich

Nutrazeutika	*Behandlungen*	*Pflanzenwirkstoffe*
frische Meerrettichwurzel *Meerrettich-Tinktur* *Meerrettich-Butter*	• Erkältungskrankheiten • grippale Infekte: Vorbeugung und Behandlung • Harnwegsinfekte: Vorbeugung, Behandlung und Nachsorge • rheumatoide Arthritis	• Senföle
Meerrettich-Honig	• Erkältungskrankheiten • grippale Infekte • Husten und Halsschmerzen	• Senföle • Honig-Inhaltsstoffe

machen wie Alkohol. Nach einigen Monaten verliert er an Schärfe und seine Süße tritt in den Vordergrund. Rezepte mit Meerrettich, auch Essigauszüge, empfehlen oft 1 Prise Salz dazu. Das rundet den Geschmack angenehm ab, weil dem Meerrettich die Geschmacksrichtung »salzig« fehlt. Wenn der Essigauszug für Getränke verwendet wird, ist demnach die Prise Salz eine gute Ergänzung.

Meerrettich-Honig

Zucker verlängert die Scharfstoffwirkung ebenso wie Säuren. Zudem hält Honig die Senföle fest und macht sie zumindest vorübergehend haltbar. Honig verstärkt die Wirkung, weil er schon allein durch seine Zuckerkonzentration gegen Mikroorganismen vorgeht. Ein Enzym im Honig, die Glucoseoxidase, ist an der Bildung von Wasserstoffperoxid beteiligt. Davon werden im Honig ständig kleine Mengen gebildet und sie wirken kontinuierlich desinfizierend. Die scharfen Senföle aus dem Meerrettich und die Effekte des Honigs verstärken sich gegenseitig und machen den Mikroorganismen ein Überleben sehr schwer. Der Meerrettich-Honig kann durch Ingwer und Zitrone ergänzt werden. Der frische Ingwer verstärkt die Meerrettichwirkung. Ein Stück Zitrone, dem nur die Kerne entnommen wurden, kann ebenfalls gemixt und zugegeben werden. Der säuerlichherbe Geschmack der Zitrusfrucht macht aus der Honigmischung eine Köstlichkeit.

Meerrettich-Butter

Die scharfen Senföle können mit Fetten gut eingefangen und für den Körper verfügbar gemacht werden. Sahne-Meerrettich und ähnliche Produkte sind beliebte Dips. Auch in der Butter fühlt sich Meerrettich wohl und behält seine Schärfe. Die Kombination der Senföle mit Milchfett ist sehr speziell. Die Scharfstoffe sorgen für eine gute Reinigung der Schleimhaut von Mikroorganismen im Verdauungstrakt. Gleichzeitig säuert Butter mit seinen kurzkettigen Fettsäuren die Darmschleimhaut an und schafft gute Lebensbedingungen für erwünschte Milchsäurebakterien.

Wirkungsverstärker und Kombinationen

Säuren verlängern die Scharfstoffwirkung von Meerrettich, deshalb bieten sich Kombinationen mit Zitronensaft und anderen Fruchtsäften, Apfel, Cranberry, Joghurt,

Quark und Essig an. Im Kartoffelpüree, zu Roter Bete, Blumenkohl, Karotten, Wirsing, Sellerie und fettem Fisch macht sich Meerrettich ebenfalls sehr gut. Kulinarisch Experimentierfreudige können den scharfen Meerrettich zu getrockneten Aprikosen ausprobieren.

Kressen, besonders Kapuzinerkresse, ergänzt die antimikrobielle Wirkung von Meerrettich hervorragend. Diese beiden scharfen Pflanzen zusammen erreichen breitere und stärkere Effekte, als wenn sie einzeln verwendet werden. Auch wurden durch diese natürlichen Antibiotika keine Resistenzen beobachtet. Das ist auch nicht zu erwarten, weil die komplexe Wirkung dieser Nutrazeutika aus Hunderten von Pflanzenwirkstoffen entsteht. Meerrettich-Kapuzinerkresse bietet sich auch oder besonders bei wiederkehrenden Harnwegsinfekten an.

Die Rezepte

Frischer Meerrettich

Rohe, geraspelte Meerrettichwurzel.

Zutaten
- 1 Stück Meerrettichwurzel

Zubereiten
- Die Meerrettichwurzel schälen und mit dem Reibeisen fein raspeln.

Anwenden
- Eine kleine Menge in Kombination mit Joghurt, Quark, Schmand, Sahne, Zitronensaft, Essig, geraspeltem Apfel oder Cranberry zur Immunstärkung, zur Vorbeugung von Erkältungen und Harnwegsinfekten und zur Gesundheitsförderung.

Menge pro Tag
- ½–1 TL

Dauer der Anwendung
- einige Tage bis zu 1 Woche

Apfel-Meerrettich

Roher Apfel mit Meerrettich.

Zutaten
- 1 Stück Meerrettichwurzel
- 1 Apfel
- etwas Zitronensaft

Zubereiten
- Meerrettichwurzel und Apfel schälen und mit dem Reibeisen fein raspeln, sofort mit Zitronensaft mischen.

Anwenden
- Eine kleine Menge pur oder in Kombination mit Joghurt, Quark, Schmand oder Sahne zur Immunstärkung, zur Vorbeugung von Erkältungen und Harnwegsinfekten und zur Gesundheitsförderung.

Menge pro Tag
- ½-1 TL

Dauer der Anwendung
- einige Tage bis zu 1 Woche

Meerrettich-Tinktur

Unerhitzter alkoholischer Auszug aus frischer Meerrettichwurzel.

Zutaten
- 4 EL Meerrettichwurzel
- ¼ Liter Korn oder Wodka mit 35–50 Vol.-% Alkohol

Ergänzungen
- Kapuzinerkresse, Kresse

Zubereiten
- ungeschälte Meerrettichwurzel fein raspeln und in ein Schraubglas geben
- mit dem Alkohol übergießen
- fest verschließen und 2 Wochen ziehen lassen
- abseihen und in einer dunklen Flasche gut verschlossen lagern

Anwenden

½–2 TL Meerrettich-Tinktur vor oder nach den Mahlzeiten
- zur Immunstärkung
- Vorbeugung von Erkältungen
- Vorbeugung von Harnwegsinfekten
- zur Gesundheitsförderung

Menge pro Tag
- bis 3 TL

Dauer der Anwendung
- nach Bedarf oder kurmäßig bis zu 1 Woche

Meerrettich-Essig

Kalter Essigauszug mit frischer Meerrettichwurzel.

Zutaten
- 2 EL Meerrettichwurzel
- ¼ Liter Apfelessig (reiner Gärungsessig)

Ergänzungen
- Kapuzinerkresse, Kresse, Salz

Zubereiten
- geschälte Meerrettichwurzel klein würfeln und mit dem Essig übergießen.

Anwenden
- Meerrettich-Essig kulinarisch zur Vorbeugung von Erkältungen, grippalen Infekten, Rachen- und Kehlkopfentzündungen und Harnwegsinfekten trinken. Für therapeutische Anwendungen tagsüber mit Wasser und Honig vor den Mahlzeiten trinken.

Menge pro Tag
- 1 EL mit Wasser verdünnt

Dauer der Anwendung
- nach Bedarf oder kurmäßig 1–4 Wochen

Meerrettich-Honig

Mischung aus frischem, rohem Meerrettich mit Honig.

Zutaten
- 1 EL geschälter Meerrettich
- 2 EL Honig

Ergänzungen
- Ingwer

Zubereiten
- Meerrettich raspeln und mit Honig mischen, eventuell den Honig leicht auf 30 °C erwärmen. Der Meerrettich-Honig kann sofort verwendet werden.

Anwenden
- Umrühren und ½ TL Meerrettich-Honig pur vor oder nach den Mahlzeiten zur Vorbeugung oder zur Therapie von Erkältungen und grippalen Infekten einnehmen.

Menge pro Tag
- ½–2 TL

Dauer der Anwendung
- 1–3 Tage

Meerrettich-Butter

Frischer Meerrettich in Butter.

Zutaten
- 2 EL geraspelter geschälter Meerrettich
- 200 g weiche Butter
- ¼ Bio-Zitrone ohne Kerne
- 1 TL Salz

Ergänzungen
- Petersilie, rote Zwiebel, getrocknete Tomate

Zubereiten
- Alle Zutaten in der Küchenmaschine mixen, in einem verschließbaren Glas im Kühlschrank aufbewahren.

Anwenden
- zu Kartoffeln servieren

Pfefferminze

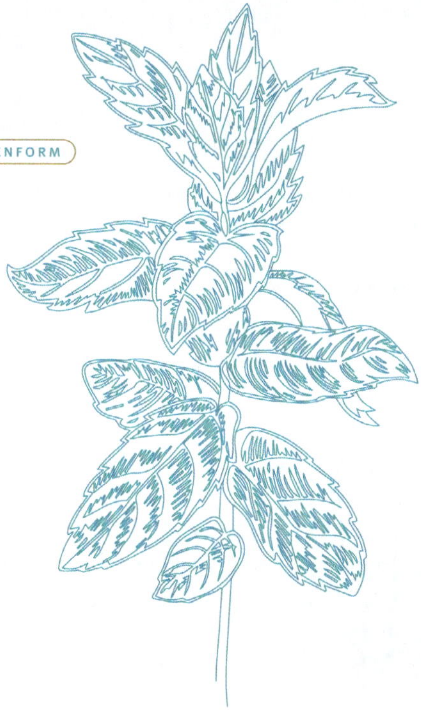

PFLANZENFORM

Mentha x piperita Pfefferminze ist eine Kulturform aus grüner Minze und Wasserminze. Sie wächst so gut, dass wir ihr Grenzen setzen müssen, sonst beansprucht sie bald den gesamten Garten.

Wirksame Inhaltsstoffe Menthol als Hauptwirkstoff von Pfefferminze kühlt, entspannt und stillt Schmerzen. Daneben wirken Laminaceengerbstoffe, Flavonoide und Saponine entzündungshemmend.

Zubereitungen Der Pfefferminztee ist weit verbreitet und bekannt. Doch auch alkoholische Auszüge, Sirupe und Kombinationen mit kühlenden Sauermilchprodukten und Gemüsen setzen die Pfefferminze in Szene.

Indikationen Bei Überhitzung und Krämpfen oder anderen Störungen in der Verdauung wird häufig Pfefferminze angewendet. Sie hilft auch bei Kopfschmerzen, die durch Verspannungen ausgelöst wurden.

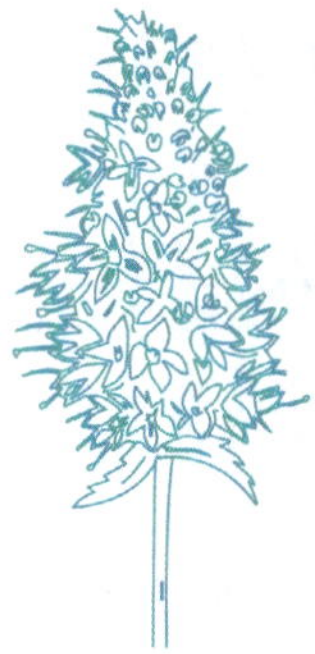

BLÜTE

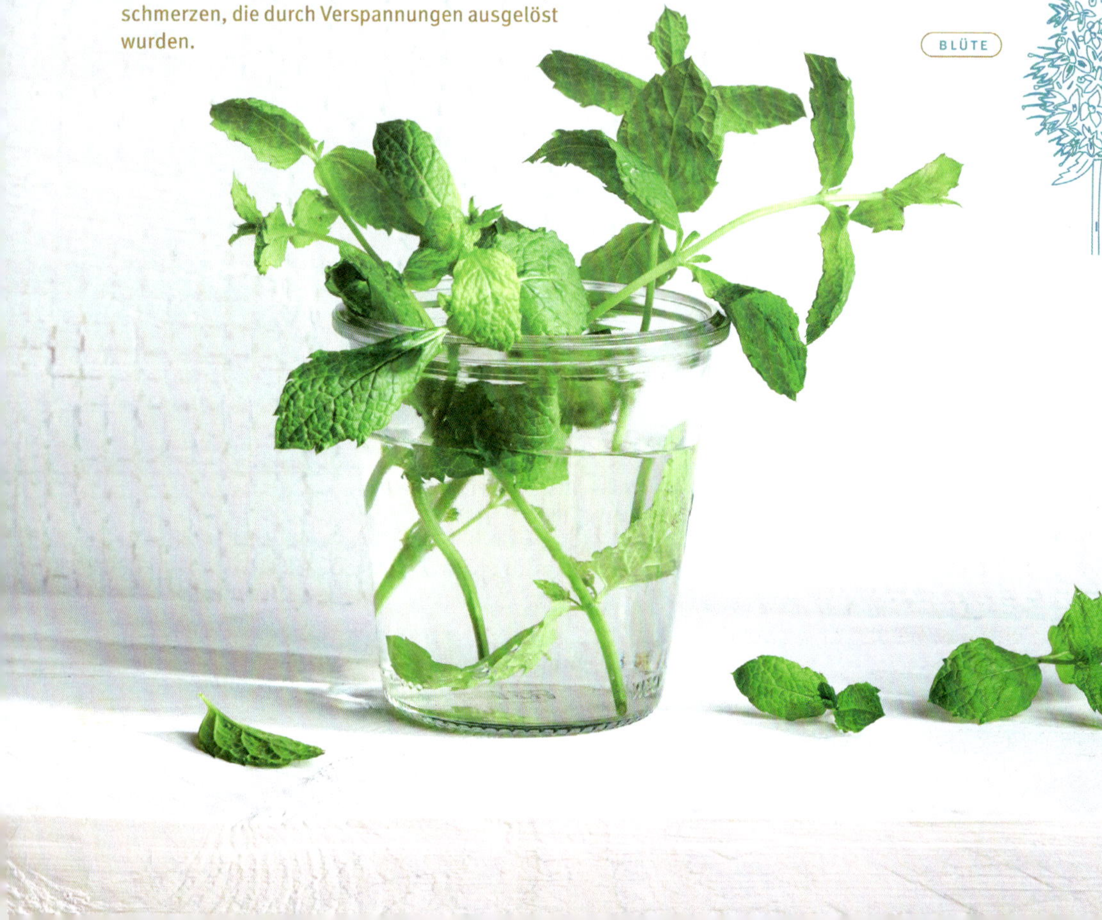

Pfefferminze: Das steckt drin

Ihr Duft verrät schon ihre besonderen Stärken. Sie bildet ätherische Öle, die sich stark in den Vordergrund drängen. Als erfrischend und kühl empfinden wir sie. Vor allem Menthol ist die Fraktion des ätherischen Öles, die unsere Kälterezeptoren reizt und eine Temperatur von 10–15 °C vortäuscht. Obwohl hauptsächlich ätherische Öle für die Pfefferminzwirkung verantwortlich sind, ist die Pflanze viel mehr als das. Der Gehalt an Lippenblütler-Gerbstoffen, sogenannten Laminaceengerbstoffen, ist ebenfalls hoch und am leicht zusammenziehenden Geschmack spürbar. Sie verstärken die entzündungshemmende und schmerzstillende Wirkung der Pfefferminze. Gelbe und hellgelbe Farbstoffe aus der Gruppe der Flavonoide werden vom Chlorophyll verdeckt und sind nicht sichtbar. Ihre Wirkungen entfalten sie dennoch und schützen den Körper gut vor Oxidationen.

Menthol kann jedoch noch viel mehr als kühlen. Es entspannt die glatten Muskeln des Magen-Darm-Trakts. Das bringt spürbare Erleichterung. Vorsicht ist nur bei Reflux geboten, weil auch der Schließmuskel zwischen Magen und Speiseröhre erschlafft. Wer öfter mit saurem Aufstoßen zu tun hat, sollte von der Pfefferminze eher Abstand halten.

Pfefferminze haben wir sogar oft frisch zur Verfügung, in kleinen Töpfen, auf dem Balkon oder im Garten. Sie kann frisch oder getrocknet verwendet werden, wobei etwa doppelt so viele frische Blätter verwendet werden. Sie bringen unverfälschten Duft, Geschmack und Konsistenz mit und zusätzlich viel mehr Wasser als getrocknete Minze. Wenn die Blätter in großen Stücken oder ganz getrocknet werden, behalten sie ihr Aroma besser.

Wie Sie Pfefferminze nutzen können

Pfefferminztee

Obwohl sich die ätherischen Öle nicht mit Wasser mischen, finden wir einige im Pfefferminztee. Pharmazeuten haben 20–25 % dieser flüchtigen Stoffe im Tee nachgewiesen. Das Signal an den Kälterezeptoren wird unabhängig von der Temperatur des Tees ausgelöst. Auch heißer Pfefferminztee kühlt! Allerdings gibt es einen Gewöhnungseffekt und die Kältewirkung ist nur vorübergehend. Die äußerliche Anwendung bei Spannungskopfschmerzen ist eine Auflage mit Pfefferminztee. Der Tee wird dafür ungefähr bis auf Körpertemperatur abgekühlt und mit einem Baumwolltuch auf Stirn oder Nacken gelegt.

Pfefferminzwasser und fruchtiges Pfefferminzgetränk

Kaltes Wasser nimmt das Minzaroma der kühlenden ätherischen Öle erstaunlich gut an. Es schmeckt feinminzig, die deftigeren Gerbstoffe werden nicht gelöst. Auch Flavonoide können mit kaltem Wasser kaum aus der Pflanze geholt werden. Die Wirkung begrenzt sich im Wesentlichen auf die Erfrischung.

Der kalte Pfefferminzauszug kann auch mit Fruchtsäften gemacht werden, etwa mit Apfelsaft. Die Fruchtsäuren lösen Pflanzenwirkstoffe stärker aus den Blättern als Wasser allein. Zudem bringt Apfelsaft einiges an Mineralstoffen und Spurenelementen mit. Magnesiumreiches Mineralwasser und eine Prise Salz machen den Apfelsaftauszug zum

So wirken Nutrazeutika aus Pfefferminze

Nutrazeutika	*Wirkungen, Behandlungen*	*Pflanzenwirkstoffe*
Pfefferminztee	• Hitze, Überhitzung • Verdauungsstörungen • Aktivierung von Leber und Galle • Magen-Darm-Krämpfe • Reizdarm • Juckreiz	• ätherische Öle • Flavonoide • Laminaceengerbstoffe
Pfefferminzwasser *Pfefferminz-Erfrischungsgetränk* *Eistee mit Pfefferminze*	• Hitze, Überhitzung • Magen-Darm-Krämpfe	• ätherische Öle
Pfefferminz-Sirup	• Hitze, Überhitzung	• ätherische Öle • Honig-Inhaltsstoffe
Pfefferminz-Tinktur	• Verdauungsförderung • Aktivierung von Leber und Galle • Spannungskopfschmerz	• ätherische Öle • Flavonoide • Laminaceengerbstoffe
Pfefferminz-Waschung	• Spannungskopfschmerz • Juckreiz	• ätherische Öle • Flavonoide • Laminaceengerbstoffe

erfrischenden Elektrolytgetränk, das sehr bekömmlich ist.

Ein Mineralwasser gilt als magnesiumhaltig, wenn es mindestens 50 mg Magnesium pro Liter enthält. Die Extraportion Magnesium ist nicht nur bei starkem Schwitzen eine Wohltat. Unsere fettreiche und ballaststoffarme Ernährung liefert in vielen Fällen zu wenig Magnesium und verursacht damit Kopfschmerzen oder Wadenkrämpfe.

Pfefferminz-Tinktur

Im alkoholischen Auszug aus der Pfefferminze löst sich ein breites Spektrum von Pflanzenwirkstoffen von ätherischen Ölen über Flavonoide bis zu den Gerbstoffen. Es können die frischen Minzblätter ausgezogen werden, wenngleich die Tinktur aus der getrockneten Pfefferminze kräftiger ist, weil sie weniger mit Wasser aus der Pflanze verdünnt wird.

Pfefferminz-Sirup

Der Pfefferminz-Sirup wird mit Honig zubereitet. Er verlangt nicht unbedingt nach einem Säurezusatz, weil der Honig selbst organische Säuren enthält und ihm einen harmonischen, runden Geschmack verleiht.

Wirkungsverstärker und Kombinationen

Pfefferminze und Hibiskus gehören zu den antioxidanzienreichsten Pflanzen, die wir im Alltag zur Verfügung haben. Zusammen verstärken sich die beiden in ihrer Wirkung. Der kühlende Effekt von Pfefferminze wird durch Sauermilchprodukte wie Joghurt, Buttermilch oder Sauermilch noch ergänzt.

Die Rezepte

Pfefferminztee

Heißer Aufguss von frischen oder getrockneten Pfefferminzblättern.

Zutaten
- 1 TL getrocknete oder 1 EL frische Pfefferminzblätter
- ¼ Liter Wasser

Ergänzung
- Hibiskus

Zubereiten
- Pfefferminzblätter mit heißem Wasser übergießen, zudecken und 10 Minuten ziehen lassen, dann abseihen.

Anwenden
- Den Pfefferminztee zur Kühlung, bei Spannungskopfschmerzen oder Verdauungsbeschwerden über den Tag verteilt trinken.
- Äußerlich bei Spannungskopfschmerz ein Baumwolltuch in den körperwarmen Tee tauchen, auswringen und auf Stirn oder Nacken eine Viertelstunde auflegen.

Menge pro Tag
- 1–4 Tassen

Dauer der Anwendung
- nach Bedarf oder kurmäßig bis zu 4 Wochen

Pfefferminzwasser

Kalter wässriger Auszug der frischen Pfefferminzblätter.

Zutaten
- 1 Pfefferminzspitze oder einige frische Blätter
- 1 Liter Wasser

Zubereiten
- Die frische Pfefferminze in das kalte Wasser legen und eine bis mehrere Stunden ziehen lassen.

Anwenden
- Das Pfefferminzwasser zur Erfrischung und Verdauungsförderung trinken.

Menge pro Tag
- 1 Liter

Dauer der Anwendung
- nach Bedarf bis zu 4 Wochen durchgehend

Pfefferminz-Erfrischungsgetränk

Kalter Auszug der frischen Pfefferminzblätter mit Apfelsaft.

Zutaten
- 4 Stängel frische Pfefferminze
- ½ Liter 100%iger Apfelsaft
- 1 Prise Salz
- ½ Liter Mineralwasser mit mehr als 50 mg Magnesium pro Liter

Ergänzung
- Rosmarin

Zubereiten
- Pfefferminze zu einem Büschel binden und in den Apfelsaft hängen
- 2 Stunden ziehen lassen

- herausnehmen und Salz und Mineralwasser zum Getränk geben

Anwenden

- Das Pfefferminz-Erfrischungsgetränk zur Kühlung, als Elektrolytgetränk und bei Kopfschmerzen trinken.

Menge pro Tag

- je nach Flüssigkeitsverlust bis zu 2 Liter

Dauer der Anwendung

- nach Bedarf

Eistee mit Pfefferminze

Kalter wässriger Auszug aus Pfefferminze und Hibiskus.

Zutaten

- 4 frische Pfefferminzspitzen
- 2 TL getrocknete Hibiskusblüten
- 1 Liter Wasser

Zubereiten

- Minze und Hibiskus im kalten Wasser ansetzen
- über Nacht kühl stellen und ziehen lassen
- am nächsten Tag verwenden

Anwenden

- Den Eistee kühl als Erfrischungsgetränk und zur Kühlung vor hitzigen Ereignissen trinken.

Pfefferminz-Tinktur

Unerhitzter alkoholischer Auszug aus frischen oder getrockneten Pfefferminzblättern.

Zutaten

- 8 EL frische oder 4 EL getrocknete Pfefferminze
- ¼ Liter Korn oder Wodka mit 40–70 Vol.-% Alkohol

Zubereiten

- die getrockneten Pfefferminzblätter zerkleinern oder die frischen Pfefferminzblätter hacken und in ein Schraubglas geben
- mit Alkohol übergießen
- fest verschließen und 2 Wochen ziehen lassen
- abseihen und in dunklen Tropfflaschen lagern

Anwenden

- 1–2 TL zur Kühlung, bei Spannungskopfschmerz oder Verdauungsbeschwerden einnehmen.
- Zur äußerlichen Anwendung die Pfefferminz-Tinktur mit 10 Teilen Wasser verdünnen und bei Spannungskopfschmerz auf die Schläfen auftragen.

Menge pro Tag

- bis zu 3 TL

Dauer der Anwendung

- nach Bedarf oder kurmäßig bis zu 4 Wochen

Pfefferminz-Sirup

Honigsirup aus frischen Pfefferminzblättern.

Zutaten
- 1 Bund frische Pfefferminzblätter
- ¼ Liter Wasser
- ¼ kg Honig

Ergänzungen
- Salbei, Thymian, Zitronenmelisse

Zubereiten
- Wasser aufkochen und abkühlen lassen
- Honig zugeben
- die Pfefferminze in das Honigwasser einlegen und 24 Stunden ziehen lassen
- abseihen und den Sirup in eine saubere Flasche füllen

Anwenden
- Wenig Pfefferminzsirup in einem Glas mit Wasser verdünnen und zur Erfrischung und Kühlung trinken.

Menge pro Tag
- 1 Glas pro Tag

Dauer der Anwendung
- nach Bedarf oder bis zu 4 Wochen durchgehend

Minz-Sauermilch

Kühlende Sauermilch mit frischer Pfefferminze.

Zutaten
- 6 frische Pfefferminzspitzen
- 1 EL Zitronensaft
- 1 TL Honig nach Geschmack
- ¼ Liter Sauermilch

Ergänzungen
- Zitronenschale, Zitronenmelisse, Zitronenverbene

Zubereiten
- Alle Zutaten in der Küchenmaschine mixen und gleich servieren.

Anwenden
- Minz-Sauermilch zur Kühlung, zur Entspannung der Verdauung und zur Stärkung des Mikrobioms trinken.

Menge pro Tag
- 1–2 Gläser

Dauer der Anwendung
- nach Bedarf und Bekömmlichkeit

Rosmarin

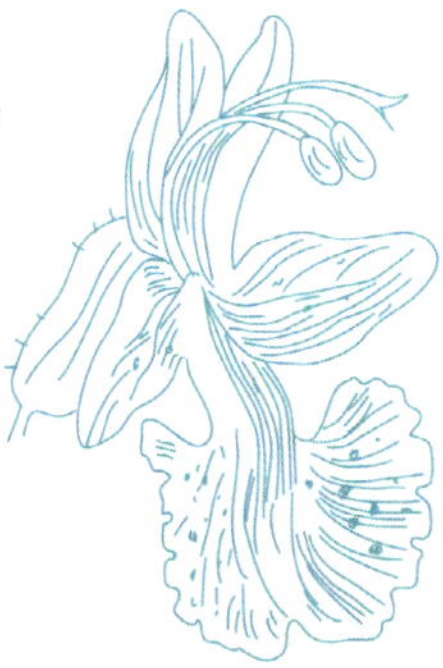

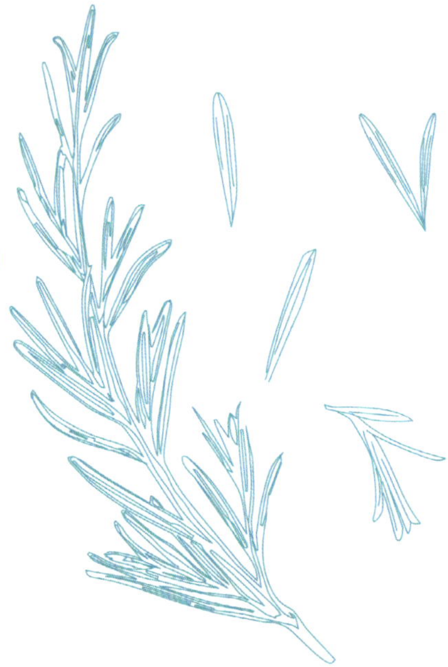

Salvia rosmarinus Rosmarin hilft beim Erinnern, soll schon Shakespeare gesagt haben. Der wunderbare Duft der hellgrünen Nadeln verleiht dem Körper Kraft und dem Geist Klarheit.

Wirksame Inhaltsstoffe Ein feiner und doch eindrücklicher Duft macht Rosmarin unverkennbar. Daneben schwingen harzige, bittere und herbe Noten mit, die sein Aroma und sein Wirkstoffspektrum vollenden.

Zubereitungen Rosmarin wird breit verwendet, als Duft, Kräutertee und in leichten und stärkeren alkoholischen Auszügen. Kulinarisch bietet er ein vielfältiges Spektrum als aromatisches Gewürz.

Indikationen Das Talent von Rosmarin ist die sanfte Stärkung von Kreislauf und Verdauung und die bessere Durchblutung des Herzens. Dabei verleiht das Kraut eine maßvoll abgestimmte Aktivierung.

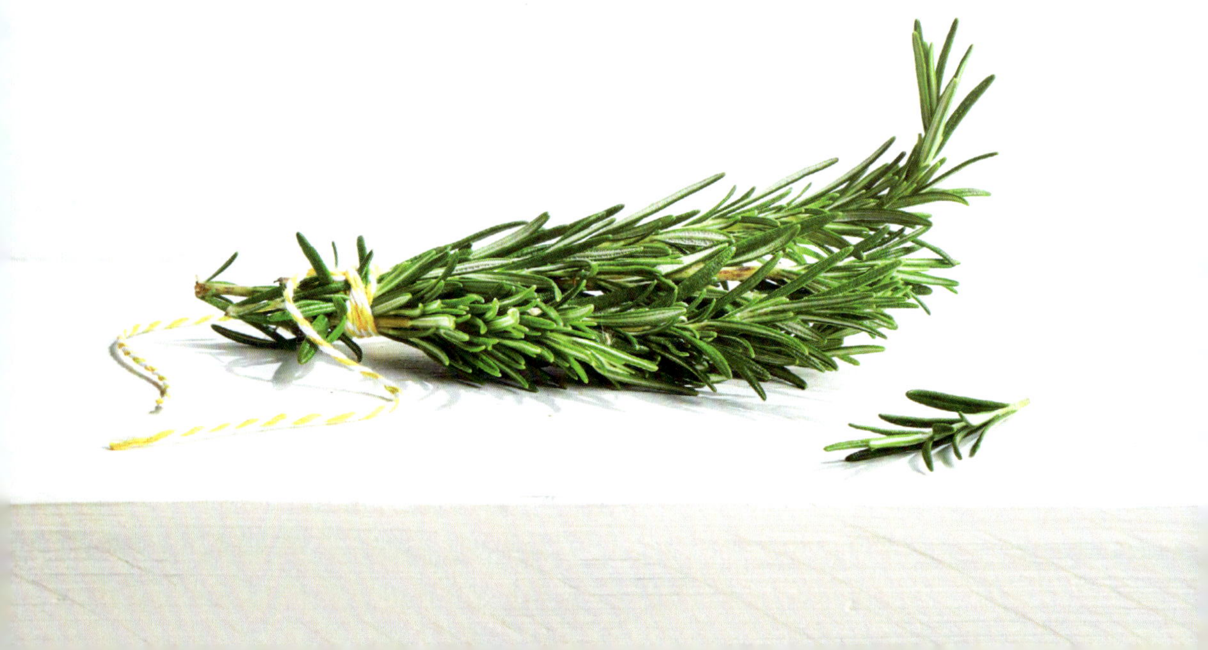

Rosmarin: Das steckt drin

Die harzigen Düfte von Rosmarin sind unverkennbar und werden beim Trocknen sogar noch intensiver. Obwohl bereits seine frischen Blätter einen trockenen Eindruck vermitteln, enthalten sie immer noch 85 % Wasser. Beim Trocknen sinkt der Anteil auf unter 10 %. Rosmarin gilt als Aromatikum, als Heilpflanze mit ätherischen Ölen, und dennoch ist die Wirkung der gesamten Pflanze viel mehr als ihr Duft allein. Duftkissen stärken den Kreislauf, aber sie haben geringere Effekte als die innerliche Anwendung von Rosmarin. Das Erscheinungsbild von Rosmarin erinnert wie sein Duft an Fichten und Pinien. Der herbe Waldduft wird von einer bitteren Note begleitet. Das gesamte Aroma von Rosmarin verleiht ein Gefühl von frischer Kraft und Klarheit. Durch Rosmarin werden die feinen Blutgefäße im und um das Herz besser durchblutet und gleichzeitig kommt es zu einer milden Entwässerung. In der traditionellen Heilkunde taucht Rosmarin immer wieder als Herzkräftigungskraut auf. Mit seinen Bitterstoffen regt er die Galle sanft an und wirkt auf die Leber schützend. Der ausgeprägte Gehalt an Laminaceengerbstoffen, besonders Rosmarinsäure, wirkt zusammen mit den Harzen stark antimikrobiell. Rosmarin wird deshalb gern in Naturkosmetika als Konservierungsstoff eingesetzt.

Wie Sie Rosmarin nutzen können

Rosmarintee

In den Rosmarintee gelangt nur ein Teil der flüchtigen und duftenden ätherischen Öle. Der Vorteil des heißen Aufgusses liegt in der Rosmarinsäure, die auch ein wenig gelöst wird. Rosmarinsäure mischt sich in entzündliche Prozesse ein und hemmt sie. Rosmarintee ist muntermachend und für die erste Tageshälfte geeignet. Verwenden Sie die Rosmarinblätter, also die grünen Nadeln ohne Stängel, für den Tee. Die Temperatur des Teewassers entscheidet über die Zusammensetzung des Rosmarintees. Kochendes Wasser und eine eher längere Ziehzeit holen auch Gerbstoffe und mehr Bitterstoffe aus der Pflanze. Wer den Rosmarintee nicht therapeutisch, sondern eher für Genuss und Gesundheit trinken möchte, gießt mit etwa 80 °C auf und lässt ihn nur 3–5 Minuten ziehen. In dieser Variante ist er leicht und aromatisch.

Rosmarin-Tinktur

Der wunderbare Duft von Rosmarin ist über die Tinktur nur wenig wahrnehmbar, sie riecht wie fast alle Auszüge mit klarem Branntwein nach Alkohol. Der Wert der Tinktur liegt in der Vielfalt der Pflanzenwirkstoffe, in der hohen Bioverfügbarkeit und in der Alltagstauglichkeit. Die Tropfflasche ist praktisch und auch unterwegs gut anwendbar.

Königliches Wasser

Das Wasser der Königin von Ungarn vereint Rosmarin mit Lavendel. Diese Kombination ist in der Pflanzenheilkunde häufig im Einsatz, weil sie die Wirkungen in genialer Weise ergänzen. Rosmarin gibt Körper und Geist mehr Schwung, indem er verstärkt durchblutet und leicht anregt. Lavendel hilft, die Gedanken fliegen zu lassen, und entlastet psychisch. Das ergibt eine sehr zeitgemäße Ergänzungswirkung mit einer Aktivierung des unterforderten Körpers und einer Beruhigung des überlasteten Geistes. Die Kombination von Rosmarin und Lavendel eignet sich auch für Tee oder Weißweinauszug.

So wirken Nutrazeutika aus Rosmarin

Nutrazeutika	*Behandlungen, Wirkungen*	*Pflanzenwirkstoffe*
Rosmarintee *Rosmarin-Tinktur* *Rosmarin-Essig* *Rosmarin-Sirup* *Rosmarin-Salzpaste*	• Kreislaufschwäche • niedriger Blutdruck • Verdauungsschwäche	• ätherische Öle • Harze • Laminaceengerbstoffe • Phenolsäuren • Flavonoide
Königliches Wasser *Rosmarin-Wein* *Rosmarin-Essig*	• Kreislaufschwäche • niedriger Blutdruck • Verdauungsschwäche • Kapillardurchblutung	• Saponine • ätherische Öle • Flavonoide • Harze
Rosmarinduft	• Kreislaufschwäche • niedriger Blutdruck	• ätherische Öle

Rosmarin-Wein

Rosmarin wird in Weißwein angesetzt, der zusätzlich muntermachend und aktivierend ist. Dadurch scheint die Wirkung für Körper und Psyche intensiver zu sein als durch die Tinktur.

Rosmarin-Essig

Rosmarin fügt sich gut in Weißweinessig ein, der einen weiter vergorenen Weißwein darstellt. Die Zitrone verstärkt das Säurespektrum, Bitternoten und die herbe Empfindung. Die meisten Weißweinessige sind bereits mit Traubenmost süß abgerundet. Wenn das nicht der Fall ist, können Sie mit wenig Honig diese bitter-süß-saure Köstlichkeit vollenden.

Rosmarin-Sirup

Der warmausgezogene Rosmarin-Sirup ist schnell herzustellen. Der Auszug bekommt eine dunklere Farbe, das zeigt den höheren Gerbstoffgehalt an, der durch die Hitze in den Sirup kommt. Er wird bitterer und herber als der kaltausgezogene und verliert etwas an Aroma. Dieser Rosmarin-Sirup hat einen geringen Zuckergehalt und wird deshalb im Kühlschrank gelagert. Er ist nur 4 Wochen haltbar.

Rosmarin-Salzpaste

Rosmarin und Zitrone ergänzen sich zu einem extrastarken antioxidativen Zellschutz. In einer Studie konnte gezeigt werden, dass Schäden durch UV-Strahlung mit Unterstützung dieser Kombination geringer ausfallen. Die Aromen von Rosmarin und Zitrone arbeiten gut zusammen und entwickeln ein volles und angenehmes Bukett. Die Rosmarin-Salzpaste kann für viele Gemüse und Nudelgerichte zum Salzen verwendet werden.

Rosmarinduft

Der Rosmarinduft ist in vielen Regionen der Erde bekannt als Geistesbeschleuniger und zur Gedächtnisstütze. Der physiologische Nachweis dazu ist schon gelungen, Rosmarin steigert die Kapillardurchblutung. Der Duft aus dem Duftbeutel wird allerdings nur durch die Nase und nicht über den Rachen (retronasal) wahrgenommen, das könnte die geringere Wirksamkeit im Vergleich zu innerlichen Anwendungen erklären.

Wirkungsverstärker und Kombinationen

Lavendel, Zitrone und Minzen harmonisieren besonders gut mit Rosmarin. Auch ihre physiologischen Wirkungen gehen in die gleiche Richtung: erfrischend, aktivierend und muntermachend! In pikanten Speisen ergänzt Knoblauch das Aromaspektrum. Interessanterweise mögen viele Menschen mit niedrigem Blutdruck Knoblauch gar nicht, dagegen lieben sie Rosmarin. Oft scheint ein natürliches Gespür für den eigenen Bedarf vorhanden zu sein, auch wenn man sich nicht immer fest darauf verlassen kann.

Die Rezepte

Rosmarintee

Heißer Aufguss von frischem oder getrocknetem Rosmarin.

Zutaten
- 1 EL frische oder 1 TL getrocknete Rosmarinblätter
- ¼ Liter Wasser

Zubereiten
- Die Rosmarinblätter mit heißem Wasser übergießen, 5–7 Minuten ziehen lassen und abseihen.

Anwenden

Den Rosmarintee trinken
- zur Stärkung des Kreislaufs
- bei niedrigem Blutdruck
- zur Verdauungsstärkung
- bei Blähungen und Völlegefühl
- bei Magen-Darm-Krämpfen

Menge pro Tag
- 2–3 Tassen

Dauer der Anwendung
- nach Bedarf oder kurmäßig bis zu 4 Wochen

Rosmarin-Tinktur

Unerhitzter alkoholischer Auszug aus frischen oder getrockneten Rosmarinblättern.

Zutaten
- 3 EL getrocknete oder 4 EL frische Rosmarinblätter
- ¼ Liter Korn oder Wodka mit 40–70 Vol.-% Alkohol

Zubereiten
- Rosmarinblätter zerkleinern, in ein Schraubglas geben
- mit Alkohol übergießen,
- fest verschließen und 2 Wochen ziehen lassen
- abseihen und in dunklen Tropfflaschen lagern

Anwenden

1–2 TL pur oder mit Wasser verdünnt einnehmen
- zur Stärkung des Kreislaufs
- bei niedrigem Blutdruck
- zur Verdauungsstärkung
- bei Blähungen und Völlegefühl
- bei Magen-Darm-Krämpfen

Menge pro Tag
- 1–3 TL

Dauer der Anwendung
- nach Bedarf oder kurmäßig bis zu 4 Wochen

Königliches Wasser

Unerhitzter alkoholischer Auszug aus Rosmarinblättern und Lavendelblüten.

Zutaten

- 2 EL getrocknete oder 3 EL frische Rosmarinblätter
- 1 EL getrocknete Lavendelblüten
- ¼ Liter Korn oder Wodka mit 40 Vol.-% Alkohol

Zubereiten

- Rosmarinblätter zerkleinern, Lavendelblüten anquetschen und beides in ein Schraubglas geben
- mit Alkohol übergießen
- fest verschließen und 2 Wochen ziehen lassen
- abseihen und in dunklen Tropfflaschen lagern

Anwenden

½–1 TL pur oder mit Wasser verdünnt einnehmen

- zur Kreislaufstärkung
- bei niedrigem Blutdruck
- zur Beruhigung der Verdauung

Menge pro Tag

- bis 2 TL

Dauer der Anwendung

- nach Bedarf oder kurmäßig bis zu 4 Wochen

Rosmarin-Wein

Unerhitzter Weinauszug aus frischen Rosmarinblättern.

Zutaten

- 6 EL frische Rosmarinblätter
- ¾ Liter trockener Weißwein

Ergänzungen

- Lavendelblüten, Zitrone, Zimt

Zubereiten

- Rosmarinblätter zerkleinern und in ein Schraubglas geben
- mit Wein übergießen
- fest verschließen und 1 Woche ziehen lassen
- abseihen und in einer dunklen Flasche bis zu 2 Monate lagern

Anwenden

1 Likörglas Rosmarin-Wein trinken

- zur Kreislaufstärkung
- bei niedrigem Blutdruck
- zur Stärkung der Verdauung

Menge pro Tag

- 1–2 Likörgläser

Dauer der Anwendung

- nach Bedarf oder kurmäßig bis zu 4 Wochen

Rosmarin-Essig

Unerhitzter Essigauszug aus frischen oder getrockneten Rosmarinblättern.

Zutaten

- 3 EL getrocknete oder 4 EL frische Rosmarinblätter
- ½ Zitrone oder Limette, in Würfeln
- ¼ Liter Weißweinessig, reiner Gärungsessig

Ergänzungen

- Knoblauch, Bohnenkraut, Lavendel, Majoran, Minze, Petersilie, Thymian

Zubereiten

- Rosmarinblätter zerkleinern und in ein Schraubglas geben
- Zitronenwürfel zugeben, mit Essig übergießen

- fest verschließen und 2 Wochen ziehen lassen
- abseihen und in eine dunkle Flasche füllen

Anwenden

kulinarisch oder mit einem Glas Wasser verdünnt und mit 1 TL Honig einnehmen

- zur Stärkung des Kreislaufs
- bei niedrigem Blutdruck
- zur Verdauungsstärkung
- bei Blähungen und Völlegefühl
- bei Magen-Darm-Krämpfen

Menge pro Tag

- nach Bedarf

Dauer der Anwendung

- nach Bedarf

Rosmarin-Sirup

Heißer Rosmarinauszug mit Zucker und Säure.

Zutaten

- 3 EL frische Rosmarinblätter
- ¼ Liter Wasser
- 125 g Honig
- 1 ganze Bio-Zitrone ohne Kerne, gewürfelt

Zubereiten

- Rosmarinblätter hacken
- mit Wasser, Honig und Zitrone aufkochen
- ½ Stunde zugedeckt heiß ziehen lassen
- abseihen
- in saubere Flaschen füllen und im Kühlschrank höchsten 4 Wochen lagern

Anwenden

- Den Rosmarin-Sirup mit viel Wasser verdünnt zur Stärkung von Kreislauf und Verdauung trinken.

Menge pro Tag

- 1–2 Gläser

Dauer der Anwendung

- nach Bedarf oder kurmäßig bis zu 4 Wochen

Rosmarinduft

Der Duft von getrocknetem Rosmarin.

Zutaten

- frische Rosmarinzweige

Zubereiten

- Rosmarin hacken, im Schatten auslegen und bei 30–40 °C trocknen,
- in einen Baumwollbeutel füllen oder in einem Schraubglas fest verschlossen aufbewahren

Anwenden

- Den Rosmarinduft in Duftstößen zur Aktivierung des Kreislaufes anwenden.

Menge pro Tag

- nach Bedarf

Dauer der Anwendung

- auch als Daueranwendung

Rosmarin-Salzpaste

Eine Paste aus Salz, frischem Rosmarin und Zitrone.

Zutaten

- 1 EL frische Rosmarinblätter
- 50 g Bio-Zitrone, mit Schale, entkernt
- 350 g Steinsalz

Zubereiten

- Rosmarinblätter mit der ganzen Zitrone und dem Steinsalz zu einer feinen Paste mixen, im Kühlschrank lagern.

Anwenden

- Für Gemüse, Salate, Suppen, Saucen und mediterrane Gerichte zum Salzen und Aromatisieren verwenden.

Menge pro Tag

- 1 TL pro Tag

Dauer der Anwendung

- zur dauerhaften kulinarischen Anwendung

Salbei, echter

PFLANZENFORM

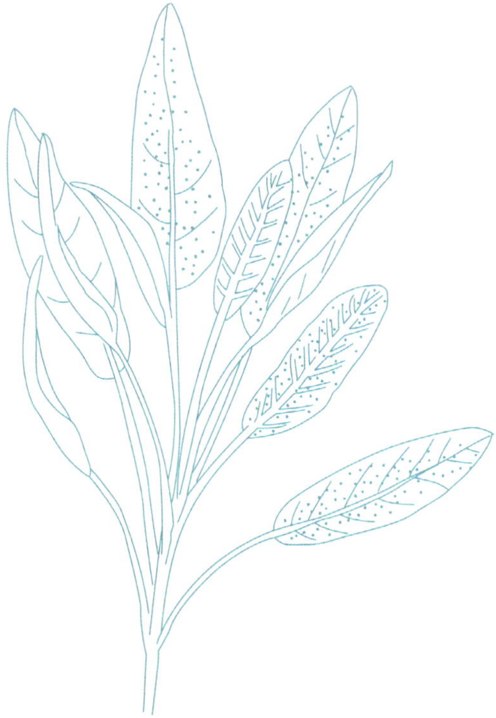

Salvia officinalis Salbei ist eine der wertvollsten traditionellen und gegenwärtigen Heilpflanzen und wird gerne auch kulinarisch verwendet. Aus diesem kraftvollen Kraut entstehen alltagstaugliche und wirksame Nutrazeutika.

Wirksame Inhaltsstoffe Starke Gerbstoffe, intensive Bitterstoffe und wirksame ätherische Öle verstecken sich in den silbrigen Blättern. Flavonoide und Saponine vervollständigen das Spektrum von Salbei.

BLÜTEN

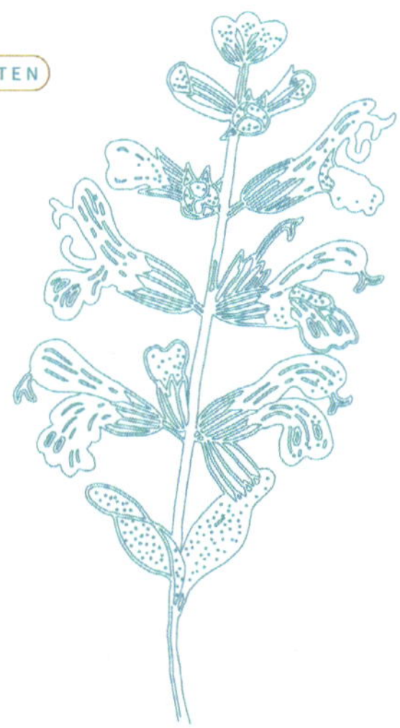

Zubereitungen Es braucht schon eine gewisse Ziehzeit, um die wichtigsten Pflanzenwirkstoffe in den Tee zu bekommen. Der alkoholische Auszug von Salbei wird sanft dosiert, um nicht zu viel des Guten zu erwischen.

Indikationen Salbei ruft schnell eine Verbindung zu Hals und Rachen hervor, wo er effektiv Entzündungen heilt. Zudem regt er die Verdauung an und mindert das übermäßige Schwitzen.

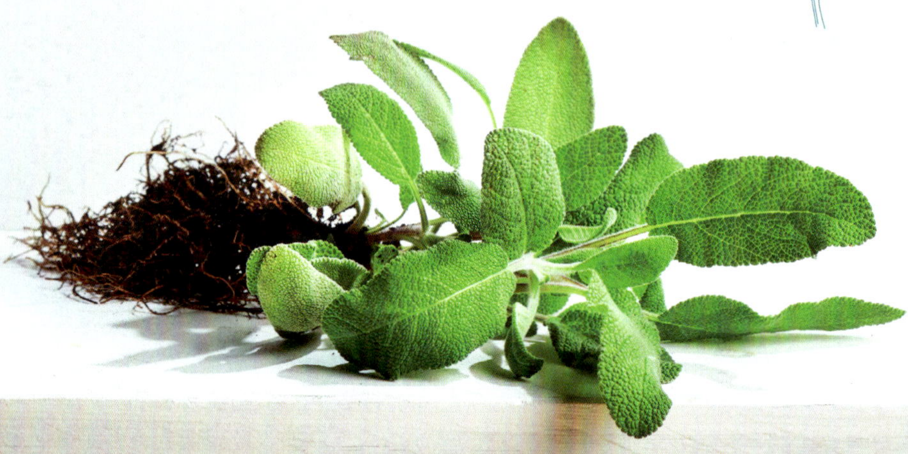

Salbei: Das steckt drin

Herb, bitter und aromatisch gibt sich der Salbei, und das ziemlich intensiv. Der hohe Gerbstoffgehalt ist beim Essen eines Salbeiblattes sogar auf der Zunge spürbar. Es fühlt sich zusammenziehend und trocknend an. Diese Wirkung lässt Entzündungen abklingen, weil sich durch die Gerbung die oberste Haut- oder Schleimhautschicht verdichtet und abschwillt. Es bildet sich eine robuste, ledrige Bedeckung mit hoher Widerstandskraft, dadurch wird die Schmerzempfindung vermindert. Salbeitee lässt auf diese Weise die Halsschmerzen abklingen. Salbei enthält sogenannte Laminaceengerbstoffe, die etwas sanftere Version in Lippenblütlern. Dennoch wirken diese auch gegen Mikroorganismen. Sie erschweren das Anhaften der Viren auf der Schleimhaut und damit deren Vermehrung. Bakterien und Pilze können die gegerbte Haut oder Schleimhaut nicht mehr durchdringen weil sie einen Schutzwall bauen. Diese Barriere wirkt sich jedoch ungünstig auf die Nährstoffaufnahme aus, weshalb Salbei nur kurmäßig angewendet wird.

Salbei bildet auch ausgeprägte Bitterstoffe, der wichtigste ist das Pikrosalvin. Damit erreichen die Salbeiblätter einen Bitterwert von mindestens 1000. Wie stark die Pflanze Gerb- und Bitterstoffe ausprägt, hängt unter anderem vom Klima und vom Erntezeitpunkt ab. Im Spätherbst schmeckt der Salbei oft nur noch herb-bitter.

Wie Sie Salbei nutzen können

Salbeitee

Der heiße Aufguss von Salbeiblättern befreit abrupt duftende und flüchtige Pflanzenwirkstoffe aus dem Heilkraut. Nach einigen Minuten Ziehzeit kommen langsam herbere Bestandteile in den Tee. Der eher kürzer ausgezogene Salbeitee schmeckt aromatischer als der lang gezogene und eignet sich zur Verdauungsanregung gut. Die Wirkungen der ätherischen Öle und der Bitterstoffe sind intensiver, solange die Geschmacksempfindung im Mund durch die Gerbstoffe noch nicht zu sehr vermindert ist. Nach einer guten Viertelstunde erreicht die Gerbstoffwirkung ihren Höhepunkt und nimmt dann langsam wieder ab. Auch wenn der schon abgeseihte Tee lange steht, nimmt seine Wirkung ab. Hohe Gerbstoffwirkung bedeutet gleichzeitig auch eine hohe entzündungshemmende, schweißhemmende und trocknende Wirkung. Bei sehr trockenem und gereiztem Husten verlangt der Salbei nach einer zusätzlichen Schleimdroge wie Malve oder Spitzwegerich.

Salbei-Mundspülung

Es gibt mehrere Möglichkeiten für Mundspülungen mit Salbei. Der lang gezogene Salbeitee ist eine davon, er muss jedes Mal frisch zubereitet werden. Die Salbei-Sole ist als gesättigte Tee-Sole-Lösung bei Zimmertemperatur haltbar und wird im Badezimmer aufbewahrt. Zum Verwenden wird sie mit mindestens 10 Teilen Wasser verdünnt, um eine Salzkonzentration von 1–2 % zu bekommen. Diese Salzkonzentration fördert das Wachstum von günstigen Milchsäurebakterien in der Mundflora.

Salbei-Tinktur

Die Tinktur ist eine sehr geeignete Zubereitung für Salbei. Nicht nur weil sie alle Hauptwirkstoffe, ätherischen Öle, Bitterstoffe und Gerbstoffe beinhaltet, sondern auch, weil sie durch die tropfenweise Einnahme keine Gefahr einer Überdosierung von

So wirken Nutrazeutika aus Salbei

Nutrazeutika	*Behandlungen*	*Pflanzenwirkstoffe*
Salbeitee, kurzer Auszug	• Verdauungsstörungen	• ätherische Öle • Bitterstoffe
Salbeitee, langer Auszug	• Entzündungen in Mund, Rachen, Hals • Kehlkopfentzündung • übermäßiges Schwitzen • rheumatoide Arthritis	• Gerbstoffe • Bitterstoffe
Salbei-Tinktur	• Entzündungen in Mund, Rachen, Hals • übermäßiges Schwitzen • rheumatoide Arthritis	• Gerbstoffe • Bitterstoffe
Salbei-Medizinalwein	• Entzündungen in Mund, Rachen, Hals	• Gerbstoffe • Bitterstoffe
Salbei-Essig	• Entzündungen in Mund, Rachen, Hals • Juckreiz (äußerliche Anwendung)	• Gerbstoffe • Bitterstoffe
Salbei-Waschung	• Entzündungen der Haut • übermäßiges Schwitzen	• Gerbstoffe • Bitterstoffe

Thujon birgt. Thujon ist eine Fraktion des ätherischen Öls von Salbei und könnte bei Ansatzschnäpsen oder Likören, von denen größere Mengen getrunken werden, überdosiert werden. Thujone sind Nervengifte, deshalb gelten Höchstmengen für Lebensmittel. Die thujonreichsten Lebensmittel sind neben Salbei noch Wermut, Zeder und Gänsefingerkraut.

Salbei-Medizinalwein

Der Portwein nimmt weniger ätherische Öle auf als der höherprozentige Korn oder Wodka. Auch Bitterstoffe und Gerbstoffe werden sanfter ausgezogen, allerdings bringt er selbst welche mit. Zusätzlich hat der Portwein gut verwertbare rote Farbstoffe. Dieser Medizinalwein ist für viele die genussvollere Anwendung als die Tinktur und wird gern getrunken.

Salbei-Essig

Der Salbei-Essig erinnert ein wenig an den berühmten Vierräuberessig, der zu Pestzeiten sogar vor Ansteckung geholfen haben soll! Die Überlieferungen sind ein Hinweis auf das Zusammenspiel von Apfelessig und seiner Auszugskraft von Heilkräutern. Der saure pH-Wert von Apfelessig senkt auch den pH-Wert der Haut und der Schleimhaut ein wenig, das lässt gute Milchsäurebakterien aufleben. Sie vermehren sich, stärken das körpereigene Mikrobiom und damit das Immunsystem. Salbei-Essig wird innerlich und äußerlich angewendet. Mit viel Wasser verdünnt eignet sich der Salbei-Essig auch für eine Waschung, die der Haut spürbar guttut. Irritationen, Rötungen und Juckreiz klingen ab und die Haut fühlt sich angenehm weich an. Salbei-Essig hat einen kühlenden Effekt, der gegen Fieber und Entzündungen hilft.

Salbei-Hände-Essig: Sie können den Salbei-Essig auch zur Reinigung Ihrer Hände nutzen. Dafür wird er mit 5 Teilen Wasser verdünnt und in eine Sprühflasche gefüllt. Werden nun die Hände mit basischer Seife gewaschen und anschließend mit saurem Hautessig besprüht, so bewirkt diese Schaukel des pH-Wertes eine gründliche mikrobielle Reinigung der Haut. Damit ahmen wir das Prinzip des Verdauungstraktes nach, der ebenfalls mit seinem sehr sauren Magen und anschließend der basischen Galle erfolgreich Mikroben abwehrt.

Wirkungsverstärker und Kombinationen

Wer besonders den trocknenden Effekt von Salbei haben will, kann ihn noch mit Kamille verstärken. Bei verschleimten Erkältungen sind diese beiden ein gutes Gespann. Immer wenn der Salbei zu stark trocknet, mildern Malve, Eibisch und Spitzwegerich mit ihren Pflanzenschleimen die Wirkung. Die antimikrobielle Wirkung wird durch Thymian und Rosmarin verstärkt. Diese drei Heil- und Küchenkräuter harmonisieren auch von ihren Aromen her gut, das ist ein Hinweis auf die gemeinsame Verwendung von Salbei, Thymian und Rosmarin. In der Küche braten wir Salbei in Öl, hier ist die Entfaltung der Aromen wichtiger als die Gerbstoffwirkung, die den Geschmack abschwächt.

Die Rezepte

Salbeitee, kurzer Auszug

Heißer Aufguss der frischen oder getrockneten Salbeiblätter.

Zutaten
- 1 TL getrocknete oder 1 EL frische Salbeiblätter
- ½ Liter Wasser

Zubereiten
- Die Salbeiblätter mit heißem Wasser übergießen, zugedeckt 3–5 Minuten ziehen lassen und abseihen.

Anwenden
- 1 Tasse Salbeitee vor den Mahlzeiten bei Verdauungsstörungen trinken.

Menge pro Tag
- 1–2 Tassen

Dauer der Anwendung
- nach Bedarf oder kurmäßig bis zu 4 Wochen

Salbeitee, langer Auszug

Heißer Aufguss der frischen oder getrockneten Salbeiblätter.

Zutaten
- 1 TL getrocknete oder 1 EL frische Salbeiblätter
- ½ Liter Wasser

Zubereiten
- Die Salbeiblätter mit heißem Wasser übergießen, zugedeckt 10–15 Minuten ziehen lassen und abseihen.

Anwenden
- 1 Tasse Salbeitee bei Entzündungen in Mund und Rachen, Halsschmerzen, bei Zahnfleischentzündungen oder übermäßigem Schwitzen trinken.
- Bei übermäßigem Schwitzen oder Juckreiz können Sie den abgekühlten Salbeitee für Waschungen verwenden.

Menge pro Tag
- 1–2 Tassen

Dauer der Anwendung
- nach Bedarf oder kurmäßig bis zu 4 Wochen

Salbeitee als Mundspülung

Heißer Aufguss der frischen oder getrockneten Salbeiblätter.

Zutaten
- 3 TL getrocknete Salbeiblätter
- ¼ Liter Wasser

Zubereiten
- Die Salbeiblätter mit heißem Wasser übergießen, zugedeckt 10–15 Minuten ziehen lassen und abseihen.

Anwenden
- Mit dem starken Salbeitee bei Entzündungen in Mund und Rachen, Halsschmerzen oder Zahnfleischentzündungen den Mund spülen und gurgeln.

Menge pro Tag
- mehrmals pro Tag

Dauer der Anwendung
- nach Bedarf oder kurmäßig bis zu 4 Wochen

Salbei-Sole als Mundspülung

Heißer Aufguss der frischen oder getrockneten Salbeiblätter mit Salz.

Zutaten
- 3 EL getrocknete Salbeiblätter
- ¼ Liter Wasser
- 80 g Steinsalz

Zubereiten
- Salbeiblätter mit heißem Wasser übergießen, zugedeckt 10–15 Minuten ziehen lassen, abseihen
- Salz im Salbeitee auflösen
- in eine dunkle Flasche abfüllen

Die Salzkonzentration liegt in der gesättigten Tee-Sole temperaturabhängig bei 26–27 %.

Anwenden
- Einen Spritzer Salbei-Sole in ein halbes Glas lauwarmes Wasser geben (Salzkonzentration 1–2 %) und bei Entzündungen in Mund und Rachen, Halsschmerzen oder Zahnfleischentzündungen den Mund spülen und gurgeln.

Menge pro Tag
- mehrmals pro Tag

Dauer der Anwendung
- nach Bedarf oder kurmäßig bis zu 4 Wochen

Salbei-Tinktur

Unerhitzter alkoholischer Auszug aus frischen oder getrockneten Salbeiblättern.

Zutaten
- 4 EL getrocknete Salbeiblätter
- ¼ Liter Korn oder Wodka mit 40–60 Vol.-% Alkohol

Zubereiten
- Salbeiblätter zerkleinern und in ein Schraubglas geben
- mit Alkohol übergießen
- fest verschließen und 2 Wochen ziehen lassen
- abseihen und in dunklen Tropfflaschen lagern

Anwenden
- für Pinselungen im Mund die unverdünnte Salbei-Tinktur anwenden
- für Spülungen bei Entzündungen in Mund und Rachen 1 EL Salbei-Tinktur in 1 Glas lauwarmem Wasser anwenden
- 1–2 TL bei übermäßigem Schwitzen einnehmen

Menge pro Tag
- mehrmals gurgeln oder bepinseln

Dauer der Anwendung
- nach Bedarf oder kurmäßig bis zu 4 Wochen

Salbei-Medizinalwein

Kalter Auszug von Salbeiblättern mit Portwein.

Zutaten
- 2 EL frische oder 1 EL getrocknete Salbeiblätter
- ¾ Liter Portwein

Ergänzungen
- Galgant, Engelwurz, Ginseng

Zubereiten
- Salbeiblätter in ein Schraubglas geben
- mit Portwein übergießen und gut verschließen
- bei Zimmertemperatur 1 Woche ziehen lassen
- abseihen und in eine dunkle Flasche füllen.

Anwenden
- zur Aktivierung und Entzündungshemmung 2 EL einnehmen

Menge pro Tag
- 1–2 EL

Dauer der Anwendung
- kurmäßig bis zu 4 Wochen

Salbei-Essig

Unerhitzter Essigauszug aus Salbeiblättern.

Zutaten
- 1 EL getrocknete oder 2 EL frische Salbeiblätter
- ¼ Liter Apfelessig, reiner Gärungsessig

Ergänzungen
- Ingwer, Bohnenkraut, Liebstöckel, Rosmarin, Thymian, Wacholderbeeren, Zimt, Nelken, Knoblauch

Zubereiten
- Salbeiblätter zerkleinern und in ein Schraubglas geben
- mit Essig übergießen
- fest verschließen und 2 Wochen ziehen lassen
- abseihen und in eine dunkle Flasche füllen

Anwenden
- kulinarisch einsetzen oder mit 1 Glas Wasser verdünnt und 1 TL Honig zur Verdauungsförderung und Entzündungshemmung trinken
- äußerlich mit 10 Teilen Wasser verdünnt als juckreizlindernde und hautberuhigende Waschung anwenden

Menge pro Tag
- nach Bedarf

Dauer der Anwendung
- nach Bedarf

Schwarzer Rettich

BLÜTEN

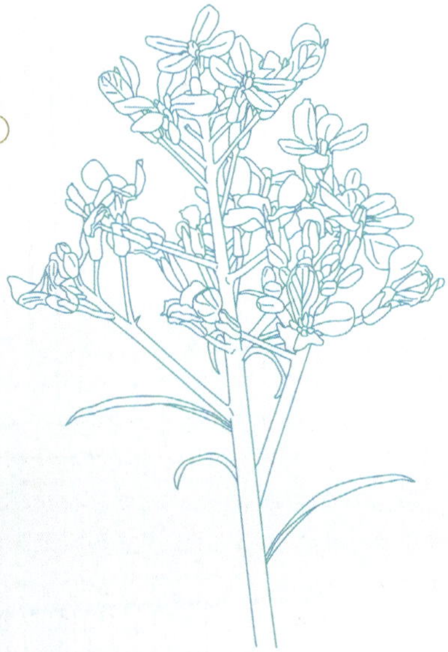

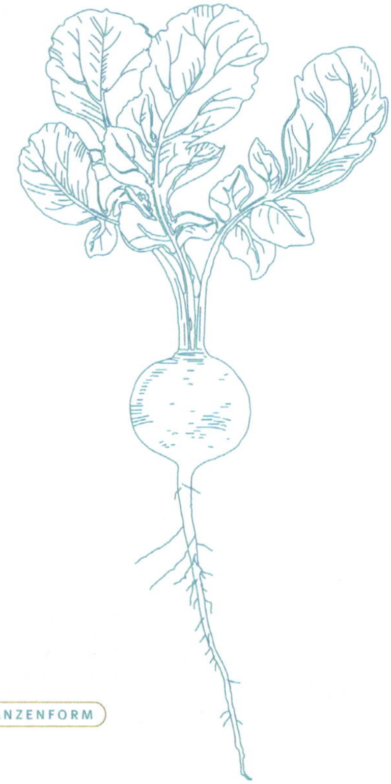

PFLANZENFORM

Raphanus sativus Der Schwarze Rettich, oft auch Winterrettich genannt, hat eine dicke, raue Außenhaut. So unscheinbar er auch im Gemüseregal liegt, seine innere Schärfe hat besondere gesundheitliche Kräfte.

Wirksame Inhaltsstoffe Rhaphanin, das wirksame Senföl aus Rettichen, nach dem der Schwarze Rettich benannt wurde, ist eine schwefelhaltige, scharfe Verbindung. Sie vermag einiges in Gang zu setzen im Körper.

Zubereitungen Der Schwarze Rettich wird gerne frisch als Salat gegessen. Sein scharf-süßer Sirup ist in der Volksmedizin als Hustensaft für Jung und Alt bekannt und einfach herzustellen.

Indikationen Wenn die Gallenblase zu wenig beweglich ist und die Verdauung einen Anstoß vertragen würde, dann ist es Zeit für Schwarzen Rettich. Ebenso, wenn sich der Hals entzündet in Verbindung mit Husten.

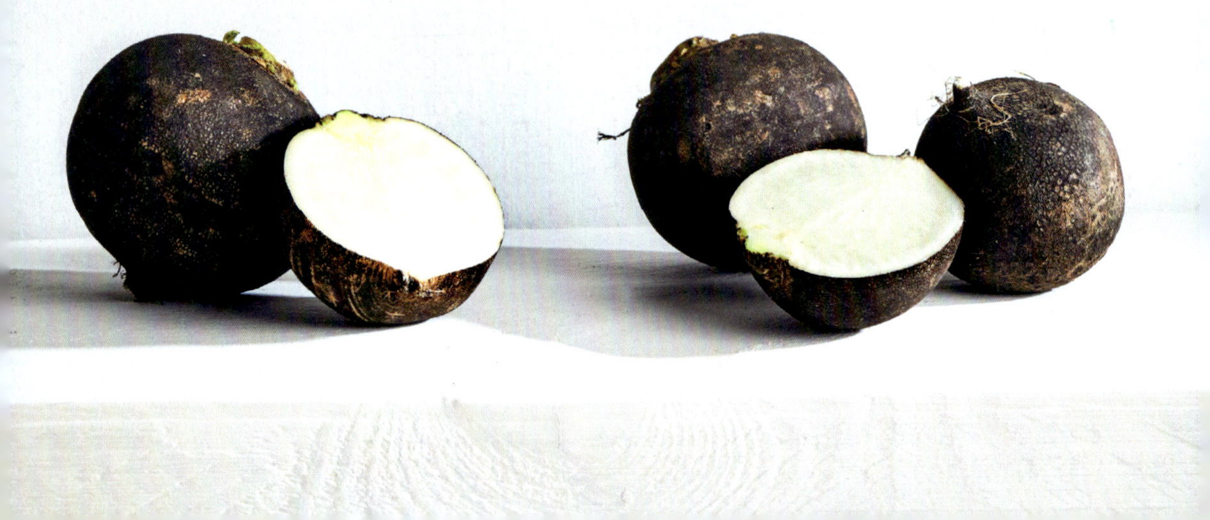

Schwarzer Rettich: Das steckt drin

Aus schwefelhaltigen Bausteinen des Bodens bildet der Schwarze Rettich Senfölverbindungen. Er bindet sie an Kohlenhydrate, damit sie wasserlöslich sind und er sie in der Pflanze gut transportieren kann. Viel Licht und Sulfat im Boden erhöhen die Menge an Senfölverbindungen, Stickstoff verringert sie. In der organischen Verpackung vermuten wir die Senföle kaum in den Zellen des Schwarzen Rettichs. Wie beim Meerrettich, den Kressen oder Radieschen werden die Senföle erst befreit, wenn sich jemand über die Knolle hermacht. Beim Schneiden, Raspeln oder Pressen platzen die Zellen auf, das Enzym Myrosinase kommt in Berührung mit den Senfölglykosiden, auch Glucosinolate genannt. Es spaltet den Kohlenhydratteil ab und das freie, scharfe Senföl entsteht. So wird aus den bitteren Glucosinolaten das fettlösliche und schwefelige Senföl. Mit Fetten und Ölen können wir die Schärfe mindern. Und wir können sie, möglichst schnell, mit Fetten, Ölen, Alkohol, Essig und Zucker in eine haltbare Form bringen.

Die Senföle lösen keine Geschmacksempfindung, sondern eine Reizung des Trigeminusnervs aus. Salz vermindert die Nervenreizung, denken wir nur an den gehobelten und gesalzenen Bierrettich. Die Menge an freiwerdenden Aromen, die unsere Nase einfängt, hängt davon ab, wie sauer oder basisch die Zubereitung ist. Im sehr sauren Bereich unterhalb von einem pH-Wert von 5, etwa im Essigauszug, bilden sich Nitrile, die nach Knoblauch und Wasabi riechen. Im leicht sauren Bereich, wenn ein wenig Zitrone oder Weißwein zugegeben wird, entsteht der typische Kohlgeruch und im basischen Milieu bei einem pH-Wert über 7 kommt eine fruchtige Note hinzu.

So wirken Nutrazeutika aus Schwarzem Rettich

Nutrazeutika	*Behandungen*	*Pflanzenwirkstoffe*
frischer Schwarzer Rettich	• Verdauungsschwäche • Völlegefühl • Blähungen • Obstipation (Verstopfung) • zu wenig Gallenfluss • rheumatoide Arthritis	• Senföle
Schwarzer-Rettich-Presssaft	• Verdauungsschwäche • Völlegefühl • Blähungen • Obstipation (Verstopfung) • zu wenig Gallenfluss • Krebsvorbeugung	• Senföle
Schwarzer-Rettich-Honig	• Husten	• Senföle • Honig-Inhaltsstoffe

Wie Sie Schwarzen Rettich nutzen können

Frischer Schwarzer Rettich

Schwarzer Rettich eignet sich wirklich hervorragend für den frischen Genuss der rohen Knolle. Im Salat oder in der Rohkost entfaltet er seine gesunden Kräfte. Der frisch gepresste Saft aus der Knolle bietet sich ebenfalls an, wobei er unerhitzt und ohne Zusätze verwendet wird. Gleichzeitig ist er in dieser Qualität auch nicht haltbar und muss für jede Anwendung frisch gepresst werden. Die frisch freigesetzten Senföle wirken gegen Bakterien, Pilze und Viren und fördern die Durchblutung der Schleimhaut in Mund und Magen. Dadurch werden mehr Speichel und Magensaft ausgeschüttet und Magen und Darm bewegen sich mehr. Der frische Rettichsaft hat auch eine besonders gute Gallenwirkung. Die Gallenblase wird stark zusammengezogen und der Gallenfluss kommt in Gang.

Wenn viel Schwarzer Rettich und anderes Kohlgemüse gegessen wird, verändert sich das Mikrobiom. Die für den Körper günstigen Laktobazillen und Bifidobakterien vermehren sich. Zudem wurde sogar ein krebshemmender Effekt durch das Senföl Sulforaphan beobachtet, das vor allem in Schwarzem Rettich und in Brokkoli vorkommt.

Schwarzer-Rettich-Honig

Der traditionelle Rettich-Sirup wird mit Kandiszucker oder Honig hergestellt. Dafür höhlt man die Rettichwurzel aus und befüllt sie mit Süße. Ein mit Senfölen angereicherter Sirup entsteht innerhalb weniger Stunden. Beim Schwarzen-Rettich-Honig bindet die freie Glukose aus dem Honig die Senföle und bringt sie in eine Form, die einige Tage haltbar ist und bis zum Abklingen des Hustens angewendet werden kann. Diese Art von Hustensaft ist auch für kleine Kinder und alte Menschen geeignet.

Wirkungsverstärker und Einsatz in der Küche

Schwarzer Rettich wird gern ziemlich allein nur mit Salz, Säure und Öl serviert. Dennoch ergänzen Karotten ihn besonders gut oder Ingwer, Chili und schwarzer Pfeffer. Auch schwefelige Zwiebelgewächse passen zum Schwarzen Rettich, weil ihre Lauchöle doch in eine leicht andere Richtung wirken. Und auch Kartoffeln und Rote Bete sind gute Partner für das scharfe Gemüse.

Die Rezepte

Schwarzer-Rettich-Presssaft

Unerhitzter Presssaft von frischem Schwarzen Rettich.

Zutaten
- frischer Schwarzer Rettich

Zubereiten
- 1 Stück geschäle Rettichwurzel entsaften

Anwenden
- 1 Likörglas Rettichsaft sofort nach dem Pressen vor der Mahlzeit zur Verdauungsförderung und gegen Verstopfung trinken

Menge pro Tag
- 50–100 ml

Dauer der Anwendung
- nach Bedarf oder über 2 Wochen

Schwarzer-Rettich-Honig

Frischer, roher Schwarzer Rettich in Honig.

Zutaten
- 1 EL roher Schwarzer Rettich
- 2 EL Honig

Ergänzung
- Zitrone

Zubereiten
- Schwarzen Rettich schälen, fein raspeln und mit Honig mischen.

Anwenden
- 1 TL bei Husten und Halsweh

Menge pro Tag
- 5 TL

Dauer der Anwendung
- nach Bedarf oder 1 Woche lang

Schwarzer-Rettich-Rohkost

Salat aus frischem Schwarzen Rettich.

Zutaten
- 2 Schwarze Rettiche, gewaschen
- Salz
- 2 TL Honig
- Apfelessig
- Kürbiskernöl oder Sonnenblumenöl

Ergänzung
- Naturjoghurt, Apfel, Walnüsse, Petersilie

Zubereiten
- Den Schwarzen Rettich mit der Schale grob raspeln und sofort salzen.
- Mit den restlichen Zutaten abschmecken.

Anwenden
- kulinarisch verwenden

Thymian

PFLANZENFORM

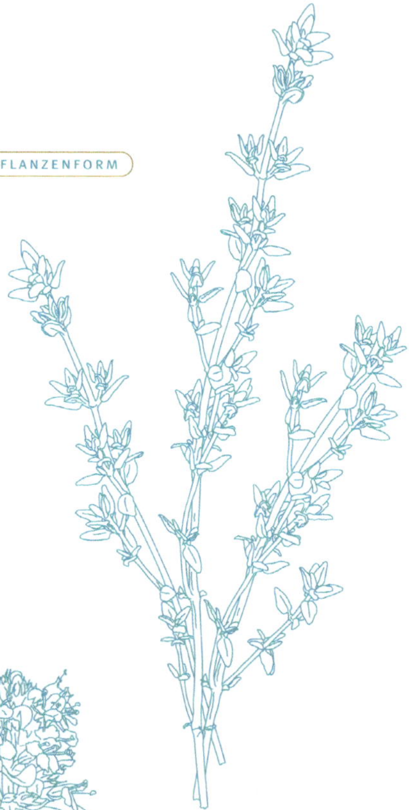

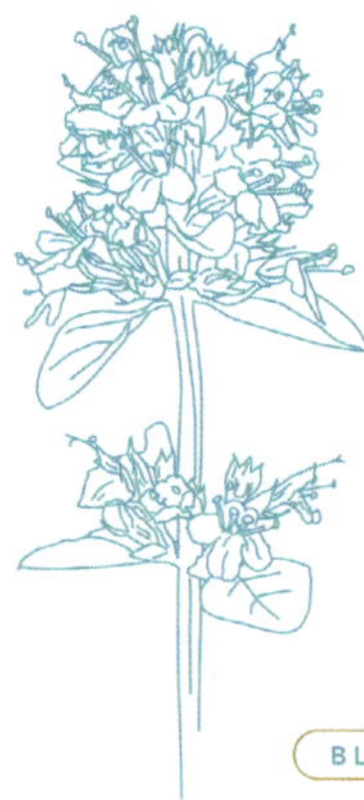

BLÜTE

Thymus vulgaris, Thymus serpyllum Der echte Thymian, Thymus vulgaris, wächst im Garten oder im Topf und präsentiert seinen Duft intensiv und stark. Viel sanfter ist der wilde Quendel, der mit seinen duftenden, rosa Polstern Steine überwächst.

Wirksame Inhaltsstoffe Ein ganzes Potpourri an ätherischen Ölen bringt der Thymian mit. Dazu bildet er Saponine zur Schleimlösung, entzündungshemmende Flavonoide und milde Laminaceengerbstoffe.

Zubereitungen Innerlich und äußerlich hilft uns der Thymian, das Mikrobiom und damit die körpereigene Abwehr zu stärken. Das gelingt mit Tee, Sauerhonig und Hustensäften, in denen auch noch Honig mitwirkt.

Indikationen Der Thymianauszug duftet nach dem Hustensaft der Kindheit und er erinnert uns an freies Durchatmen. Zusätzlich verleiht der Thymian den physiologisch erwünschten Mikroben neue Lebensenergien.

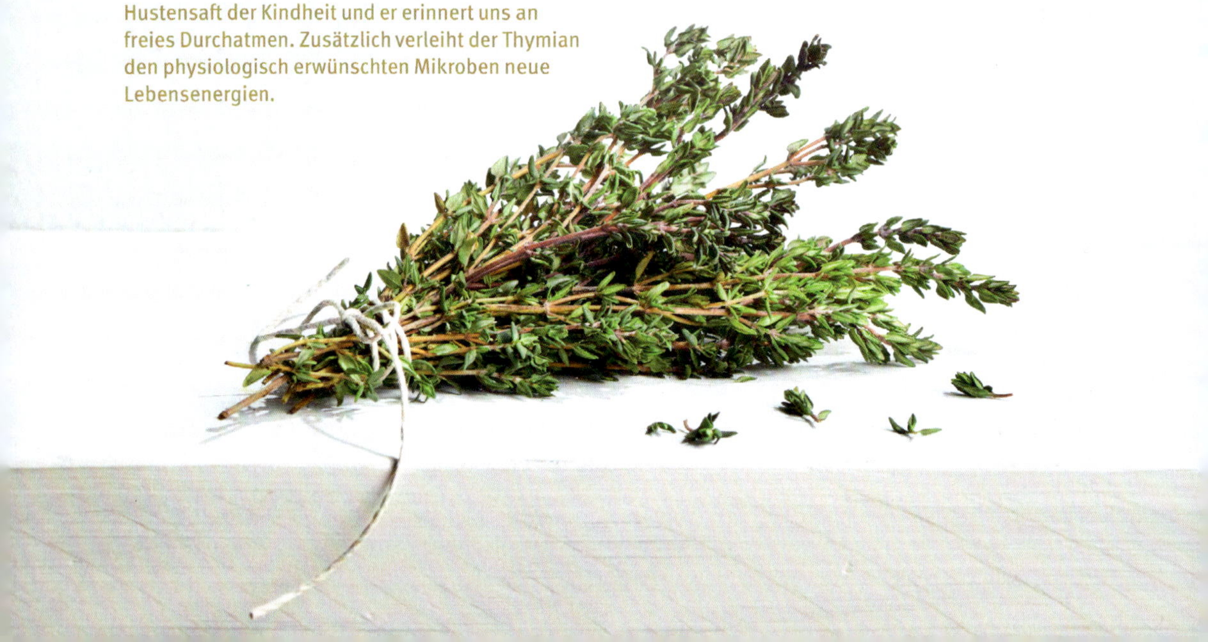

Thymian: Das steckt drin

Der echte Thymian ist ganz offiziell als Heilpflanze anerkannt. Es wird sein Kraut oder sein blühendes Kraut geerntet und gleich getrocknet oder weiterverarbeitet. Obwohl frisches Thymiankraut einen strohigen Eindruck macht, enthält es dennoch ungefähr 10-mal so viel Wasser wie getrocknetes. In allen Zubereitungen, in denen nicht ohnehin Wasser im Spiel ist, eignet sich getrockneter Thymian besser.

Die kleinen Thymianblätter halten das ätherische Öl auch beim Rebeln. Thymol und Carvacrol sind die Hauptkomponenten des wunderbaren Duftes von Thymian. Zusammen mit den Saponinen befreien sie die Atemluft von Mikroorganismen und lösen den Schleim aus Hals und Bronchien. Die Bronchien entspannen sich wieder und tiefes Durchatmen setzt ein. Das Thymol wirkt noch in einer Verdünnung von 1:3000 gegen Bakterien. Es hat den Phenolfaktor 20 und ist demnach 20-mal stärker antibakteriell als Phenol. Im Tee konnte auch ein antiviraler Effekt durch Gerbstoffe und Flavonoide beobachtet werden. Thymian hilft nicht nur bei festsitzendem Husten und Bronchitis, sondern sogar bei Keuchhusten.

Wie Sie Thymian nutzen können

Thymiantee

Der heiße Aufguss von Thymian entfaltet die duftenden ätherischen Öle. Zwischen zwei Fingern werden die kleinen Blättchen vom Thymian zerbröselt und zerrieben, damit das heiße Wasser noch besser an die Wirkstoffe herankommt. An die Finger hängt sich gleich das Thymianaroma und stimmt auf das Teetrinken ein. Das Überbrühen befreit die Aromen. Je länger die Ziehzeit des Tees, desto herber und bitterer wird er.

Bei Husten bekommt der Thymiantee noch etwa Honigsüße. Die Honig-Polyphenole, seine freie Glukose und seine Enzyme sind gute Wirkungsverstärker. Sie schleusen die Pflanzenwirkstoffe aus dem Thymian durch die Schleimhaut und haben selbst zusätzliche reinigende Effekte.

Bei Asthma wird Thymiantee begleitend empfohlen. Er kann dafür mit Anis verstärkt werden und wird 3-mal am Tag kurmäßig 4 Wochen lang getrunken.

Thymian-Waschung

Thymian wirkt gegen Bakterien, Pilze und Viren. Der pilzhemmende Effekt ist so stark, das dieses Heilkraut auch bei Pilzinfektionen der Haut eingesetzt wird. Dafür eignet sich eine Waschung mit Thymiantee. Mit einem Waschlappen wird der Körper oder die betroffene Region der Haut mit dem Thymianaufguss abgerieben. Bei einer Waschung in dieser Art arbeiten die Pflanzenwirkstoffe mit den mechanischen Effekten der Abreibung zusammen und erzielen ein Ergebnis, das sich sehr angenehm anfühlt.

Thymian-Hustensaft

So ein alkoholischer Auszug aus Thymiankraut erinnert uns an die Hustensäfte der Kindheit, wenn auch heute alkoholische Zubereitungen nur mehr von Erwachsenen eingenommen werden. Der intensivste alkoholische Auszug gelingt aus dem getrockneten Kraut, weil dieser kaum Wasser einträgt. Honig rundet die fertige Tinktur ab und verstärkt die Wirkung. Diese Art von Hustensaft hat auch eine gute Haltbarkeit.

Thymian-Sauerhonig

Im Thymian-Sauerhonig verbindet sich das Heilkraut mit zwei fermentierten Lebensmitteln: mit Honig und Gärungsessig. Die Effekte sind vielfältig. Zuerst löst der Essig kraftvoll mit seiner Essigsäure und seinem pH-Wert von etwa 3,5 fettlösliche ätherische Öle aus dem Thymian. Die werden zwar von Essigsäure übertönt, die sich immer vordrängt und immer als Erste in die Nase sticht, dennoch wirken sie im Essig. Zusätzlich gelangt auch ein Teil der Flavonoide, Gerbstoffe und Saponine in den Essig. Der Honig nimmt die Wirkstoffe sozusagen an die Hand und begleitet sie durch die Schleimhaut bis ins Blut. Essig und Honig zusammen stärken das Mikrobiom der Schleimhaut, somit können die Mikroben noch zusätzlich an den Pflanzenwirkstoffen knabbern, sie zerlegen und für die Aufnahme aufbereiten. Diese genialen synergistischen Effekte machen den Sauerhonig zu einem Nährstoff- und Wirkstoffeinschleuser!

Thymian-Butter

Butter wurde in der traditionellen Heilkunde gern bei Entzündungen in den Mund geschmiert. In den letzten Jahren konnte die Wissenschaft den Zusammenhang mit dem Mikrobiom erklären. Butter enthält viel von der kurzkettigen Buttersäure und die ist eine hervorragende Energiequelle für die Mikroorganismen unserer Schleimhaut. Diese winzigen Lebewesen scheiden selbst Buttersäure aus und säuern die Schleimhaut an. Damit schaffen sie bessere Lebensbedingungen für gesundheitsfördernde Milchsäurebakterien, die sich dann gut vermehren.

Sauerrahmbutter dürfte die noch bessere Variante als Süßrahmbutter sein, weil sie selbst bereits eine Bakterienkultur enthält. Heute ist weniger Sauerrahmbutter auf dem Markt, weil die Molkereien eine gute Haltbarkeit der Butter jetzt auch ohne Kulturzusatz schaffen. Die vermehrte Nachfrage nach der mikrobiomfreundlichen Sauerrahmbutter sollte das Angebot wieder erhöhen. Mit flüssiger Butter können wir einen Thymianauszug als Nutrazeutikum machen, der pur eingenommen oder aufs Brot gestrichen werden kann. Mit Quendel, dem wilden und milden Thymian, wird der Butterauszug ein sanftes Nutrazeutikum gegen Halsschmerzen und Husten bei Kindern. Eine kleine Menge getrockneter Salbei, etwa 1 Teelöffel, kann den Butterauszug ergänzen.

Thymian-Bad

Das Bad mit einem Auszug aus Thymiankraut wirkt über die gesamte Haut und die Atemwege intensiv lenkend auf die Mikroben. Es ist wie eine Ganzkörperbehandlung und starke Inhalation gleichzeitig. Bäder sind anstrengend für Herz und Kreislauf und deshalb nicht für jeden geeignet. Wichtig sind vor allem die Temperatur von 36 bis höchsten 38 °C und die Dauer von 8–12, höchsten 15 Minuten.

Thymian-Inhalation

Für die Inhalation sind frischer und getrockneter Thymian gleichermaßen geeignet. Der empfohlene Teelöffel Steinsalz, Natursalz ohne Zusätze, hat seine Berechtigung. Er beeinflusst das Mikrobenwachstum in erwünschter Weise und sorgt dafür, dass die Nasenschleimhaut nicht vom verschleimten Zustand in die andere Richtung kippt und zu trocken wird. Salz verstärkt auch die Einschleusung der Thymianwirkstoffe. Kamille, Salbei und Zitronenmelisse ergänzen die Thymian-Inhalation. Ein milderer Heilkräuterdampf für Kinder entsteht aus dem wilden Quendel gemeinsam mit Kamille.

So wirken Nutrazeutika aus Thymian

Nutrazeutika	*Wirkungen, Behandlungen*	*Pflanzenwirkstoffe*
Thymiantee *Thymiantee mit Honig* *Thymian-Sirup* *Thymian-Butter*	• Husten • Halsschmerzen • Bronchitis • Mundschleimhautentzündung • ergänzend bei Keuchhusten • ergänzend bei Asthma • Stärkung des Mikrobioms der Schleimhaut	• ätherische Öle • Saponine • Flavonoide • Laminaceengerbstoffe • Honig-Inhaltsstoffe
Thymian-Inhalation	• Husten • Halsschmerzen • Bronchitis	• ätherische Öle
Thymian-Sauerhonig	• Vorbeugung von Atemwegs-erkrankungen • Stärkung des Mikrobioms der Schleimhaut	• ätherische Öle • Saponine • Flavonoide • Laminaceengerbstoffe • Buttersäure • Honig-Inhaltsstoffe • Apfelessig-Inhaltsstoffe
Thymian-Waschung *Thymian-Bad*	• Pilzinfektionen der Haut • Juckreiz • Stärkung des Mikrobioms der Haut	• ätherische Öle • Saponine • Flavonoide • Laminaceengerbstoffe

Verwendung in der Küche

Thymian-Essig eignet sich für pikante Speisen und kann mit Salbei, Rosmarin und anderen mediterranen Kräutern ergänzt werden. Ebenso ist die Thymian-Butter für Speisezubereitungen geeignet. Thymian-Butter kann als Butterauszug oder als Kräuterbutter zubereitet werden. In der Kräuterbutter wird der Thymian als Kraut eingearbeitet und nicht mehr abgeseiht, er bleibt Bestandteil der Butter.

Den Butterauszug mit Hustenkräutern finden wir auch in der Volksmedizin. Dazu wird die Butter erwärmt, mit den Heilpflanzen etwa 10–15 Minuten warm gehalten und anschließend abgeseiht. Wie in warmen Ölauszügen werden die ätherischen Öle gelöst und für den Körper in eine passende Form gebracht.

Die Rezepte

Thymiantee

Heißer Aufguss von Thymian.

Zutaten
- 1 TL getrockneter Thymian
- ¼ Liter Wasser

Ergänzung
- bei Husten mit etwas Honig süßen

Zubereiten
- Den Thymian mit heißem Wasser übergießen, zugedeckt 5 Minuten ziehen lassen, abseihen.

Anwenden
- 1 Tasse Thymiantee bei Erkrankungen der Atemwege, Husten, Bronchitis, Keuchhusten, Mundschleimhautentzündung und als Unterstützung bei Asthma trinken; kurmäßig 4 Wochen bei Akne.

Menge pro Tag
- 1–3 Tassen

Dauer der Anwendung
- nach Bedarf oder kurmäßig bis zu 4 Wochen

Thymiantee als Waschung

Heißer Aufguss von frischem oder getrocknetem Thymian.

Zutaten
- 2 EL frischer oder 2 TL getrockneter Thymian
- ½ Liter Wasser

Zubereiten
- Den Thymian mit heißem Wasser übergießen, zugedeckt 5 Minuten ziehen lassen, abseihen.

Anwenden
- Einen Waschlappen mit Thymiantee tränken und sich damit bei Juckreiz oder Akne waschen.

Menge pro Tag
- Waschungen nach Bedarf

Dauer der Anwendung
- kurmäßig bis zu 4 Wochen

Thymian-Tinktur und -Hustensaft

Unerhitzter alkoholischer Auszug aus getrocknetem Thymian mit Honig.

Zutaten
- 4 EL getrockneter Thymian
- ¼ Liter Korn oder Wodka mit 40–60 Vol.-% Alkohol
- 25–50 g Honig (zur Anwendung bei Husten)

Ergänzungen
- Salbei, Kamille, Fenchel, Anis, Ingwer

Zubereiten

- Thymian mörsern und in ein Schraubglas geben
- mit Alkohol übergießen
- fest verschließen, 2 Wochen ausziehen
- abseihen
- Honig nach Geschmack darin auflösen
- in einer dunklen Flasche lagern

Anwenden

- ½ TL Thymian Hustensaft pur bei Husten, Halsweh oder Bronchitis einnehmen
- 1 EL Thymian-Tinktur mit einem Glas Wasser mischen und bei Juckreiz oder Hautpilz äußerlich damit einreiben

Menge pro Tag

- bis zu 5 TL

Dauer der Anwendung

- nach Bedarf oder kurmäßig bis zu 4 Wochen

Thymian-Essig

Unerhitzter Essigauszug von Thymian.

Zutaten

- 2 EL frischer Thymian
- ¼ Liter Apfelessig, reiner Gärungsessig

Zubereiten

- Thymian in ein Schraubglas geben, mit Essig übergießen
- fest verschlossen 2 Wochen ziehen lassen
- abseihen und in eine dunkle Flasche füllen

Anwenden

- Thymian-Essig mit 10 Teilen lauwarmem Wasser verdünnen und bei Hautpilz damit äußerlich eine Waschung machen.

Menge pro Tag

- nach Bedarf

Dauer der Anwendung

- nach Bedarf

Thymian-Sauerhonig

Unerhitzter Essigauszug von Thymian mit Honig.

Zutaten

- 2 EL getrockneter Thymian
- 100 ml Apfelessig, reiner Gärungsessig
- ¼ kg Honig

Zubereiten

- Thymian in ein Schraubglas geben, mit Essig übergießen
- fest verschlossen 2 Wochen ziehen lassen
- abseihen und mit Honig mischen
- dafür eventuell bis auf etwa 30 °C erwärmen

Anwenden

- 1 EL Thymian-Sauerhonig mit einem Glas lauwarmem Wasser verdünnen und nach Bedarf oder kurmäßig bei Entzündungen im Mund, Hals, bei Husten, Bronchitis und zur Stärkung des Mikrobioms trinken.

Menge pro Tag

- 1 Glas

Dauer der Anwendung

- nach Bedarf oder kurmäßig bis zu 4 Wochen

Thymian-Sirup

Heißer Thymianauszug mit Honig.

Zutaten
- 3 EL frischer Thymian
- ¼ Liter Wasser
- 125 g Honig

Ergänzungen
- Salbei, Pfefferminze, Zitronenmelisse

Zubereiten
- Thymian hacken
- mit Wasser aufkochen
- ½ Stunde zugedeckt heiß ziehen lassen
- abseihen
- Honig darin auflösen
- in saubere Flaschen füllen
- im Kühlschrank höchsten 4 Wochen lagern

Anwenden
- Den Thymian-Sirup mit viel Wasser verdünnt oder im Tee bei Entzündungen im Mund, Hals, bei Husten, Bronchitis und zur Stärkung des Mikrobioms trinken.

Menge pro Tag
- 1–2 Gläser

Dauer der Anwendung
- nach Bedarf oder kurmäßig bis zu 4 Wochen

Thymian-Butter

Butter mit getrocknetem Thymian.

Zutaten
- 1 EL getrockneter Thymian
- 100 g Butter
- 1 TL Honig

Ergänzungen
- Salbei, Knoblauch, Zwiebel, Fenchel, Ingwer, Kurkuma

Zubereiten
- Butter in einem Topf vorsichtig erwärmen und verflüssigen
- Thymian zugeben
- eine Viertelstunde warm ausziehen
- abseihen
- Honig zugeben
- in einem Schraubglas im Kühlschrank lagern.

Anwenden
- teelöffelweise pur bei grippalen Infekten, Halsweh, Husten oder Bronchitis einnehmen

Menge pro Tag
- bis zu 5 TL

Dauer der Anwendung
- nach Bedarf

Thymian-Bad

Vollbad mit einem heißen Thymianauszug.

Zutaten
- 25 g getrockneter Thymian
- 3 Liter Wasser

Zubereiten
- Thymian mit heißem Wasser übergießen
- zugedeckt 5 Minuten ziehen lassen
- abseihen und in das Vollbad gießen

Anwenden

Im Thymian-Bad bei 36–38 °C ungefähr 10 Minuten baden
- bei Erkrankungen der Atemwege, Husten, Bronchitis
- bei Juckreiz
- zur Unterstützung des Mikrobioms der Haut
- Zu beachten ist, dass warme Bäder Herz und Kreislauf belasten.

Menge pro Tag
- 1 Bad

Dauer der Anwendung
- nach Bedarf

Thymian-Inhalation

Heißer Wasserdampf mit Thymian.

Zutaten
- 1 TL getrockneter oder 1 EL frischer Thymian
- ¼ Liter heißes Wasser

Ergänzungen
- Steinsalz, Kamille, Salbei, Fenchel, Zitronenmelisse

Zubereiten
- Wasser zum Kochen bringen, Thymian zugeben

Anwenden
- Mit dem Thymiandampf inhalieren, sobald die Temperatur angenehm ist
- dazu den Dampf mit einem Handtuch zu Nase und Mund leiten
- bei verstopfter Nase, verschleimten Atemwegen, Erkältung, Druckgefühl in den Stirn- und Nebenhöhlen, Husten, Bronchitis
- danach ruhen

Menge pro Tag
- 1–3 Inhalationen

Dauer der Anwendung
- nach Bedarf einige Tage

Wacholderbeeren

PFLANZENFORM

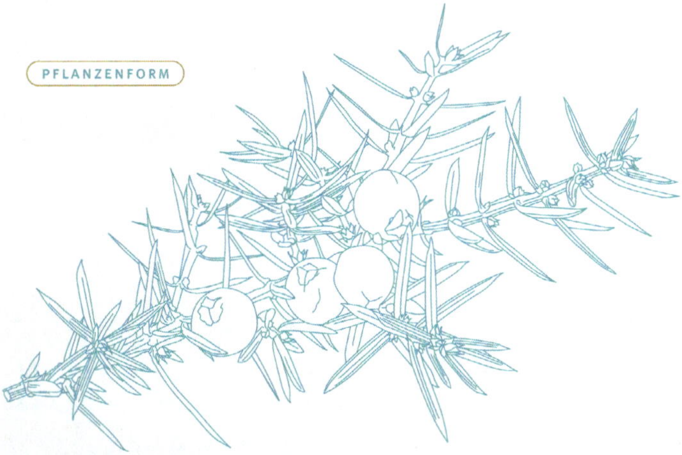

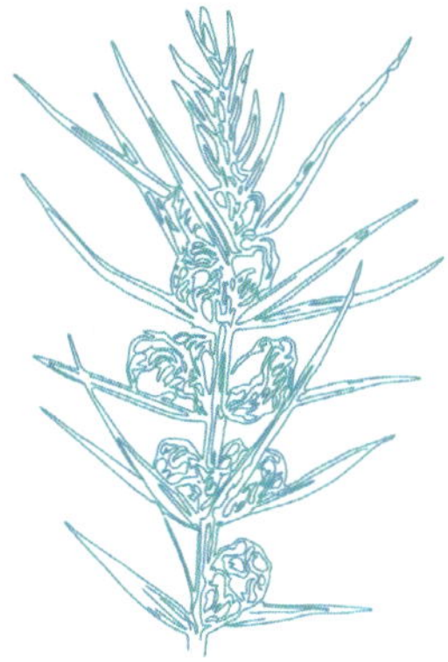

BLÜTEN

Juniperus communis Wacholderbeeren, genau betrachtet sind es Beerenzapfen, schmecken süß und bitter-herb. Schon beim Hineinbeißen spüren wir die Kraft der in Europa heimischen Heilpflanze.

Wirksame Inhaltsstoffe Bitterstoffe und Gerbstoffe drängen sich in den Vordergrund, doch die ätherischen Öle der Wacholderbeeren sind ebenso wie die große Menge an Harzen an der Heilwirkung beteiligt.

Zubereitungen Mit Alkohol, heißem Wasser und Honig gelangen die Pflanzenwirkstoffe der Wacholderbeeren in eine für den Körper brauchbare Form. So haben kleine Mengen große Effekte!

Indikationen Hohe Durchblutung der Nieren und damit eine gute Entwässerung und Durchspülung sind die besonderen Stärken der Wacholderbeeren. Doch auch dem Magen geben sie neuen Schwung.

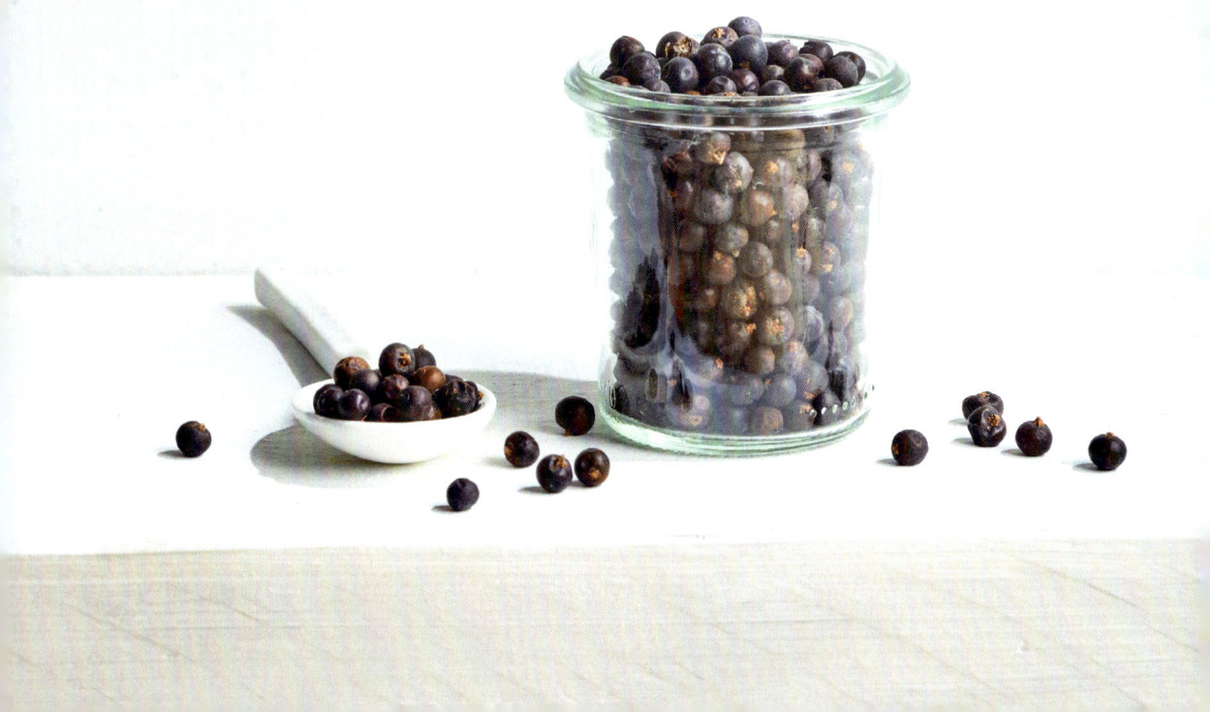

Wacholderbeeren: Das steckt drin

Die Pflanzenwirkstoffe, die in den Wacholderbeeren mengenmäßig an erster Stelle stehen, sind Harzsäuren. Sie haben eine stark desinfizierende Wirkung, sie reizen das Nierengewebe, fördern dort die Durchblutung und die Entwässerung. Doch das kann auch zu intensiv werden. Deshalb werden Wacholderbeeren zuerst immer in ganz kleinen Mengen angewendet, um zu sehen, wie gut sie vertragen werden. Es scheint so, als ob Wacholderbeeren aus den Bergen bekömmlicher sind. Neben den Harzsäuren sind es nämlich die ätherischen Öle Pinen und Terpinen-4-ol, die das Nierenparenchym reizen. Wacholderbeeren aus dem Flachland enthalten wesentlich mehr Pinen, in höheren Lagen überwiegt Sabinen. Wacholderbeeren können bis zu 5 % Catechingerbstoffe bilden, das ist eine erstaunliche Menge. Während der Lagerung nimmt deren Gehalt ab. Die ätherischen Öle geraten zwischen diesen robusten Wirkstoffen leicht in den Hintergrund.

Wie Sie Wachholderbeeren nutzen können

Getrocknete Wacholderbeeren und Wacholderbeerenpulver

Als Hausmittel ist es üblich, eine oder mehrere Wacholderbeeren zu kauen. Dabei soll die Menge an Beeren langsam gesteigert werden. Und obwohl die Bioverfügbarkeit der Wacholderinhaltsstoffe in dieser Form nur gering ist, kann die Anwendung für manche Menschen schon zu stark sein. Vor allem, wenn die Nieren nicht ganz gesund sind oder eine Schwangerschaft besteht.

In Pulvern, die gemischte Bitterpflanzen enthalten, fügt sich die Wacholderbeere meistens gut ein. Ihre absolute Menge ist dann geringer und sie ergänzt das Spektrum der Bitterstoffe. Denn je mehr unterschiedliche Bitterstoffe in der Mischung sind, desto geringer ist der Gewöhnungseffekt und desto dauerhafter kann das Bitterpulver wirken.

Wacholderbeeren-Tinktur

Die harzigen Aromen, die an Pinien erinnern, leiten den Duft von Wacholderbeeren an. Sie werden leichter freigesetzt, wenn die stabilen Beeren gemörsert oder einfach gequetscht werden. Die Tinktur aus den Wacholderbeeren ist eine heilsame Naturmedizin, die von Mund und Magen bis in die Harnwege aktivierend und desinfizierend wirkt.

Wacholderbeeren-Medizinalwein

Der Portwein ergänzt die Catechingerbstoffe vom Wacholder mit Tanningerbstoffen und erweitert das Spektrum dieser Wirkstoffe. Die Süße des schweren Rotweins macht den Medizinalwein zu einem bittersüßen Genuss. Ein Likörglas des Wacholderbeeren-Weines ist viel mehr als nur eine Pflanzenwirkstoffmischung. Es lädt ein zu einem kleinen Ritual, das den Alltag aufheitert.

Wacholderbeeren-Sirup

Bittersüß, doch alkoholfrei präsentiert sich der Wacholderbeeren-Sirup. Mit Ingwer und Zitrone ist er ein aromatisches Getränk, das auch Suppen und Saucen abrundet und den Tee süßt. Die Säure aus der Zitrone verbessert die Aufnahme der Pflanzenwirkstoffe aus Wacholder statt dem Alkohol.

Wacholderbeeren-Balsam

Im Wacholderbeeren-Balsam sind die Gerbstoffe praktisch ausgeschlossen, weil sie sich in Fetten gar nicht lösen. Ätherische Öle und Harzsäuren lösen sich gut im Öl. Sie erwärmen den Knorpel und bringen Bewegung des Bindegewebes zurück. Weihrauch ergänzt die Harzsäuren und verstärkt den Effekt. Bei altersbedingter Abnützung der Knorpel in den Gelenken ist dieser Balsam eine Wohltat.

Verwendung in der Küche

Wacholderbeeren sind pur gegessen wie kleine, natürliche Pillen zur Verdauungsförderung, gegen Infektionen und eine Hilfe bei Gicht. 1–3 Beeren sind bereits eine ausreichende Menge. Angequetscht werden 2 Wacholderbeeren pro Person in einem Teebeutel eine Viertelstunde mitgekocht, damit sie ihre Inhaltsstoffe in die Speisen abgeben. Danach empfiehlt es sich, sie herauszunehmen. So würzen sie traditionelle Speisen wie Sauerkraut oder Wild. Doch auch Äpfel, Pflaumen, Brombeeren und Heidelbeeren harmonieren mit Wacholderbeeren. Im Speck entfalten die Wacholderbeeren ihre antimikrobielle Wirkung und machen ihn haltbar. Das Bitterpulver würzt Suppen, Eintöpfe und Salate und kann auf diesem Weg in den Alltag gelangen. Doch auch der Medizinalwein und der Sirup eignen sich zur bittersüßen Abrundung von Marinaden und Saucen. Und die wohl bekannteste Zubereitung aus Wacholder, der Gin, ist auch oft genussvoller Starter eines Menüs.

So wirken Nutrazeutika aus Wacholderbeeren

Nutrazeutika	*Behandlungen, Wirkungen*	*Pflanzenwirkstoffe*
Wacholderbeeren-Tinktur *Wacholderbeeren-Medizinalwein* *Wacholderbeeren-Sirup* *Bitterpulver mit Wacholderbeeren*	• Harnwegsinfekte • zur Vorbeugung von Harnwegsinfekten • Entwässerung, Durchspülung • zur Gichtvorbeugung • bei Verdauungsschwäche	• Harze • Gerbstoffe • Bitterstoffe • ätherische Öle • Flavonoide • Honig-Inhaltsstoffe
Wacholderbeeren-Balsam	• Muskelverspannungen • Gelenksabnützungen	• Harze • ätherische Öle

Die Rezepte

Getrocknete Wacholderbeeren

Getrocknete Wacholderbeeren.

Zutaten
- getrocknete, ganze Wacholderbeeren

Anwenden
- Einzelne Wacholderbeeren kauen bei Verdauungsstörungen, Blähungen, Völlegefühl und zur Aktivierung des Magens.

Menge pro Tag
- 1–5 Wacholderbeeren, mit einer Wacholderbeere beginnen; die Verträglichkeit ist individuell sehr unterschiedlich

Dauer der Anwendung
- bis zu 2 Wochen

Wacholderbeeren-Bitterpulver

Getrocknete und pulverisierte Wacholderbeeren.

Zutaten
- getrocknete Wacholderbeeren

Ergänzungen
- Ingwer, Galgant, Fenchel

Zubereitung
- Wacholderbeeren in der Kräutermühle oder Küchenmaschine fein mahlen
- mit dem Pulver von anderen bitteren Heilpflanzen mischen
- in ein Glas füllen und dunkel lagern

Anwenden
- 1 Msp. Bitterpulver vor oder zu den Mahlzeiten zur Verdauungsförderung nehmen

Menge pro Tag
- 1 Msp.–1 TL

Dauer der Anwendung
- In kleinen Mengen kann das gemischte Bitterpulver dauerhaft verwendet werden.

Wacholderbeeren-Tinktur

Unerhitzter alkoholischer Auszug aus getrockneten Wacholderbeeren.

Zutaten
- 3 EL getrocknete Wacholderbeeren
- ¼ Liter Korn oder Wodka mit 40–60 Vol.-% Alkohol

Zubereiten
- Wacholderbeeren mörsern und in ein Schraubglas geben
- mit Alkohol übergießen
- fest verschließen und 2 Wochen ziehen lassen
- abseihen und in dunklen Tropfflaschen lagern

Anwenden

1 TL Wacholderbeeren-Tinktur einnehmen
- bei Verdauungsstörungen
- zur Entwässerung
- zur Vorbeugung und Therapie von Harnwegsinfekten
- bei Gicht

Menge pro Tag
- 1–2 TL

Dauer der Anwendung
- nach Bedarf oder kurmäßig bis zu 1 Woche

Wacholderbeeren-Medizinalwein

Kalter Auszug von Wacholderbeeren mit Portwein.

Zutaten
- 3 EL Wacholderbeeren
- ¾ Liter Portwein

Ergänzungen

Ingwer, Galgant, Bertram

Zubereiten
- Wacholderbeeren mörsern und in ein Schraubglas geben
- mit Portwein übergießen
- gut verschließen und bei Zimmertemperatur 1 Woche ziehen lassen
- abseihen und in eine dunkle Flasche füllen

Anwenden

1 Likörglas pro Tag trinken
- zur Verdauungsförderung
- zur Entwässerung
- zur Vorbeugung von Harnwegsinfekten

Menge pro Tag
- 1 Likörglas

Dauer der Anwendung
- kurmäßig bis zu 1 Woche

Wacholderbeeren-Sirup

Heißer wässriger Auszug von Wacholderbeeren mit Honig.

Zutaten
- 20 g Wacholderbeeren, angequetscht
- 10 g Ingwer, gewaschen und in dünnen Scheiben
- ¼ Liter Wasser
- 125 g Honig
- 1 Bio-Zitrone, gewaschen, entkernt, in Würfeln

Zubereiten
- Wacholderbeeren mit kochendem Wasser übergießen
- 10 Minuten ziehen lassen
- Ingwer und Zitrone zum Wacholderbeerenwasser zugeben
- weitere 5 Minuten ziehen lassen
- abseihen
- Honig einrühren
- in eine Flasche füllen und bis zu 4 Wochen im Kühlschrank lagern

Anwenden
- 1 TL pur oder mit Tee oder Wasser verdünnt zur Verdauungsförderung

Menge pro Tag
- 1–3 TL

Dauer der Anwendung
- nach Bedarf oder kurmäßig bis zu 2 Wochen

Wacholderbeeren-Balsam

Warmer Ölauszug der Wacholderbeeren mit Weihrauch-Zusatz.

Zutaten
- 2 EL Wacholderbeeren
- 100 g Weihrauch
- ¼ Liter Olivenöl
- 40 g Bienenwachs

Zubereiten
- Wacholderbeeren mörsern
- im Olivenöl mit dem Weihrauch ½ Stunde bei 60–70 °C ausziehen
- abseihen
- Bienenwachs darin schmelzen
- in Glastiegel füllen
- auskühlen lassen und zuschrauben

Anwenden
- Den Wacholderbeeren-Balsam einmassieren bei Muskelverspannungen und bei abgenützten Gelenken, um Wärme und etwas Elastizität in die Knorpel zu bringen.

Menge pro Tag
- nach Bedarf

Dauer der Anwendung
- nach Bedarf

Zwiebel (gelbe Zwiebel)

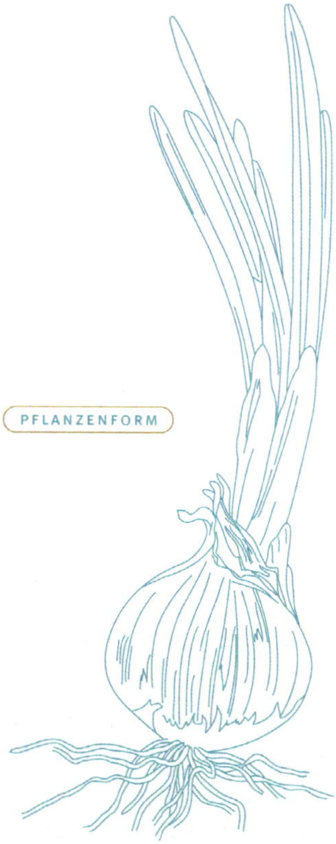

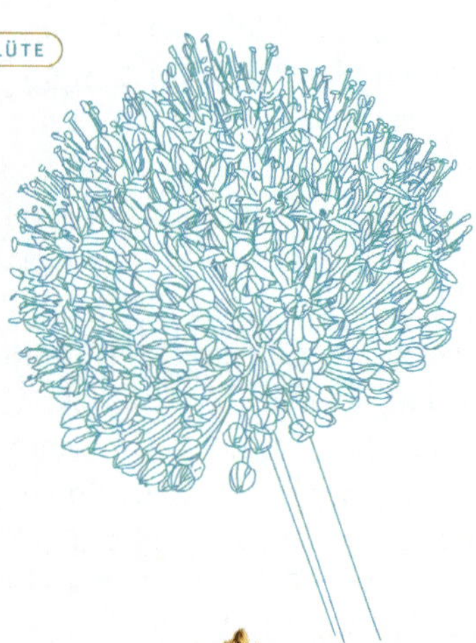

Allium cepa Gelbe, rote, weiße Zwiebeln, Schalotten und Frühlingszwiebeln haben ihre süß-scharf-pikanten Aromen unterschiedlich ausgeprägt. Die gelbe Zwiebel eignet sich am besten für Nutrazeutika.

Wirksame Inhaltsstoffe Schwefelhaltige Lauchöle, wirksame hellbraune Flavonoide und Ballaststoffe, die gleichzeitig Präbiotika sind, machen die gelbe Zwiebel als würzige Essenszutat und als Hausmittel so wertvoll.

Zubereitungen Ob frisch oder lang gekocht, ob alkoholisch ausgezogen oder mit Honig gemischt, die gelbe Zwiebel spielt ihre Stärken auf unterschiedlichen Wegen und in unterschiedlichen Ausprägungen aus.

Indikationen Die gelbe Zwiebel hemmt Mikroorganismen ebenso wie entzündliche Prozesse in der Verdauung oder in den Blutgefäßen. Das Immunsystem profitiert davon und geht gestärkt hervor.

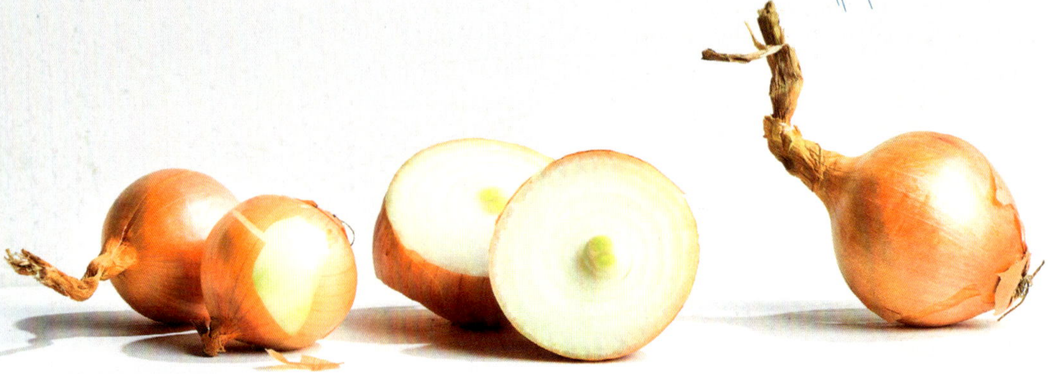

Zwiebel: Das steckt drin

Mit Schwefel als Baustein bastelt sich die Zwiebel spezielle Verbindungen, die Lauchöle. Diese sogenannten Sulfide prägen alle Zwiebelgewächse. Die gelbe Zwiebel enthält am meisten davon. Sie hat deshalb eine hohe gesundheitliche Bedeutung und gleichzeitig ist sie auch jene Zwiebel, deren Verdauung am anstrengendsten für unseren Darm ist. Schalotten oder Frühlingszwiebel sind bekömmlicher, auch die aromatischeren roten Zwiebeln sind milder.

Lauchöle wirken rasant gegenüber Mikroorganismen und sie hemmen effizient Entzündungen. Gleichzeitig liefert die Zwiebel mit ihren ganz eigenen Ballaststoffen wertvolles Futter für die Dickdarmbakterien. Es sind lange Ketten von Fruktose, die die Zwiebel aufbaut. Und weil wir Menschen keine Enzyme für deren Spaltung haben, gelangt dieses Inulin bis in unseren Dickdarm. Dort freuen sich die guten Mikroben über dieses Festmahl, denn sie verfügen über die nötigen Abbauenzyme, und sie vermehren sich gut. Das Inulin wird dabei in die kurzkettigen Fettsäuren Propionsäure, Buttersäure und Essigsäure zerlegt, die wiederum im Dickdarm gute Lebensbedingungen für das Mikrobiom schaffen. Die gelbe Zwiebel gilt deshalb als Präbiotikum. Der Ballaststoff Inulin darf nicht mit Insulin verwechselt werden, dem Hormon aus der Bauchspeicheldrüse, das Glukose aus dem Blut in die Zellen schleust.

Die gelbe Zwiebel ist neben Äpfeln die beste Quelle für Quercetin in unserem Essen. Quercetin ist ein wasserlösliches Flavonoid, das sehr stark antioxidativ wirkt. Quercetin harmonisiert interessanterweise das Immunsystem: Einerseits wirkt es immunstärkend, doch bei allergischer Veranlagung besänftigt es die Immunabwehr. Offenbar bietet Quercetin sogar einen gewissen Schutz vor Krebs- und Stoffwechselerkrankungen.

Wie Sie gelbe Zwiebeln nutzen können

Zwiebeltee und Zwiebelsuppe

Frische Zwiebeln oder der lange gekochte Zwiebeltee haben auf den ersten Blick wenig gemeinsam. Scharf und augenreizend kennen wir das Zwiebelschneiden, wogegen beim Kochen eine milde Süße mit Umamigeschmack herauskommt. So unglaublich das auch klingt, die scharfen Lauchöle wirken sowohl in der frischen Zwiebel als auch in der Zwiebelsuppe.

Wenn wir die Zwiebel auf dem Schneidbrett hacken, setzen wir eine Wolke aus Scharfstoffen frei. Es sind schwefelhaltige Lauchöle, die aus den Sulfiden entbunden werden und die blitzartig den Trigeminusnerv reizen und ziemlich rasant gegen Mikroorganismen vorgehen. Die Lauchöle aus der frischen Zwiebel wirken von Mund und Nase bis in die Lunge und in den Augen.

Ganz anders ergeht es den Lauchölen, wenn wir eine Zwiebelsuppe kochen. Wir dünsten die Zwiebel sofort nach dem Schneiden und die Hitze stoppt die Arbeit der Enzyme. So werden nicht alle Lauchöle aus den Bindungen befreit und gelangen durch Mund, Magen und Dünndarm. Hier passiert ihnen kaum etwas. Im Dickdarm machen sich die Darmbakterien über sie her, denn sie verfügen über die nötigen Abbauenzyme. Die Lauchöle werden freigesetzt und können von dort noch ins Blut aufgenommen werden. Die Darmbakterien zerlegen auch noch den Ballaststoff Inulin, das gibt ihnen neue Energie. So geht es den Mikroben im Dickdarm überaus gut und es gibt viel zu feiern. Kein Wunder, wenn das nach der großen Portion Zwiebelsuppe im Bauch spürbar ist. Da kann es schon zu Blähungen kommen.

Der Pflanzenwirkstoff Quercetin ist wasserlöslich und hitzestabil. Eine Abkochung aus Zwiebel oder eine Zwiebelsuppe, bei der die Zwiebelschalen ebenfalls mitgekocht werden, lösen viel Quercetin heraus. Wenn die Suppe sich bräunlich färbt, ist das ein gutes Zeichen dafür. Ein leicht basisches Milieu verstärkt den Quercetinauszug noch. Das Gemüse in der Suppe ist deshalb förderlich. Vor allem auch die Prise Natron, wie sie in alten Suppenrezepten noch zu finden ist, macht die Brühe brauner und damit quercetinreicher.

Zwiebel-Tinktur

Die Zwiebel-Tinktur ist ein alkoholischer Auszug, der die empfindlichen und fettlöslichen Lauchöle in eine haltbare Form bringt. Die Zwiebelscharfstoffe bleiben so erstaunlich stabil und sind noch nach vielen Monaten intensiv wahrnehmbar. Auch Quercetin wird in der Tinktur gut gelöst. Die Zwiebelschale ist also durchaus eine gute Ergänzung für diesen Auszug. Der Ballaststoff Inulin spielt hier kaum eine Rolle. Die Wirkung auf Darmschleimhaut, Mikrobiom und Immunsystem ist deshalb gering.

Zwiebel-Honig

Honig ist auch in der Lage, Lauchöle zu binden. Mit seiner entspannenden Wirkung auf die Bronchien und seiner entzündungshemmenden Kraft ergänzt er die Zwiebel bei grippalen Infekten.

Zwiebelschmalz

Das Zwiebelschmalz ist ein weit verbreitetes Hausmittel bei Erkältungen. Gutes Schweineschmalz von freilaufenden Tieren ist heute in den Haushalten nur noch wenig verbreitet, Butterschmalz eignet sich jedoch ebenso. Lauchöle entfalten ihre entzündungshemmenden Eigenschaften in Kombination mit Fetten intensiv. Sie können in dieser Form besonders gut durch die Haut in den Körper gelangen. Das Zwiebelschmalz hemmt die Freisetzung von Entzündungsmediatoren und lässt die akuten Erkältungssymptome abklingen.

Zwiebel-Socken

Für die Zwiebel-Socken werden frische gelbe Zwiebeln gehackt und die Lauchöle freigesetzt. Diese sind fettlöslich und können so, wie sie sind, die Haut gut durchdringen. Wenn die Zwiebelwürfel also direkt auf die Haut der Fußsohlen gelegt werden, so gelangen ihre Lauchöle bis ins Blut. Wer rohe Zwiebel nicht so gern mag, hat damit eine gute Möglichkeit, die Zwiebel fern von der Nase wirken zu lassen.

Einsatz in der Küche

Rohe Zwiebel ist aus vielen Esskulturen nicht wegzudenken. Und auch die lange gekochte Zwiebel mitsamt der Schale finden wir fast auf der ganzen Welt. Zudem gibt es verschiedenste Zutatenkombinationen. Etwa Zwiebel mit Essig und Honig im Chutney, wo die Pflanzenwirkstoffe der Zwiebel besonders gut verfügbar werden.

So wirken Nutrazeutika aus gelber Zwiebel

Nutrazeutika	*Wirkungen, Behandlungen*	*Pflanzenwirkstoffe*
frische Zwiebel	• Verdauungsschwäche • Schleimhautschutz • zur Vorbeugung von Gefäßerkrankungen • zur Vorbeugung zu hoher Blutfettwerte • zur Vorbeugung von zu hohem Blutdruck • zur Vorbeugung von Arteriosklerose • zur Vorbeugung von rheumatoider Arthritis • zur Stärkung des Immunsystems • Husten • Erkältung und Schleimlösung • Abschwellen der Nasenschleimhaut • komplementär bei Asthma	• Lauchöle • Inulin
Zwiebeltee	• Schleimhautschutz • zur Vorbeugung von Arteriosklerose • zur Stärkung des Immunsystems • Husten • Erkältung und Schleimlösung • Abschwellen der Nasenschleimhaut • komplementär bei Asthma • zur Vorbeugung von rheumatoider Arthritis	• Lauchöle • Inulin
Zwiebelsuppe, Zwiebel-Abkochung	• Schleimhautschutz • zur Vorbeugung von Arteriosklerose • zur Stärkung des Immunsystems • zur Stabilisierung des Blutzuckers • zur Vorbeugung von rheumatoider Arthritis	• Lauchöle • Inulin • Quercetin
Zwiebel-Tinktur	• Schleimhautschutz • zur Vorbeugung von Arteriosklerose • zur Vorbeugung von Gefäßerkrankungen • zur Vorbeugung zu hoher Blutfettwerte • zur Vorbeugung von zu hohem Blutdruck • zur Vorbeugung von rheumatoider Arthritis	• Lauchöle • Quercetin
Zwiebel-Honig	• Husten • Erkältung und Schleimlösung • Abschwellen der Nasenschleimhaut • zur Stärkung des Immunsystems	• Lauchöle • Quercetin • Honig-Inhaltsstoffe
Zwiebelschmalz (äußerlich), Zwiebel-Socken	• grippale Infekte, Erkältung • Husten • Verschleimung	• Lauchöle

Die Rezepte

Zwiebeltee

Abkochung der gelben Zwiebel mit Schale.

Zutaten
- 2 gelbe Zwiebeln
- 1 Liter Wasser
- Honig nach Geschmack

Zubereiten
- Zwiebeln mit der Schale in Stücke schneiden
- im Wasser aufkochen
- 1 Stunde leicht köcheln
- abseihen
- mit Honig abschmecken

Anwenden

Zwiebeltee trinken
- zum Lösen des Schleimes bei Husten
- zum Schutz der Schleimhaut
- zur Stärkung des Immunsystems
- zur Verbesserung der Fließeigenschaften des Blutes

Menge pro Tag
- ½ Liter

Dauer der Anwendung
- kurmäßig bis zu 4 Wochen

Zwiebel-Tinktur

Unerhitzter alkoholischer Auszug aus frischer gelber Zwiebel.

Zutaten
- 4 EL gelbe Zwiebel mit Schale, frisch gehackt
- ¼ Liter Korn oder Wodka mit 38–50 Vol.-% Alkohol

Zubereiten
- Zwiebelstücke in ein Schraubglas geben
- mit Alkohol übergießen
- fest verschließen und 2 Wochen ziehen lassen
- abseihen und in dunklen Tropfflaschen lagern

Anwenden

1–2 TL Zwiebel-Tinktur vor den Mahlzeiten einnehmen
- zur Vorbeugung von Gefäßerkrankungen
- zur Vorbeugung zu hoher Blutfettwerte
- zur Vorbeugung von zu hohem Blutdruck
- zur Stärkung des Immunsystems

Menge pro Tag
- bis 3 TL

Dauer der Anwendung
- kurmäßig bis zu 4 Wochen

Zwiebel-Honig

Unerhitzte Mischung von frischer gelber Zwiebel mit Honig.

Zutaten
- 1 EL gelbe Zwiebel, frisch gehackt
- 2 EL Honig

Zubereiten
- Zwiebelwürfel mit Honig mischen und 1 Stunde ziehen lassen.

Anwenden
- 1 TL Zwiebel-Honig bei Atemwegserkrankungen einnehmen.

Menge pro Tag
- 1–5 TL

Dauer der Anwendung
- bis zu 1 Woche

Zwiebelschmalz

Zwiebeln in Butterschmalz ausgezogen.

Zutaten
- 1 kleine gelbe Zwiebel
- 2 EL Butterschmalz

Zubereiten
- Zwiebel grob hacken, in Butterschmalz andünsten und einige Minuten heiß ausziehen.

Anwenden
- Das Butterschmalz mit den Zwiebelstücken etwas abkühlen; das Zwiebelschmalz vor der Anwendung etwas abkühlen; bei Erkältungen, grippalen Infekten, Husten und Verschleimung auf die Brust streichen, mit einem Handtuch abdecken und ½ Stunde einwirken lassen.

Dauer der Anwendung
- nach Bedarf

Zwiebel-Socken

Zwiebelauflage auf die Fußsohlen.

Zutaten
- 2 gelbe Zwiebeln
- 2 dünne Baumwolltücher

Zubereiten
- Zwiebeln grob hacken
- auf die Mitte der Baumwolltücher legen
- die Tücher zusammenschlagen
- leicht erwärmen und quetschen

Anwenden
- Die Zwiebelpakete bei Atemwegserkrankungen auf die Fußsohlen auflegen, Socken darüberziehen und eine bis mehrere Stunden wirken lassen.

Menge pro Tag
- 1 Anwendung

Dauer der Anwendung
- einige Tage

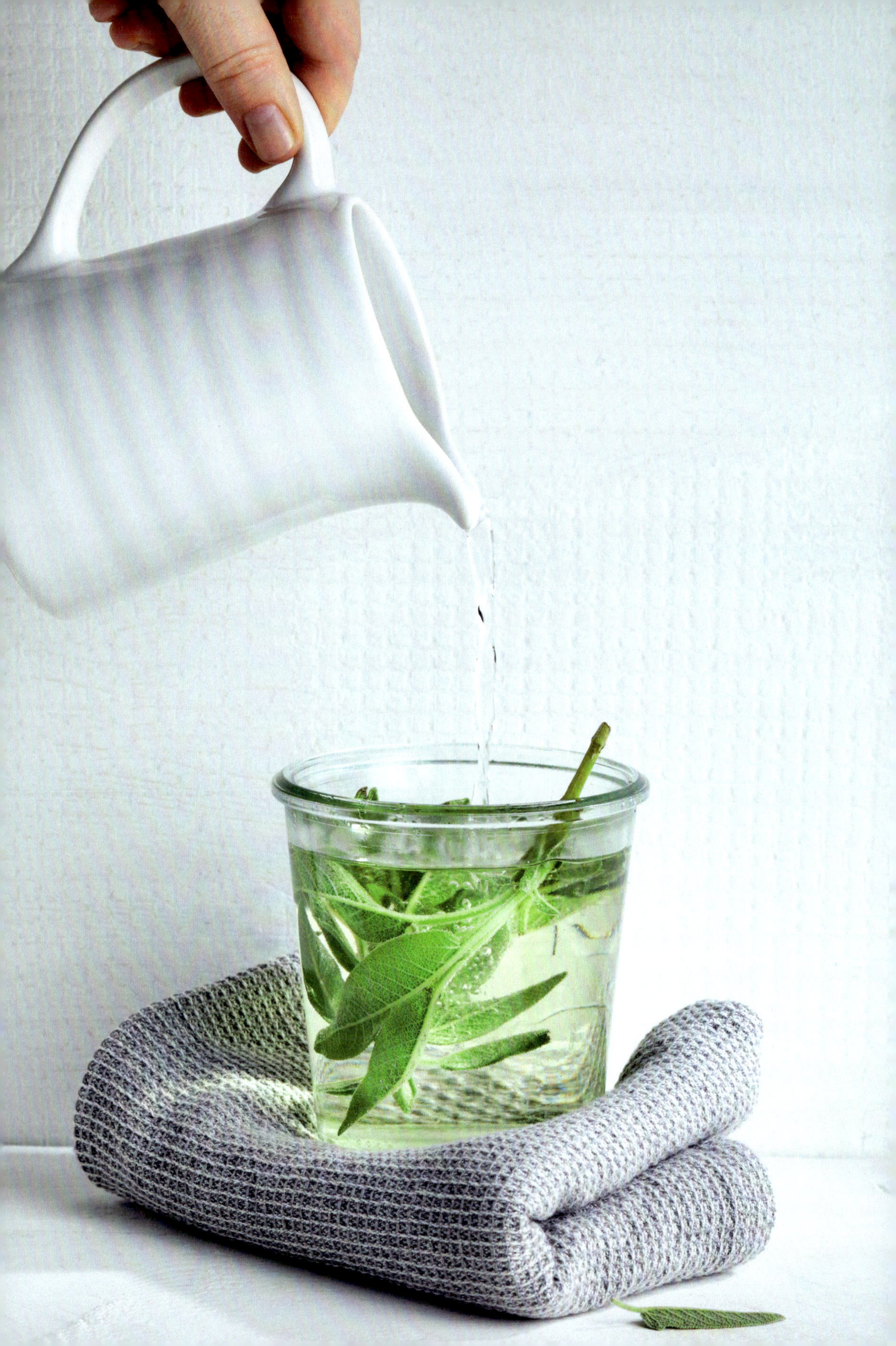

Heilen und gesund bleiben

In diesem Kapitel können Sie nachlesen, wenn Sie Nutrazeutika bei einem konkreten gesundheitlichen Problem suchen oder bestimmten Beschwerden vorbeugen möchten.

So setzen Sie Nutrazeutika gezielt ein

Was tun bei einem geschwächten Immunsystem, häufigen Verdauungsbeschwerden oder einem erhöhten Blutzuckerspiegel. Lesen Sie nach, wann Ihnen was am besten hilft.

Nun möchte ich Ihnen nahebringen, wie Sie mit Ihren persönlichen Nutrazeutika indikationsbezogen arbeiten können. Das heißt, Sie bekommen das nötige Wissen und mit der Zeit auch ein feines Gespür dafür, wann Ihnen welche Pflanze in welcher Zubereitung am besten helfen kann. Und das Wunderbare an vielen Nutrazeutika ist ja, dass sie nicht nur die Gesundheit fördern, sondern oft auch so gut schmecken. Man denke nur an Apfelkompott, Lavendelhonig, Fencheltee und Karottensuppe. Probieren Sie aus, welches Nutrazeutikum Sie am meisten anspricht und Ihnen wirklich guttut. Sie können aus einer große Fülle und Vielfalt schöpfen. Da ist auf jeden Fall für jeden Menschen und viele Beschwerden das Richtige dabei.

Das Immunsystem stärken

Folgende Nutrazeutika sind Immunstärker:

- Pflanzenwirkstoffe, die das Mikrobiom stärken
- antioxidative Pflanzenfarben
- entzündungshemmende Lebensmittel
- Omega-3-Fettsäuren (wie sie z. B. in Leinöl oder Lachs enthalten sind)
- aktivierende Bitterstoffe

Pflanzenwirkstoffe, die das Mikrobiom stärken: Die Mikroorganismen von Haut und Schleimhaut werden durch Probiotika und Präbiotika gestärkt. Probiotika sind Lebensmittel, die lebendige und körperfreundliche Mikroben mitbringen, hauptsächlich Milchsäurebakterien. Rotwein, Honig oder Joghurt haben nicht zufällig ein positives, gesundheitsförderndes Image. Die Kraft der Probiotika liegt in ihrer Lebendigkeit, die sie beibehalten, wenn sie nicht erhitzt werden. Präbiotika sind Ballaststoffe, die ziemlich unverändert durch Magen und Dünndarm gehen und den Mikroben im Dickdarm viel Energie liefern. Sie sind das Futter für das Mikrobiom.

Nutrazeutika als Immunstärker

Wirkung	*Nutrazeutika*	*Dosis pro Tag*	*Einnahme*	*Kombinationen*
Stärkung des Immunsystems, allgemein	Ingwertee (S. 75)	½ Liter	vor dem Essen	Honig, Zitrone
	Ingwer-Tinktur (S. 75)	1–3 TL		Wacholderbeeren
	Ingwer-Medizinalwein (S. 76)	1 Likörglas		Bitterpflanzen
	Ingwer-Essig (S. 76)	1 TL	morgens oder zum Essen	Wacholderbeeren
	Ingwer-Paste (S. 77)	1 TL		
	Kurkuma, frisch (S. 103)	als Gewürz	zum Essen	in den Speisen
	Knoblauch, frisch (S. 95)	1 Zehe		
	Knoblauchöl (S. 97)	1 TL		
	gelbe Zwiebel, frisch			
	Zwiebelsuppe (S. 163)	1 Teller	als Mahlzeit	
	Brennnesselsuppe (S. 61)	1 Teller		Zwiebel, Knoblauch, Fette und Öle
Stärkung des Mikrobioms in Mund, Rachen, Bronchien und Lunge	Thymiantee (S. 152)	2–3 Tassen	außerhalb der Mahlzeiten	Honig
	Thymian-Sauerhonig (S. 153)	1 EL	als Getränk	Salbei, Ingwer
	Thymian-Butter (S. 154)	1 TL	außerhalb der Mahlzeiten	Salbei, Knoblauch, Zwiebel, Ingwer, Kurkuma
Stärkung des Mikrobioms der Schleimhaut	getrockneter Apfel (S. 52) getrockneter Apfeltrester Apfelpulver (S. 55)	1 TL	quellen lassen mit der Mahlzeit einnehmen	
	Apfelwein, Apfelmost	1 Glas	zu den Mahlzeiten	
	Apfelessig (S. 52)	1 EL	mit Wasser oder zum Essen	Wasser, Honig, Ingwer, Wacholderbeeren
	Apfelkompott, Apfelmus (S. 53)	1 Schale	als Dessert oder kleine Mahlzeit	Zimt, Nelken, Ingwer, Wacholderbeeren
	Leinsamenschrot (S. 118) Leinsamenmehl (S. 119)	1–2 EL	zum Essen	in den Speisen
	Leinsamen-Gummi (S. 118)	1 Stück	außerhalb der Mahlzeiten	
	gelbe Zwiebel, frisch		zur Mahlzeit	
	Zwiebelsuppe (S. 163)	1 Teller	als Mahlzeit	
	Zwiebel-Tinktur (S. 166)	1–2 TL	vor dem Essen	
	Karottensuppe (S. 87)	1 Teller	zum Essen	

Wirkung	Nutrazeutika	Dosis pro Tag	Einnahme	Kombinationen
Stärkung des Mikrobioms der Schleimhaut	Karotten-Shrub (S. 87)	1 Glas	außerhalb der Mahlzeit	Ingwer
Erkältungsvorbeugung	Kapuzinerkresse-Meerrettich-Tinktur (S. 90)	1–3 TL		pur
	Ingwertee (S. 75)	½ Liter	vor dem Essen	Honig, Zitrone
	Ingwer-Tinktur (S. 75)	1–3 TL		pur
	Ingwer-Honig (S. 77)	1 Msp.–1 TL	außerhalb der Mahlzeiten	Wacholderbeeren, Zitrone
Vorbeugung von Harnwegsinfekten	Cranberrysaft (S. 65)	¼–¾ Liter		
	Wacholderbeeren-Tinktur (S. 160)	1 TL	vor dem Essen	pur
	Kapuzinerkresse-Meerrettich-Tinktur (S. 90)	1–3 TL	außerhalb der Mahlzeiten	pur

Antioxidative Pflanzenfarben: Orange und rote-violette-blaue Pflanzenfarben, Carotinoide und Flavonoide, sind hocheffiziente Antioxidanzien. Sie machen aggressive Teilchen gleich wieder unschädlich, nachdem diese ihre Arbeit erledigt haben. Deren Funktion liegt im Starten von Stoffwechselvorgängen, eine durchaus wichtige und energieraubende Angelegenheit. Die Entschärfung der radikalen Teilchen danach ist mindestens ebenso bedeutend für die Gesunderhaltung der Zellen.

Entzündungshemmende Lebensmittel: Flavonoide wirken ausgleichend auf das Immunsystem. Eine wichtige Eigenschaft für Menschen mit Autoimmunerkrankungen, die ja oft ein übereifriges Immunsystem haben. So hilft beispielsweise das Quercetin aus Äpfeln oder gelber Zwiebel den Allergikern bei der Arbeitsabstimmung ihres Immunsystems. Die schwefelhaltigen und geruchsintensiven Verbindungen in Knoblauch und Zwiebel aktivieren die natürlichen Killerzellen und stärken auf diese Weise die Immunabwehr.

Aktivierende Bitterstoffe: Um das Immunsystem in Schwung zu halten, braucht es Aktivierer wie Bitterstoffe und Scharfstoffe. Sie fördern Durchblutung, Kreislauf und Stoffwechsel. Sie bilden die Grundlage, damit andere Pflanzenwirkstoffe ihre Funktion ausüben können und sorgen für die Aufnahme, Verteilung und Wirkung von Nährstoffen und Pflanzenwirkstoffen im Körper.

Verdauungsbeschwerden lindern, die Verdauung fördern

Verdauungs-Nutrazeutika wirken auf unterschiedliche Art und Weise auf den Magen-Darm-Trakt.

Sie können:

- Völlegefühl auflösen
- Blähungen reduzieren
- Krämpfe in Magen und Darm lindern
- Schleimhaut in Mund, Magen und Darm schützen
- Leber und Galle aktivieren und die Fettverdauung optimieren

Kümmel, Fenchel und Anis beruhigen die Verdauungsorgane, gleichen aus und harmonisieren. Sie entspannen die glatten Muskeln und mindern Druck und Anspannung spürbar. Dieses Dreiergespann ist deshalb oft Bestandteil von verdauungsfördernden Zubereitungen, seien es Bitterpulver, Aperitifs oder Digestive. Kreuzkümmel und Koriander unterstützen diese entkrampfende Wirkung.

Wenn das Essen schwer im Magen liegt und sich Völlegefühl breitmacht, wünschen wir uns einen Energieschub für die Verdauung. Die Säfte sollen zum Fließen gebracht werden, damit Bewegung in Magen und Darm kommt. Dazu braucht es Bitterstoffe aus Ingwer, Kurkuma, Wacholderbeeren, Galgant oder Salbei; das sind die leicht verfügbaren Bitterpflanzen aus unserer Küche. Die Pflanzenheilkunde verwendet mit Enzianwurzel, Meisterwurz, Wermut oder Löwenzahn recht stark bittere Drogen. In der Speisezubereitung finden wir oft Chinarinde (Tonic Water), Artischocke und die Schalen von Zitrusfrüchten. Die Schalen von Zitrone, Orange oder Limetten sind bitter und herb und bringen zudem ein angenehm duftendes Aroma mit. Dabei hat die weiße Schicht zwischen Fruchtfleisch und äußerer Hülle einen besonderen gesundheitlichen und geschmacklichen Wert. Zitrusschalen verbessern viele Bitterpulver und bittere Auszüge.

Neben der bitteren Aktivierung bringen Scharfstoffe Schwung in die Verdauung, weil sie für stärkere Durchblutung sorgen. Senföle aus Rettichen und Lauchöle aus Zwiebelgewächsen haben wir meistens griffbereit. Doch auch Pfeffer und Chili sind schon lange Teil unserer Esskultur.

Die Schleimhaut, die zwischen Innen- und Außenwelt des Körpers vermittelt und sich vom Mund in unterschiedlichen Ausprägungen bis zum Dickdarm zieht, hat eine Schlüsselfunktion für Körper und Geist. Sie beherbergt eine unglaubliche Zahl von Mikroben, um eine funktionierende Barriere zu bilden. Einerseits sollen Nährstoffe und Pflanzenwirkstoffe in den Körper gelangen und andererseits hält sie fern, was nicht in den Körper darf. Wenn die Schleimhaut, auch Mukosa genannt, gereizt oder entzündet ist, hilft eine weiche Hülle aus aufgequollenen Schleimstoffen. Das schützt und bedeckt sie, während sie abheilt. Im Haushalt verwenden wir dazu Leinsamen, Karotten oder Äpfel mit Kohlenhydraten, die viel Wasser binden können und eine heilende Gelschicht entstehen lassen. Das ist wertvoller Magen- und Darmschutz. Doch sogar diese Lebensmittel mit den sanften Pflanzenschleimen sind nicht für die dauerhafte Anwendung geeignet. Sie vermindern die Nährstoffaufnahme durch Abschirmung. Während der Heilung verleihen sie der Verdauung ein wenig Ruhe.

Um die Nährstoffe und Pflanzenwirkstoffe aus den Nahrungsmitteln gut zu nutzen, braucht es genügend Verdauungssäfte. Ein bitteres Signal im Mund aktiviert sofort Speichel, Magensaft, Galle und Bauchspeichel. Der ganze Magen-Darm-Trakt stellt sich auf Arbeit ein und beginnt auch sogleich damit, die Speisen zu zerlegen. Dabei ist eine Mischung von Bitterstoffen effizienter als einzelne. Besonders bewährt haben sich Mischungen aus bitteren (Ingwer, Kurkuma, Galgant, Wacholderbeeren) und entkrampfenden (Kümmel, Fenchel, Pfefferminze) Kräutern und Gewürzen.

Nutrazeutika für die Verdauung

Wirkungen	*Nutrazeutika*	*Dosis pro Tag*	*Einnahme*	*Kombinationen Anmerkungen*
Mundgeruch vermindern	ganze Anisfrüchte (S. 47)	einige Körner	nach dem Essen kauen	Kümmel, Fenchel
Magen-Darm-Krämpfe auflösen	ganze Anis-, Fenchel-, Kümmelfrüchte (einzeln oder in Kombination)	einige Körner		ganze Anis-, Fenchel- Kümmelfrüchte (einzeln oder in Kombination)
	Tee aus Anis, Fenchel, Kümmel (einzeln oder in Kombination)	¼–½ Liter	vor oder nach dem Essen	Tee aus Anis, Fenchel, Kümmel (einzeln oder in Kombination)
	Anis-, Fenchel-, Kümmel-Tinktur (einzeln oder in Kombination)	1–2 TL		Anis-, Fenchel-, Kümmel-Tinktur (einzeln oder in Kombination)
allgemeine Aktivierung der Verdauungssäfte	ganze Anis-, Fenchel-, Kümmelfrüchte (einzeln oder in Kombination)	einige Körner	nach dem Essen kauen	ganze Anis-, Fenchel- Kümmelfrüchte (einzeln oder in Kombination)
Völlegefühl verringern *Blähungen reduzieren*	Anis-, Kümmel-, Fenchel-, Wacholderbeeren-, Ingwer-, Kurkuma-, Galgant-, Salbeipulver (einzeln oder in Kombination)	1 Msp.–1 TL	vor, zu oder nach dem Essen	Anis-, Kümmel-, Fenchel-, Wacholderbeeren-, Ingwer-, Kurkuma-, Galgant-, Salbeipulver (einzeln oder in Kombination)
	Tee aus Anis, Fenchel, Kümmel (einzeln oder in Kombination)	¼–½ Liter	vor oder nach dem Essen	Tee aus Anis, Fenchel, Kümmel (einzeln oder in Kombination)
	Anis-, Fenchel-, Kümmel-Tinktur (einzeln oder in Kombination)	1–2 TL		Anis-, Fenchel-, Kümmel-Tinktur (einzeln oder in Kombination)
	ganze Anis-, Fenchel-, Kümmelfrüchte (einzeln oder in Kombination)	einige Körner	nach dem Essen kauen	ganze Anis-, Fenchel-, Kümmelfrüchte (einzeln oder in Kombination)
	Ingwertee (S. 75)	1–2 Tassen	vor oder nach dem Essen	Honig, Zitrone, Wacholderbeeren, Fenchel, Kümmel
	Ingwer-Tinktur (S. 75)	1–3 TL		Kümmel, Fenchel, Wacholderbeeren
	Ingwer-Medizinalwein (S. 76)	1 Likörglas	nach dem Essen	Wacholderbeeren, Galgant, Fenchel
	Ingwer-Essig (S. 76)	1 TL–1 EL	mit Wasser oder zum Essen	Wacholderbeeren, Galgant, Fenchel, Honig
	Salbeitee, kurzer Auszug (S. 141)	1–2 Tassen	vor dem Essen	pur
	Schwarzer-Rettich-Presssaft (S. 147)	1 Likörglas	vor dem Essen	pur, frisch gepresst
	Knoblauch-Tinktur (S. 96)	½–2 TL	vor dem Essen	pur

Wirkungen	*Nutrazeutika*	*Dosis pro Tag*	*Einnahme*	*Kombinationen Anmerkungen*
Völlegefühl verringern *Blähungen reduzieren*	Zwiebelsaft, Zwiebel roh	1 TL–1 EL	zum Essen	mit den Mahlzeiten
Magenschutz *Schutz der Schleimhaut*	Karottensuppe (S. 87)	1 Teller	als Mahlzeit	Honig, Butter, Kartoffeln
Schutz der Darmschleimhaut (Mukosa)	Leinsamenschrot (S. 118) Leinsamenmehl (S. 119)	1–2 EL	quellen lassen	Kamille, Apfelpulver
	getrockneter Apfel (S. 52) Apfelpulver (S. 55)	1 TL–1 EL	quellen lassen	Kamille, Leinsamen
Gallenfluss aktivieren und Fettverdauung verbessern	Ingwertee (S. 75)	1–2 Tassen	vor dem Essen	Honig, Zitrone
	Ingwer-Tinktur (S. 75)	1–3 TL		
	Kurkuma, frisch (S. 103)	als Gewürz	zum Essen	schwarzer Pfeffer, langer Pfeffer
	Kurkuma-Tinktur (S. 106)	1–2 TL	nach dem Essen	Chili
	Pfefferminztee (S. 129)	1–4 Tassen	über den Tag	bei hitzigem Magen
	Pfefferminz-Tinktur (S. 130)	1–3 TL	vor dem Essen	Hibiskus
	Rosmarintee (S. 135)	1–3 Tassen	über den Tag	bei niedrigem Blutdruck
	Rosmarin-Tinktur (S. 135)	1–2 TL	vor dem Essen	bei niedrigem Blutdruck
	Schwarzer-Rettich-Presssaft (S. 147)	1 Likörglas	vor dem Essen	
Bewegung von Speiseröhre, Magen und Darm verbessern *mehr Mobilität in die Verdauung bringen*	frischer, roher Apfel (S. 51)	1 Stück	vor dem Essen	
	getrockneter Apfel (S. 52), Apfelpulver (S. 55), Apfeltrester-Pulver	1 TL–1 EL	quellen lassen	Sauermilchprodukte, Suppen, Eintöpfe
	Ingwertee (S. 75)	1–2 Tassen	vor oder nach dem Essen	Honig, Zitrone, Wacholderbeeren
	roher Knoblauch (S. 95)	1 Zehe	in der Mahlzeit	Ingwer, Rosmarin, Thymian
	Leinsamenschrot (S. 118) Leinsamenmehl (S. 119)	1–3 EL	quellen lassen	Knoblauch, Chili
	frischer, roher Schwarzer Rettich (S. 146)	1 Stück	Salat / Rohkost	Salz, Essig, Öl oder Sauerrahm / Schmand
	frische, rohe gelbe Zwiebel	nach Geschmack	Salat / Rohkost	

Gesunde Gefäße und gute Blutwerte

Mit den richtigen Nutrazeutika können Sie einiges für Ihre Gefäße tun und zudem die Blutfette, den Blutdruck und den Blutzucker zurück ins Gleichgewicht bringen.

Sie sorgen für:

- saubere und elastische Blutgefäße
- gute Fließeigenschaften des Blutes
- eine Balance der Blutfette
- einen ausgeglichenen Blutdruck
- einen stabilen Blutzucker
- dienen somit auch der Arteriosklerose-Vorbeugung

Ballaststoffe: Ballaststoffe, lange Zeit nur als Füll- und Trägerstoffe betrachtet, sind wie ein Trainingsgerät für den Stoffwechsel. Sie fordern die glatten Muskeln durchgehend zur Arbeit auf. Zuerst müssen die Ballaststoffe ordentlich gekaut werden, um dann Speiseröhre und Magen zu trainieren und zuletzt den gesamten Darm. Im Dickdarm angekommen, werden sie von den Darm-Mikroorganismen verspeist. Denen liefern sie Energie und für unseren Körper fällt einiges an Abfall an, der dann auch noch nützlich sein kann. Die Bruchstücke der Ballaststoffe sind organische Säuren wie Propionsäure, Buttersäure oder Essigsäure, die den Darm ansäuern und damit gute Lebensbedingungen für das Mikrobiom schaffen. Teilweise werden die zerlegten Ballaststoffe im Dickdarm auch noch ins Blut aufgenommen. Dieser sogenannte Ballast verzögert die Aufnahme von Zucker aus dem Darm ins Blut. So entsteht eine flache Blutzuckerkurve, die uns viel Energie für den Alltag verleiht.

Auf ihrem Weg durch die Verdauung binden die Ballaststoffe einiges an Fetten und Fettbegleitstoffen wie etwa Cholesterin. Ballaststoffe haben somit breite Auswirkungen auf Blutzucker und Blutfette.

Zwiebeln: Die Blutgefäße werden mit Lauchölen regelmäßig gereinigt und von kleinen, beginnenden Ablagerungen befreit. Alle Zwiebelgewächse sind dazu geeignet, obwohl Knoblauch und gelbe Zwiebel am intensivsten wirken. Der Garten bietet uns Bärlauch und viele schnittlauchähnlichen Pflanzen wie Schnittknoblauch, Goldlauch oder Winterheckenzwiebel, die alle gut roh verwendet werden können. Elixier, Tinktur und Öl aus Knoblauch sind perfekte nutrazeutische Zubereitungen für die kurmäßige Reinigung der Blutgefäße. Gleichzeitig bleibt das Blut dadurch dünnflüssig.

Knoblauch: Knoblauch, ganz besonders violett gefärbte Knoblauchknollen, bringen auch noch Saponine mit, diese schäumenden Inhaltstoffe mit intensiver Reinigungswirkung. Saponine binden Fette und Cholesterin, die das Blut dann nicht mehr belasten. Nutrazeutika aus Knoblauch helfen bei leicht erhöhtem Blutdruck und eignen sich als zusätzliche Maßnahme bei der Behandlung.

Rosmarin: Rosmarinzubereitungen stabilisieren viele Fälle von niedrigem Blutdruck. Blutdruckschwankungen bei jungen Menschen können mit Rosmarin ausgeglichen werden.

Leinsamen: Leinöl hat mit seinem hohen Gehalt an α-Linolensäure (ALA) ebenfalls einen günstigen Einfluss auf die Blutfette, die Fließeigenschaften des Blutes, Blutdruck, Arteriosklerose, Blutzucker und chronisch entzündliche Erkrankungen. Gleichzeitig sind Omega-3-Fettsäuren wichtige Bausteine für die Zellmembranen, die sie elastisch und durchlässig halten. Interessanterweise zeigte gequollener Leinsamenschrot eine bessere Wirkung als das pure Leinöl. Es wird wohl das Zusammenspiel mehrerer Pflanzenwirkstoffe aus den Leinsamen dazu brauchen. Leinsamenschrot kann zudem hohen Blutdruck spürbar um 8–10 % senken. Blutdrucksenkende Medikamente erreichten in vielen Studien lediglich eine Senkung von 3–6 %. Solche Zahlen sprechen für die Anwendung von Nutrazeutika.

Kurkuma, Ingwer: Die Kurkumawurzel bietet durch ihre starke antioxidative Wirkung einen komplexen Gesundheitsschutz. Die Wurzel sichert die reibungslose Funktion von Leber und Galle und hält Entzündungen fern. Ingwer ist bitter und scharf und wirkt ebenfalls aktivierend auf den Stoffwechsel. Zudem sind die bitteren Zutaten muntermachend und beflügelnd, das tut auch unserem Gemüt gut. Wir fühlen uns schnell wieder leistungsfähig.

Nutrazeutika für gesunde Gefäße und ausgeglichene Blutwerte

Wirkungen	*Nutrazeutika*	*Dosis pro Tag*	*Einnahme*	*Kombinationen Anmerkungen*
saubere Blutgefäße Vorbeugung von Arteriosklerose gute Fließeigenschaften des Blutes Blutfettwerte in Balance	roher Knoblauch (S. 95)	1 Zehe	mit dem Essen	
	Knoblauch-Tinktur (S. 96)	½–2 TL	vor dem Essen	pur
	Knoblauch-Elixier (S. 95)	1 Likörglas		
	Knoblauchöl (S. 97)	1 TL		pur oder in den Speisen
	Knoblauch-Essig (S. 96)	nach Bedarf	zum Essen	
	Zwiebel frisch, roh	kulinarisch	zum Essen	
	Zwiebel-Tinktur (S. 166)	1–2 TL	vor dem Essen	
	Zwiebeltee (S. 166)	1–2 Tassen	außerhalb der Mahlzeiten	
	roher Apfel (S. 51)	1 Stück		
	getrockneter Apfel (S. 52) getrockneter Apfeltrester Apfelpulver (S. 55)	1 TL–1 EL	quellen lassen	in den Speisen
	Kurkuma-Tinktur (S. 106)	1–2 TL	nach dem Essen	schwarzer Pfeffer, langer Pfeffer, Chili
	Leinöl (S. 119)	1 TL–1 EL	pur oder in Speisen	
	Leinsamen, geschrotet (S. 118) oder gemahlen	1–3 EL	gequollen	
Blutdrucksenkung	roher Knoblauch (S. 95)	1 Zehe	zum Essen	

Wirkungen	*Nutrazeutika*	*Dosis pro Tag*	*Einnahme*	*Kombinationen Anmerkungen*
Blutdruck-senkung	Knoblauch-Tinktur (S. 96)	½–2 TL	vor dem Essen	pur
	Knoblauch-Elixier (S. 95)	1 Likörglas		
	Knoblauchöl (S. 97)	1 TL		pur oder in den Speisen
	Zwiebel-Tinktur (S. 166)	1–2 TL		
	Leinsamen, geschrotet (S. 118) oder gemahlen	1–3 EL	gequollen	
Stärkung eines niedrigen Blutdrucks	Rosmarintee (S. 135)	2–3 Tassen	vor dem Essen	pur
	Rosmarin-Tinktur (S. 135)	1–2 TL		pur
	Königliches Wasser (S. 136)	½–2 TL		
	Rosmarin-Wein (S. 136)	1–2 Likörgläser	nach dem Essen	
	Rosmarin-Sirup (S. 137)	1–2 Gläser	nach dem Essen	
	Rosmarinduft (S. 136)	Duftstöße	zwischendurch	
Blutzucker-stabilisierung	getrockneter Apfel (S. 52) getrockneter Apfeltrester Apfelpulver (S. 55)	1 TL–1 EL	gequollen	gequollener Leinsamen, Zimt
	Leinsamen, geschrotet (S. 118) oder gemahlen	1–3 EL	gequollen	gequollenes Apfelpulver
	Zwiebelsuppe (S. 163)	1 Teller	als Mahlzeit	

Entspannen und die Psyche ausgleichen

Auch für Ihr psychisches Gleichgewicht können Nutrazeutika viel tun. Sie helfen Ihnen:

- innere Ruhe zu finden
- sich zu entspannen
- froh und heiter in den Tag zu starten
- Angst zu mindern
- gut einzuschlafen

Duftende ätherische Öle wirken über Nase, Haut oder Schleimhaut auf unsere Psyche. Das erleichtert die Anwendung, weil dazu nicht unbedingt etwas eingenommen oder gegessen werden muss. Ätherische Öle aus frischen oder getrockneten Pflanzen bringen sanften Duft, der die Gefahr einer Überdosierung birgt. Zudem sprechen uns die Pflanzen mit einem Potpourri von Wirkstoffen an, das viel mehr ist als das isolierte ätherische Öl. Kurze Duftportionen mit Pausen dazwischen haben einen intensiveren Effekt als der Dauerduft.

Stimmungsaufhellende Cumarine, die wir vom sommerlichen Heuduft kennen, erhellen die Gedanken besonders in der dunklen Jahreszeit. Auch hier ist die Dosierung entscheidend, zu viele Cumarine bringen Kopfschmerzen und Unbehagen. Eines ist bei pflanzlichen Anwendungen für die Psyche wichtig: Es dauert ziemlich lange, bis sich die Wirkung einstellt. Durchhaltevermögen von 4–8 Wochen ist gefragt.

Nutrazeutika für die Psyche

Wirkungen	Nutrazeutika	Dosis pro Tag	Einnahme
zur Ruhe kommen	Kamillentee (S. 81)	1–2 Tassen	über den Tag
	Kamillen-Tinktur (S. 81)	1–3 TL	
	Kamillenduft (S. 82)	Duftstöße	
	Kamillen-Ölauszug (S. 83)	1–2-mal	Fußsohlen oder Bauch einreiben
	Lavendeltee (S. 112)	1–3 Tassen	über den Tag
	Lavendel-Tinktur (S. 112)	1–3 TL	über den Tag 6–8 Wochen
	Lavendel-Likör (S. 112) Lavendel-Wein (S. 113)	1 Likörglas	nach Bedarf
	Lavendel-Honig (S. 113)	½–1 TL	über den Tag
	Lavendelöl (S. 113)	1–2-mal	Fußsohlen einreiben
	Lavendel-Bad	1–3-mal pro Woche	6–8 Wochen lang
Spannungs-kopfschmerz lindern	Pfefferminztee (S. 129) Pfefferminzwasser (S. 129)	1–4 Tassen	nach Bedarf
	Pfefferminz-Tinktur (S. 130)	1:10 verdünnt	Schläfen einreiben
	Lavendeltee (S. 112)	1–3 Tassen	nach Bedarf
	Lavendel-Tinktur (S. 112)	1–2 TL	
	Lavendel-Likör (S. 112)	1 Likörglas	
	Lavendelöl (S. 113)	1–2-mal	Schläfen einreiben
Stimmung heben	Lavendeltee (S. 112)	1–3 Tassen	über den Tag
	Lavendel-Tinktur (S. 112)	1–3 TL	über den Tag 6–8 Wochen
	Lavendel-Honig (S. 113)	½–1 TL	über den Tag
	Lavendel-Likör (S. 112) Lavendel-Wein (S. 113)	1 Likörglas	nach Bedarf
	Lavendelduft (S. 111)	Duftstöße	über den Tag
	Lavendelöl (S. 113)	1–2-mal	Fußsohlen einreiben
	Kamillentee (S. 81)	1–2 Tassen	über den Tag
	Kamillen-Tinktur (S. 81)	1–3 TL	
	Kamillenduft (S. 82)	Duftstöße	
	Kamillen-Ölauszug (S. 83)	1–2 mal	Fußsohlen oder Bauch einreiben
	Fencheltee (S. 69)	bis zu 1 Liter	über den Tag
	Fenchel-Tinktur (S. 70)	1–3 TL	
	Fenchelhonig (S. 70)	½–1 TL	
Angst verringern	Lavendeltee (S. 112)	1–3 Tassen	
	Lavendel-Tinktur (S. 112)	1–3 TL	über den Tag 6–8 Wochen
	Lavendel-Likör (S. 112) Lavendel-Wein (S. 113)	1 Likörglas	nach Bedarf

Wirkungen	Nutrazeutika	Dosis pro Tag	Einnahme
Angst verringern	Lavendel-Honig (S. 113)	½–1 TL	über den Tag
	Lavendelöl (S. 113)	1–2-mal	Fußsohlen einreiben
	Lavendel-Bad	1–3-mal pro Woche	6–8 Wochen lang
	Kamillentee (S. 81)	1–2 Tassen	über den Tag
	Kamillen-Tinktur (S. 81)	1–3 TL	
	Kamillenduft (S. 82)	Duftstöße	
leichter einschlafen	Lavendeltee (S. 112)	1–3 Tassen	abends
	Lavendel-Tinktur (S. 112)	1–2 TL	
	Lavendel-Likör (S. 112) Lavendel-Wein (S. 113)	1 Likörglas	
	Lavendel-Honig (S. 113)	½–1 TL	über den Tag
	Lavendelöl (S. 113)	vor dem Zubettgehen	Fußsohlen einreiben

Rundum gesunde Haut

Hausmittel zur Hautpflege und zur Behandlung von irritierter oder juckender Haut wurden früher häufig verwendet. Heutzutage greifen wir oft zu fertigen Produkten, die jede Menge Chemie enthalten. Dabei ist die Herstellung und Anwendung von Nutrazeutika für die Haut so einfach. Hier lernen Sie eine Auswahl kennen, die

- für gesundes Mikrobiom der Haut sorgt
- Juckreiz lindert
- Hautpilz behandelt
- übermäßiges Schwitzen reduziert
- trockene Haut mit Feuchtigkeit versorgt

Bitterstoffe aktivieren den gesamten Stoffwechsel und damit auch den Hautstoffwechsel. Einzelne bittere Kräuter und Gewürze verlieren schnell ihre Wirkung durch den Gewöhnungseffekt, Mischungen sind deshalb von Vorteil. So können zum Beispiel Ingwer, Bertram, Galgant und Wacholderbeeren zu gleichen Teilen gemischt werden. Sehr bittere Heilpflanzen wie Wermut oder Enzianwurzel verstärken den bitteren Geschmack stark. Fenchel, Kümmel und Anis bieten sich als Ergänzung an, weil sie die Verdauung harmonisieren.

Thymian wirkt kraftvoll gegen Pilze und hilft der Bakterienflora auf der Haut, sich selbst zu regenerieren. Pfefferminze bringt einen kühlenden und erfrischenden Effekt ins Spiel, der häufig als sehr angenehm empfunden wird. Essig verstärkt die kühlende Wirkung. Salbei macht unsere Haut robuster und abwehrstärker, vor allem, wenn sein Tee lang ausgezogen wurde oder seine Gerbstoffe mit Alkohol oder Essig gelöst wurden.

Wenn die Haut zu wenig elastisch ist, braucht sie möglicherweise Omega-3-Fettsäuren für ihre Zellmembranen. Leinöl kann dabei helfen. Zudem hat Leinöl eine entzündungshemmende und beruhigende Wirkung auf die Haut. Ätherische Öle aus Kamille, Thymian, Pfefferminze und Salbei haben eine gute Wirkung auch bei äußerlichen Anwendungen. Sie beeinflussen das Mikrobiom der Haut direkt an Ort und Stelle und werden zudem durch ihre Fettlöslichkeit einfach durch die Haut aufgenommen.

Nutrazeutika für die Haut

Wirkt gegen	*Nutrazeutika*	*Dosis pro Tag*	*Einnahme*	*Kombinationen*
trockene, schuppige Haut	Kamillen-Ölauszug (S. 83)	2-mal pro Tag einmassieren	äußerliche Einreibung	Ringelblume
	Leinöl (S. 119)	1 TL–1 EL	pur oder in den Speisen	
	Wacholderbeeren-Bitterpulver (S. 159)	1 TL	vor den Mahlzeiten	Anis, Kümmel, Fenchel, Ingwer, Salbei, Kurkuma, Galgant, Bertram
Juckreiz	Thymiantee (S. 152)	2–3 Tassen	außerhalb der Mahlzeiten	
	Thymian-Tinktur (S. 152)	1 EL in 1 Glas Wasser	äußerlich einreiben	
	Pfefferminztee (S. 129)	1–4 Tassen	über den Tag	
	Pfefferminz-Waschung	nach Bedarf	äußerlich mit Pfefferminztee (S. 129)	Apfelessig
	Salbei-Waschung	nach Bedarf	äußerlich mit Salbeitee (S. 141)	Apfelessig
	Apfelessig-Waschung	mit 10 Teilen Wasser verdünnt	äußerliche Waschung	Thymian, Lavendel, Rose, Ringelblume, Walnussblätter
übermäßiges Schwitzen	Salbeitee, langer Auszug (S. 141)	1–2 Tassen	außerhalb der Mahlzeiten	
	Salbei-Tinktur (S. 142)	1–2 TL	nach Bedarf	
	Salbei-Waschung	nach Bedarf	äußerlich mit Salbeitee, langer Auszug (S. 141)	Apfelessig
	Apfelessig-Waschung	mit 10 Teilen Wasser verdünnt	äußerliche Waschung	Salbei
Hautpilz	Thymian-Tinktur (S. 152)	1 EL in 1 Glas Wasser	äußerlich einreiben	Walnussblätter, Salbei, Lavendel
	Thymian-Waschung	nach Bedarf	äußerlich mit Thymiantee (S. 152) oder Thymian-Essig (S. 153)	
	Thymian-Bad (S. 155)	1 Bad	Bäder	

Wieder durchatmen bei Husten und Schnupfen

Pflanzliche Hausmittel sind bei der Behandlung von Erkältungskrankheiten nicht wegzudenken. Salbei, Anis und Fenchel sind Nutrazeutika, die

- zur Vorbeugung und Behandlung von Erkältungskrankheiten dienen
- die Atemwege befreien
- lästigen Husten stillen
- Schnupfen lindern
- Entzündungen hemmen

Ein grippaler Infekt schleicht sich im Vergleich zur Grippe eher langsam ein. Gliederschmerzen und Kopfschmerzen bleiben erträglich, leichtes Frösteln und vielleicht ein wenig Fieber treten auf. Solche grippalen Infekte mit Husten und Schnupfen sind mit Nutrazeutika gut behandelbar. Es stehen mehrere Nutrazeutika zur Verfügung. Vorsorglich bieten scharfe Senföle aus Kapuzinerkresse und Meerrettich guten Schutz vor einer Infektion. In der Praxis bietet die Tinktur eine alltagstaugliche und mobile Anwendung.

Zur Lösung von festsitzendem Schleim eignen sich besonders Anis, Fenchel und Thymian. Eine Inhalation setzt den Prozess in Gang, nachfolgend helfen Tee und Tinkturen. Salbei und Kamille sind stark trocknend und werden zum Ausscheiden der Sekrete eingesetzt. Ingwer ist ebenfalls antiviral und aktiviert mit seinen Bitterstoffen ein wenig den Stoffwechsel. Er hilft auch, wenn kein Appetit vorhanden ist oder sogar leichte Übelkeit vorherrscht. Die allgemeine entzündungshemmende Wirkung der gelben Zwiebel kommt durch die Lauchöle aus der rohen Zwiebel in Honig oder durch die bräunlichen Farbstoffe aus der Zwiebelschale im Zwiebeltee zum Tragen. Die Lauchöle entfalten ihre Wirkung auch über die Haut bei äußerlichen Anwendungen wie Zwiebel-Butterschmalz auf der Brust oder Zwiebelauflagen auf die Fußsohlen.

Eine antivirale Wirkung bis in die Bronchien oder gar in die Lunge erreichen wir mit den ätherischen Ölen von Thymian. Das Einatmen des Aufgusses von Thymiantee oder die Inhalation sind gute Anwendungen bei grippalen Infekten und Bronchitis. Bei Erkältungen und Husten spielt der Honig (S. 40) eine Schlüsselrolle. Er lässt nicht nur die Anwendungen besser schmecken, er wirkt auch in mehrfacher Hinsicht antimikrobiell und entkrampfend auf die Bronchien.

Nutrazeutika für die Atemwege

Erkrankung	Nutrazeutika	Dosis pro Tag	Einnahme	Kombinationen
Vorbeugung von grippalen Infekten Erkältungsvorbeugung	Kapuzinerkresse (S. 89) Meerrettich-Tinktur (S. 124)	1–3 TL	über den Tag	Gartenkresse
grippale Infekte Schleimlösung Husten	Tee aus Anis, Fenchel, Kamille, Thymian, Ingwer, Salbei (einzeln oder in Kombination)	1–2 Tassen	über den Tag	siehe Nutrazeutika
	Anis-, Fenchel-, Kamille-, Thymian-, Ingwer-Tinktur (einzeln oder in Kombination)	1–2 TL	über den Tag	
	Anis-, Fenchel-, Kamille-, Thymian-, Ingwer-Honig (einzeln oder in Kombination)	1–5 Msp.	über den Tag	
	Anis-Inhalation (S. 48)	1–3-mal	nach Bedarf	Fenchel, Kamille, Thymian, Salbei
grippale Infekte Entzündungshemmung	Kamillen-Tinktur (S. 81)	1–3 TL pur 1–3 EL verdünnt	gurgeln über den Tag	Anis, Fenchel, Thymian, Ingwer, Salbei
	Kamillen-Inhalation (S. 82)	1–3-mal	nach Bedarf	Anis, Fenchel, Thymian, Salbei
grippale Infekte Husten Schleimlösung Bronchitis	Thymiantee (S. 152)	1–3 Tassen	nach Bedarf	Anis, Fenchel, Salbei
	Thymian-Hustensaft (S. 152)	½–5 TL	nach Bedarf	Anis, Fenchel, Ingwer, Kamille, Salbei
	Thymian-Butter (S. 154)	1–5 TL	nach Bedarf	Salbei, Knoblauch
	Thymian-Inhalation (S. 155)	1–3-mal	nach Bedarf	Anis, Fenchel, Salbei, Kamille
	Thymian-Bad (S. 155)	1 Bad	mit Nachruhe	Kamille
grippale Infekte Husten Bronchitis	Ingwertee (S. 75)	1–2 Tassen	über den Tag	Anis, Fenchel, Kamille, Thymian, Salbei
	Ingwer-Tinktur (S. 75)	1–3 TL	über den Tag	Anis, Fenchel, Kamille, Thymian
	Ingwer-Medizinalwein (S. 76)	1 Likörglas	nach der Mahlzeit	Galgant, Wacholderbeeren
	Ingwer-Honig (S. 77)	1–5 Msp.	nach Bedarf	Anis, Fenchel
grippale Infekte	Zwiebeltee (S. 166)	1–2 Tassen	außerhalb der Mahlzeiten	mit Schale
	Zwiebel-Honig (S. 167)	1–5 TL	über den Tag	pur
	Zwiebelschmalz (S. 167)	1–2 Auflagen	mit Nachruhe	pur
	Zwiebel-Socken (S. 167)	einmal	mit Ruhe	pur

Erkrankung	Nutrazeutika	Dosis pro Tag	Einnahme	Kombinationen
Husten	Schwarzer-Rettich-Honig (S. 147)	1–5 TL	nach Bedarf	pur
Entzündung der Nasennebenhöhlen	Kamillentee (S. 81)	1–2 Tassen	über den Tag	Majoran
	Kamillen-Inhalation (S. 82)	1–3-mal	nach Bedarf	Majoran, Anis, Fenchel, Thymian, Salbei
Rachenentzündung Kehlkopfentzündung	Salbeitee, langer Auszug (S. 141)	1–2 Tassen	nach Bedarf	Kamille
	Salbei-Mundspülung (S. 142)	mehrmals	nach Bedarf	Kamille
	Salbei-Tinktur (S. 142)	1–2 TL	nach Bedarf	Kamille
	Kapuzinerkresse-Meerrettich-Tinktur (S. 90)	1–3 TL	über den Tag	Gartenkresse

Entwässern und Harnwege durchspülen

Leiden Sie häufig unter Harnwegsinfekten, wollen sanft entwässern oder Gicht vorbeugen, dann sind Brennnessel, Cranberry und Wachholderbeeren Ihre Verbündeten. Diese Nutrazeutika haben sich bei folgenden Anwendungen bewährt:

- Harnwege desinfizieren
- gutes Durchspülen
- Gichtvorbeugung

Für gesunde Harnwege sorgen desinfizierende Pflanzenwirkstoffe wie Senföle, ätherische Öle, Harze oder Flavonoide. Zur Anwendung fettlöslicher Senföle aus Kapuzinerkresse und Meerrettich hat sich die Tinktur bewährt. Auch andere Kressearten haben diese Wirkung. Die meisten Kohlgemüse, denken wir nur an Kohlrabi, Rettich oder Radieschen, verraten uns ihre scharfen Senföle schon beim Hineinbeißen.

Der Cranberrysaft bringt spezielle rote Farbstoffe zum Reinigen der Harnwege mit. Die Wacholderbeeren sind aromatisch und harzig und gehen kraftvoll gegen Harnwegsinfekte vor. Wacholderbeeren desinfizieren und entwässeren, sie verbinden die beiden wesentlichen Wirkungen für gesunde Harnwege. Wacholderbeeren zählen neben Liebstöckel und Petersilie zu den stärksten entwässernden Küchenzutaten. Die Brennnessel spielt mit den Mineralstoffen. Sie hält eine ganze Menge an Kalium bereit und gibt damit den Anstoß zum Entwässern. Bei Herz- oder Nierenerkrankungen muss die Entwässerung jedoch mit Vorsicht ablaufen.

Harnwegsinfektionen werden häufig mit Antibiotika behandelt. Durch die zunehmenden Resistenzen sind die pflanzlichen Alternativen gefragt. Resistenzen durch Nutrazeutika sind wegen der komplexen Wirkstoffkombinationen nicht zu erwarten.

Tee aus Brennnessel oder Wacholderbeeren bieten einen gewissen Schutz vor Gicht. Schon eine hohe Trinkmenge allein erweist sich als günstig, dazu kommt die entwässernde und ausleitende Wirkung der beiden.

Nutrazeutika für die Harnwege

Wirkungen	*Nutrazeutika*	*Dosis pro Tag*	*Einnahme*
Vorbeugung von Harnwegsinfekten Harnwegsdesinfektion	Kapuzinerkresse-Meerrettich-Tinktur (S. 90)	1–3 TL	über den Tag
	Cranberrysaft (S. 65)	¼–¾ Liter	
	Wacholderbeeren-Tinktur (S. 160)	1–2 TL	außerhalb der Mahlzeiten
Entwässerung	Brennnesselblätter-Wasser (S. 60)	½ Liter	über den Tag
	Brennnesselblätter-Tee (S. 59)	bis zu 2 Litern	
	Brennnesselblätter-Sirup (S. 60)	1 Glas	außerhalb der Mahlzeiten
	Wacholderbeeren-Tinktur (S. 160)	1–2 TL	
Gichtvorbeugung	Brennnesselblätter-Tee (S. 59) Brennnesselblätter-Wasser (S. 60)	1–2 Tassen	über den Tag
	Wacholderbeeren-Tinktur (S. 160)	1–2 TL	vor dem Essen
	Wacholderbeeren-Bitterpulver (S. 159)	1 Msp.–1 TL	

Der Entstehung von Krebs vorbeugen

Die Grünkraft der Pflanzen wurde lange Zeit unterschätzt, auch wenn unser Bauchgefühl den Wert der grünen Nahrungspflanzen schon lange kennt. Heute wissen wir, dass Nutrazeutika auch folgende Wirkungen mitbringen:

- effektive Antioxidanzien
- DNA-Schutz
- Entzündungen hemmen

Die Brennnessel steht dabei für die vielen tiefgrünen Pflanzen, weil sie die Spitzenreiterin beim Gehalt an Chlorophyll ist. Statt Brennnessel können immer auch Spinat, Mangold, Petersilie und die Blattsalate unseren Alltag mit Grünkraft bereichern. Chlorophyll kann teilweise auch in gekochten Speisen erhalten werden, vor allem wenn mit viel Gemüse oder Natron ein basischer Zustand geschaffen wird. Folsäure ist eine ständige Begleiterin von grünen Pflanzenfarben und hat ebenfalls eine antikanzerogene Wirkung. Die hitzempfindlichen Carotinoide sehen wir oft nicht, weil sie vom Chlorophyll überdeckt sind. Hier ist uns die optische Beurteilung nicht möglich. Brennnessel und Blattspinate liefern roh und gekocht wertvolle Carotinoide in unterschiedlichen Varianten und sind deshalb in beiden Versionen empfehlenswert. Es gibt tatsächlich Flavonoide wie Quercetin, die Krebszellen bei ihrer Teilung behindern. Apfel und Zwiebel sind mengenmäßig unsere wichtigsten Quercetinlieferanten, wobei es immer in den äußeren Schalen steckt. Knoblauch und Zwiebel mischen sich in die Arbeit von Enzymen ein. Manche aktivieren sie, andere bremsen sie aus. Auf diese Art und Weise hemmen Knoblauch und Zwiebel ungünstige Oxidationsreaktionen und regen Schlüsselenzyme zur Entgiftung an.

Ballaststoffe, vor allem wasserlösliches Pektin aus Äpfeln oder Karotten und Pflanzenschleime aus Leinsamen, haben eine komplexe Wirkung auf den Körper. Sie machen uns satt, sie lassen die Inhaltsstoffe langsam in das Blut gleiten und werden zum Schluss von den Mikroben im Dickdarm aufgegessen. Das Darmmilieu wird verbessert und ein erheblicher Anteil von Nährstoffen und Pflanzenwirkstoffen wird noch im Dickdarm aus den Ballaststoffen freigesetzt und in den Körper aufgenommen.

Die antikanzerogene Wirkung von Kurkuma wird in den kleinen Mengen, die als Gewürz in unseren Speisen sind, noch recht unterschiedlich bewertet. Möglicherweise sind Gewürzmischungen wie zum Beispiel Curry notwendig, um die Aufnahme des Wirkstoffs Curcumin zu optimieren. Piperin aus schwarzem oder langem Pfeffer ist hier sehr effektiv. Unbestritten ist die starke antioxidative Wirkung der Wurzel. Wenn Kurkuma über viele Jahre als Gewürz verwendet wird, kann eine schützende Wirkung erwartet werden.

Nutrazeutika für die Krebsvorbeugung

Krebsort	*Nutrazeutika*	*Dosis pro Tag*
Lunge	frischer Apfel mit Schale (S. 51)	1 Apfel
	getrockneter Apfel, Apfelpulver (S. 55)	1–8 TL
	Brennnesselblätter-Pulver (S. 60)	1 TL–1 EL
	Brennnesselblätter-Smoothie (S. 61)	1 Glas
	frische, rohe Karotte (S. 85)	als Rohkost
	Karottensuppe (S. 87)	1 Teller
	Zwiebelsuppe (S. 163)	1 Teller
Mundhöhle, Kehlkopf	Brennnesselblätter-Smoothie (S. 61)	1 Glas
Speiseröhre	frischer Apfel mit Schale (S. 51)	1 Apfel
	Brennnesselblätter-Smoothie (S. 61)	1 Glas
	Meerrettich-Tinktur (S. 124)	½–2 TL
	frischer, roher Schwarzer Rettich (S. 146)	in Speisen
	Schwarzer-Rettich-Presssaft (S. 147)	1 Likörglas
Magen	frischer Apfel mit Schale (S. 51)	1 Apfel
	Meerrettich-Tinktur (S. 124)	½–2 TL
	frische, rohe gelbe Zwiebel	in den Speisen
	Zwiebel-Tinktur (S. 166)	1–2 TL
	frischer Knoblauch (S. 95)	1 Zehe
	Knoblauch-Elixier (S. 95)	1 Likörglas
	Knoblauch-Tinktur (S. 96)	½–2 TL
	frischer, roher Schwarzer Rettich (S. 146)	in Speisen
	frischer, roher Schwarzer Rettich (S. 146)	1 Likörglas

Krebsort	Nutrazeutika	Dosis pro Tag
Dickdarm	frischer Apfel mit Schale (S. 51)	1 Apfel
	getrockneter Apfel, Apfelpulver (S. 55)	1–8 TL
	Brennnesselblätter-Smoothie (S. 61)	1 Glas
	Leinsamenschrot, gequollen (S. 118)	1–3 EL
	frischer Knoblauch (S. 95)	1 Zehe
	Knoblauch-Elixier (S. 95)	1 Likörglas
	Knoblauch-Tinktur (S. 96)	½–2 TL
Brust	frischer Apfel mit Schale (S. 51)	1 Apfel
	getrockneter Apfel, Apfelpulver (S. 55)	1–8 TL
	Brennnesselblätter-Smoothie (S. 61)	1 Glas
	Karottensuppe (S. 87)	1 Teller
	Leinsamenschrot, gequollen (S. 118)	1–3 EL
Brust nach der Menopause	Leinsamenschrot, gequollen (S. 118)	1–3 EL
Endometrium	Karottensuppe (S. 87)	1 Teller
Eierstöcke	frischer Knoblauch (S. 95)	1 Zehe
	Knoblauch-Elixier (S. 95)	1 Likörglas
	Knoblauch-Tinktur (S. 96)	½–2 TL
Prostata	Leinsamenschrot, gequollen (S. 118)	1 EL

Entzündliche rheumatische Erkrankungen lindern

Es gibt eine ganze Reihe von pflanzlichen Hausmitteln, die

- Entzündungen hemmen und
- eine effektive antioxidative Wirkung zeigen.

Nach dem offiziellen Ernährungs-Entzündungsindex gelten Ingwer, Kurkuma, Knoblauch, Zwiebel und Leinsamen als entzündungshemmende Lebensmittel. Die Pflanzenheilkunde zeigt für Fenchel, Minzen, Kamille, Brennnessel, Cranberry, Rosmarin, Thymian, Salbei und Wacholderbeeren entzündungshemmende Wirkungen. Somit haben wir eine ganze Reihe an alltäglichen Nahrungsmitteln, die hier helfen. Ganz kleine Mengen an Alkohol haben sich bei rheumatoider Arthritis als günstig erwiesen, das bestätigt sogar die offizielle Ernährungswissenschaft. Unter kleinen Mengen sind 5–10 g Alkohol pro Tag gemeint, das entspricht allerdings nur ⅛–¼ Liter Bier, ⅛ Liter gespritztem Wein, 1 Likörglas mit Weinauszug oder 2–3 Teelöffeln Tinktur. Nutrazeutika auf Basis von alkoholischen Auszügen sind demnach empfehlenswert.

Carotinoide aus Karotten, Brennnessel, Äpfel und Zitrusfrüchten scheinen einen positiven Einfluss zu haben, wenn diese über ganz natürliche Nahrungsmittel gegessen werden. Die entzündungshemmenden Wirkungsweisen sind unterschiedlich. Manche, etwa Rosmarinsäure, hemmen die Bildung von Entzündungsstoffen (Rosmarin, Salbei, Thymian), andere beeinflussen die Bakterienflora der Schleimhaut oder das Mikrobiom insgesamt (Leinsamen).

Entzündungshemmende und antioxidative Nutrazeutika, die sich bei rheumatoider Arthritis günstig auswirken können

Nutrazeutika	*Dosis pro Tag*	*Anmerkungen Kombinationen*
Apfel, frisch mit Schale (S. 51)	1 Stück	pur
Apfel, getrocknet mit Schale, Apfelpulver (S. 55)	1–5 TL	gequollen
Brennnesselblätter-Tinktur (S. 60)	1–2 TL	außerhalb der Mahlzeiten
Cranberrysaft (S. 65)	¼–¾ Liter	auch pasteurisierter Saft
frischer Ingwer (S. 73)	zum Essen	Zitrone, Kurkuma, Knoblauch
Ingwertee (S. 75)	1–2 Tassen	Honig, Zitrone
Ingwer-Tinktur (S. 75)	1–3 TL	vor dem Essen
Kamillentee (S. 81)	1–2 Tassen	über den Tag
Kamillen-Tinktur (S. 81)	1–3 TL	
Karotte, roh (S. 85)	zum Essen	pur und in kalten Speisen
Karottensuppe (S. 87)		mit etwas Honig, Butter, Salz
frischer Knoblauch (S. 95)		Ingwer, Rosmarin, Thymian, Zitrone, Kurkuma
Knoblauch-Tinktur (S. 96)	½–2 TL	vor dem Essen
Knoblauchöl (S. 97)	zum Essen	zum Essen
frische Kurkumawurzel (S. 103)		Pfeffer, Chili, Fenchel, Ingwer, Knoblauch
Kurkumapulver (S. 106) mit schwarzem Pfeffer		in Gewürzmischungen
Kurkuma-Tinktur (S. 106) mit schwarzem Pfeffer	1–2 TL	nach dem Essen
Kurkuma-Milch (S. 106)	1 Tasse	schwarzer Pfeffer, langer Pfeffer
Leinsamenschrot, gequollen (S. 118)	1–3 EL	
Leinöl (S. 119)	1 TL–1 EL	pur oder in den Speisen
Meerrettich-Tinktur (S. 124)	1–3 TL	außerhalb der Mahlzeiten
Rosmarin-Salzpaste (S. 134)	zum Essen	in den Speisen
Salbeitee (S. 139)	1–2 Tasse	außerhalb der Mahlzeiten
Salbei-Tinktur (S. 142)	1–2 TL	Kamille
Schwarzer Rettich (S. 146)	zum Essen	unerhitzt als Salat
Thymiantee (S. 152)	2–3 Tassen	außerhalb der Mahlzeiten
frische gelbe Zwiebel	zum Essen	unerhitzt als Salat
Zwiebeltee (S. 166) *Zwiebelsuppe (S. 163)*	2 Tassen 1 Teller	zwischen oder zu den Mahlzeiten
Zwiebel-Tinktur (S. 166)	1–2 TL	vor dem Essen

Stichwortverzeichnis

Empfehlungen von Dr. Karin Buchart

Buchart K. Nutrazeutika. Pflanzliche Lebensmittel mit Wirkung. Indikation, Zubereiten, Anwenden. Springer Verlag, 2023.
In diesem Buch finden Sie die wissenschaftlichen Belege für die beschriebenen 22 Nutrazeutika.

Vierich Th, Vilgis Th. Aroma essentiell. Die praktische Kunst des Würzens. Stiftung Warentest Berlin, 2020.
Ein guter Überblick zu Gewürz- und Kräuterkombinationen, die sich im Aroma verstärken oder ergänzen. So können Sie Nutrazeutika genussvoll in die eigene Küche zu bringen.

Aktuelle Informationen, Vorträge und Seminare zu Nutrazeutika von Karin Buchart finden Sie unter: www.nutrazeutika.at und unter www.buchart.at

Bibliografische Information der Deutschen Nationalbibliothek
Die Deutsche Nationalbibliothek verzeichnet diese Publikation in der Deutschen Nationalbibliografie; detaillierte bibliografische Daten sind im Internet über http://dnb.d-nb.de abrufbar.

Programmplanung: Uta Spieldiener
Projektmanagement: Anja Bippus
Redaktion: Anne Bleick
Bildredaktion: Christoph Frick, Caroline Merdian
Umschlaggestaltung: © Thieme
Innen-Layout: CYCLUS · Visuelle Kommunikation, Stuttgart

Bildnachweis
Umschlagmotiv und Bild S. 3: © M. Bergmann/Thieme
Autorinnenfoto: © SN/Schnabler
Fotos im Innenteil: © M. Bergmann/Thieme
Zeichnungen: Finken & Bumiller, Stuttgart

1. Auflage 2023

TRIAS Verlag in Georg Thieme Verlag KG
Rüdigerstraße 14, 70469 Stuttgart
www.trias-verlag.de

Satz: CYCLUS · Media Produktion, Stuttgart
Druck: Grafisches Centrum Cuno, Calbe

Gedruckt auf chlorfrei gebleichtem Papier

Printed in Germany

ISBN 978-3-432-11624-2

eISBN (ePub) 978-3-432-11625-9

1 2 3 4 5 6

TRIAS, einer der führenden Ratgeberverlage im Bereich Gesundheit, gehört zur Thieme Gruppe, marktführender Anbieter medizinischer Fachinformationen und Services. Anspruch der Thieme Gruppe ist es, den im Gesundheitswesen tätigen Berufsgruppen sowie allen an Gesundheit Interessierten genau die Informationen und Angebote bereitzustellen, die sie in einer bestimmten Arbeitssituation oder Lebensphase benötigen. Durch die hohe Qualität und zielgruppenspezifische Relevanz der angebotenen Leistungen bereitet Thieme den Weg für eine bessere Medizin und mehr Gesundheit im Leben.

Thieme